食品营养与卫生项目化教程

刘淑英 李苹苹 ◎ 主编

中国书籍出版社
China Book Press

图书在版编目（CIP）数据

食品营养与卫生项目化教程 / 刘淑英, 李苹苹主编. -- 北京：中国书籍出版社, 2017.2
　ISBN 978-7-5068-6075-8

Ⅰ.①食… Ⅱ.①刘… ②李… Ⅲ.①食品营养-高等职业教育-教材②食品卫生-高等职业教育-教材 Ⅳ.①R15

中国版本图书馆 CIP 数据核字(2017)第 033465 号

食品营养与卫生项目化教程

刘淑英　李苹苹　主编

责任编辑	丁　丽
责任印制	孙马飞　马　芝
封面设计	管佩霖
出版发行	中国书籍出版社
地　　址	北京市丰台区三路居路 97 号（邮编：100073）
电　　话	（010）52257143（总编室）　　（010）52257153（发行部）
电子邮箱	eo@chinabp.com.cn
经　　销	全国新华书店
印　　刷	青岛华星爱商彩印有限公司
开　　本	787 mm × 1092 mm　1 / 16
字　　数	342 千字
印　　张	17
版　　次	2017 年 2 月第 1 版　　2017 年 2 月第 1 次印刷
书　　号	ISBN 978-7-5068-6075-8
定　　价	38.00 元

版权所有　翻印必究

本书编委会

主　　编　刘淑英　李苹苹
副 主 编　于海洋　任秀娟　迟君德　杨　震　李桂霞　张海芳
编写人员　(按照拼音排序)

　　　　　　迟君德（山东商务职业学院）
　　　　　　丁　军（烟台万华）
　　　　　　黄丛聪（山东商务职业学院）
　　　　　　李桂霞（山东商务职业学院）
　　　　　　李　鹏（日照职业技术学院）
　　　　　　李苹苹（山东商务职业学院）
　　　　　　李奕然（山东商务职业学院）
　　　　　　刘淑英（山东商务职业学院）
　　　　　　任秀娟（山东商务职业学院）
　　　　　　苏晓燕（内蒙古化工职业学院）
　　　　　　王祎男（山东科技职业学院）
　　　　　　王　真（山东商务职业学院）
　　　　　　杨　震（山东商务职业学院）
　　　　　　袁　磊（山东商务职业学院）
　　　　　　于海洋（山东商务职业学院）
　　　　　　张海芳（内蒙古化工职业学院）
　　　　　　周　璐（烟台工程职业技术学院）

前言 preface

食品营养与卫生是食品类各专业的核心课程。本教材在内容的安排上，以对应于职业岗位的知识和技能要求为目标，以"够用"、"实用"为重点，涵盖了食品营养基础知识和食品卫生公共知识。教材共分为两大模块：食品营养模块和食品卫生模块，每个模块又分为若干项目，主要讲述人体需要的各种营养素和热能、人体缺乏症和中毒症、推荐营养素需要量和主要来源；不同人群的营养需求；食品污染途径及预防措施；食物中毒的发病机理及预防措施等，既体现了专业性、知识性、前沿性和科学性，又具有一定的趣味性。

本书的特色在于：

一、与时俱进，教材的内容引用了最新的营养知识，如《中国居民膳食营养素参考摄入量（2013版）》和《中国居民膳食指南（2016）》的内容。

二、内容的表现形式生动活泼，适合大专院校学生的特点。文中安排了"项目情景导读"、"项目情景链接"和"生活链接"等栏目，普及了大量的营养与卫生常识。

本教材整体策划和统稿工作由刘淑英完成，具体编写分工为：绪论由黄丛聪编写；项目一由刘淑英和王真共同编写；项目二由迟君德和李鹏共同编写；项目三由李苹苹和周璐共同编写；项目四由任秀娟和苏晓燕共同编写；项目五由于海洋和王祎男共同编写；附录部分由袁磊编写；校对工作由丁军和李奕然共同完成；审稿工作由李桂霞、杨震和张海芳共同完成。

本书可作为食品类各相关专业的"食品营养与卫生"课程的教材。

由于编者水平有限，书中难免存在不妥及疏漏之处，敬请读者指正。

编者
2017年1月

目录 CONTENTS

绪　论
一、食品营养与卫生的概念 ······ 1
二、食品营养与卫生研究的内容及任务 ······ 4
三、国内外食品营养与卫生的现状 ······ 4
四、我国食品营养与卫生今后面临的任务 ······ 6

模块一　食品营养

项目一　营养学基础 ······ 10
项目学习目标 ······ 10
项目学习关键词 ······ 10
项目情景导读 ······ 10
任务一　能量认知 ······ 10
任务二　蛋白质认知 ······ 16
任务三　脂类认知 ······ 31
任务四　碳水化合物认知 ······ 37
任务五　矿物质认知 ······ 42
任务六　维生素认知 ······ 65
任务七　水世界认知 ······ 85
任务八　膳食纤维认知 ······ 90
项目情景链接 ······ 93

项目二　食物营养基础 ······ 94
项目学习目标 ······ 94
项目学习关键词 ······ 94
项目情景导读 ······ 94
任务一　植物性食物营养价值分析 ······ 95
任务二　动物性食物营养价值分析 ······ 105
任务三　强化食品与保健食品分析 ······ 120

项目情景链接 ·· 133

项目三　人群营养 ·· 134

　　项目学习目标 ·· 134
　　项目学习关键词 ··· 134
　　项目情景导读 ·· 134
　　任务一　中国居民膳食指南及平衡膳食宝塔须知 ·································· 134
　　任务二　孕妇营养须知 ·· 144
　　任务三　乳母营养须知 ·· 150
　　任务四　婴儿营养须知 ·· 154
　　任务五　幼儿营养须知 ·· 164
　　任务六　学龄前儿童营养须知 ·· 168
　　任务七　学龄儿童营养须知 ··· 172
　　任务八　青少年营养须知 ·· 177
　　任务九　老年人营养须知 ·· 181
　　任务十　素食人群营养须知 ··· 185
　　项目情景链接 ·· 189

模块二　食品卫生

项目四　食品污染及其预防 ··· 191

　　项目学习目标 ·· 191
　　项目学习关键词 ··· 191
　　项目情景导读 ·· 191
　　任务一　食品的污染及危害熟知 ··· 192
　　任务二　生物性污染及其防治熟知 ·· 194
　　任务三　化学性污染及其防治熟知 ·· 201
　　任务四　物理性污染及其防治熟知 ·· 218
　　项目情景链接 ·· 221

项目五　食物中毒及其预防和管理 ··· 222

　　项目学习目标 ·· 222
　　项目学习关键词 ··· 222
　　项目情景导读 ·· 222
　　任务一　食物中毒的概念熟知 ·· 222
　　任务二　细菌性食物中毒熟知 ·· 225

任务三	有毒动植物中毒熟知	230
任务四	化学性食物中毒熟知	235
任务五	真菌毒素和霉变食物中毒熟知	240
任务六	食物中毒的调查与处理熟知	244

项目情景链接 ………………………………………………… 253

附录 ………………………………………………………………… 254

参考文献 …………………………………………………………… 262

绪 论

从古至今，健康是人们追求幸福生活的主要内容和目标。世界卫生组织（WHO）近年来对影响人类健康的众多因素的评估结果表明：遗传因素居首位，其次是膳食因素。其中膳食因素包括食品的营养和食品的安全卫生两方面内容。"民以食为天，食以洁为本"，可以说食品的营养和安全卫生是食品最重要的属性。食品营养学是研究食品中有利于人类健康的各种因素及其利用的科学，食品卫生学是研究食品中不利于人类健康方面各种因素及其防护的科学，它们是从两个方面对人体健康与食物的关系进行总结的科学。

一、食品营养与卫生的概念

食品营养与卫生是一门研究食物、营养与人体健康关系的科学，具有很强的科学性、社会性和应用性，与国计民生关系密切，在增进人民体质、预防疾病、保护和提高健康水平等方面起着重要作用。

（一）食品

2009年6月1日颁布的《中华人民共和国食品安全法》明确规定，食品是指各种供人食用或者饮用的成品和原料以及按照传统既是食品又是药品的物品，但是不包括以治疗为目的的物品。

（二）营养

营养是指人体从外界摄取食物，经过消化、吸收、代谢和排泄，利用食物中的营养素满足机体生理需要的过程。

（三）营养素

营养素是指机体为了维持生存、生长发育、体力活动和健康的需要而以食物的形式摄入的物质。人体需要的营养素包括蛋白质、脂类、碳水化合物、矿物质、维生素、水和膳食纤维七大类。这些营养素又可以分为必需营养素和非必需营养素。

以前，把人体所需的营养素定义为五大类：蛋白质、脂类、碳水化合物、矿物质和维生素，它们可分成宏量营养素和微量营养素。宏量营养素包括蛋白质、脂类、碳水化合物，微量营养素包括矿物质、维生素。

(四) 营养学

研究营养规律及其改善措施的科学称为营养学。营养规律包括普通人群的营养规律，也包括特殊人群和特殊环境下的营养规律。改善措施则包括生物学的措施和社会性措施，二者均包括措施的根据和对措施的评价。

(五) 食品卫生

食品卫生是指食品从生产、加工、贮藏、运输、销售、烹调直至最后食用的各个环节中均能保持良好、完整和安全的状况。

(六) 膳食营养素参考摄入量

人体需要的各种营养素都需要从每天的饮食中获得，因此必须科学地安排每日膳食，以摄取数量及质量适宜的营养素。为了帮助个体和人群安全地摄入各种营养素，避免可能产生的营养不足或营养过多的危害，营养学家根据有关营养素需要量的知识，提出了适用于各年龄、性别及劳动、生理状态人群的膳食营养素参考摄入量，并对如何使用这些参考值来评价膳食质量和发展膳食计划提出了建议。

以蛋白质为例说明摄入水平与随机个体摄入不足或过多的概率，如图所示。

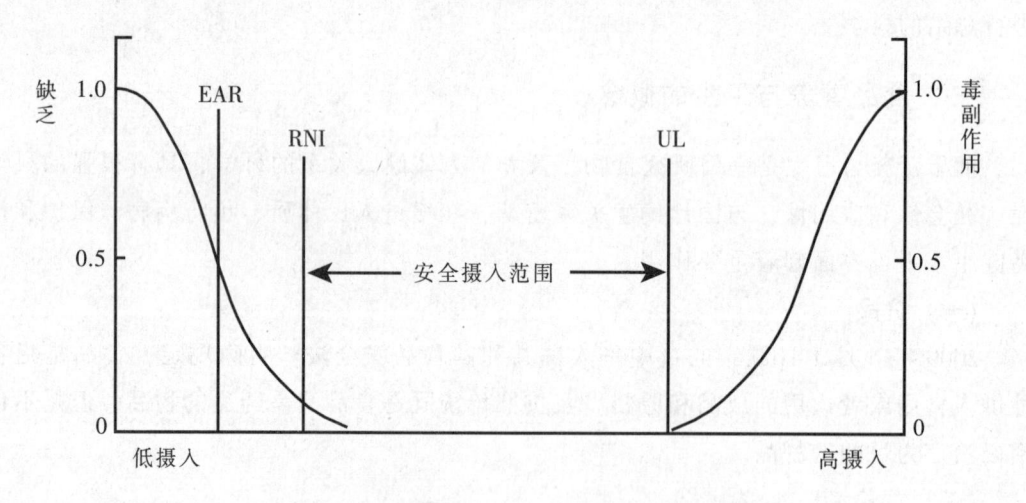

图　摄入水平与随机个体摄入不足或过多的概率

如果一个人不摄入蛋白质，在一定时间内就会发生蛋白质缺乏病；如果一群人长期不摄入蛋白质，他们将全部发生蛋白质缺乏病。随着摄入量的增加，摄入不足的概率相应降低，发生缺乏的危险性逐渐减小。当一个随机个体摄入量达到平均需要量（EAR）水平时，他缺乏该营养素的概率为0.5，即有50%的机会缺乏该营养素；摄入量增加，随机个体的摄入量达到推荐摄入量（RNI）水平时，摄入不足的概率变得很小，发生缺乏的机会在3%以下；但若继续增加直到某一点，开始出现摄入过多的表现，这一点可能就是该营养素的"可耐受最高摄入量（UL）"。RNI和UL之间是一个"安全摄入范围"，日常摄入量保持在这一范围内，发生缺乏和中毒的危险性都很小。

若摄入量超过安全摄入范围而继续增加时，则产生毒副作用的概率也随之增加，理论上当达到某一水平时，机体出现毒副反应的概率等于1.0，即一定会发生中毒。在自然膳食条件下这种情况是不可能发生的，但为了避免摄入不足和摄入过多的风险，应当努力把营养素的摄入量控制在安全摄入范围之内。

膳食营养素参考摄入量（Dietary Reference Intakes，DRIs）是一组每日平均膳食营养素摄入量的参考值，它是在推荐的营养素供给量（RDAs）的基础上发展起来的，包括四项内容，即平均需要量（EAR）、推荐摄入量（RNI）、适宜摄入量（AI）和可耐受最高摄入量（UL）。

1. 平均需要量（Estimated Average Requirement，EAR）

EAR是群体中各个体需要量的平均值，是根据个体需要量的研究资料计算得到的。EAR是可以满足某一特定性别、年龄及生理状况群体中半数个体的需要量的摄入水平。这一摄入水平能够满足该群体50%成员的需要，不能满足另外50%的个体对该营养素的需要。

2. 推荐摄入量（Recommended Nutrient Intake，RNI）

RNI相当于传统使用的膳食营养素参考摄入量（RDA），是可以满足某一特定性别、年龄及生理状况群体中绝大多数个体需要的摄入水平。长期摄入RNI水平，可以保证组织中有适当的储备。

RNI是以EAR为基础制定的。如果已知EAR的标准差，则RNI定为EAR加两个标准差，即RNI=EAR+2SD。

一个群体的平均摄入量达到RNI水平时，人群中有缺乏可能的个体仅占2%~3%，也就是绝大多数的个体都没有发生缺乏症的危险，所以也把RNI称为"安全摄入量"。摄入量超过"安全摄入量"并不表示有什么风险。

3. 适宜摄入量（Adequate Intake，AI）

当某种营养素的个体需要量研究资料不足，没有办法计算出EAR，因而不能求得RNI时，可设定适宜摄入量来代替RNI。AI是通过观察或实验获得的健康人群某种营养素的摄入量。例如纯母乳喂养的足月产健康婴儿，从出生到4~6个月，他们的营养素全部来自母乳。母乳中供给的各种营养素量就是他们的AI值。

AI与RNI的相似之处是二者都用作个体摄入量的目标，能够满足目标人群中几乎所有个体的需要。AI和RNI的区别在于AI的准确性远不如RNI，可能明显地高于RNI。因此，使用AI时要比使用RNI更加小心。

4. 可耐受最高摄入量（Upper Level of Intake，UL）

UL是平均每日可以摄入该营养素的最高量。这一摄入水平对一般人群中的几乎所有个体来说都不至于损害健康，但并不表示可能是有益的。对大多数营养素而言，健康个体摄入量超过RNI或AI水平不会有更多的益处。UL并不是一个建议的摄入水平。当摄入量超过UL而进一步增加时，损害健康的危险性随之增大。对许多营养素来说，当前还没有足够的资料来制定其UL值，所以没有UL值并不意味着过多摄入这些营养素没有潜在的危险。

二、食品营养与卫生研究的内容及任务

（一）食品营养与卫生研究的内容

食品营养与卫生研究的主要内容包括各种食物在人体中消化、吸收、利用；不同营养素的生理功能、食物来源及膳食推荐摄入量；不同食物的营养价值及在加工过程中的变化；膳食结构及膳食指南；特殊人群的营养；食物污染及其预防；食物中毒及其预防；各类食物的卫生要求等。

（二）食品营养与卫生研究的任务

食品营养与卫生的主要任务是指导人们科学的饮食，通过保障食物供给，落实适宜的干预措施，减少饥饿和食物不足，降低能量—蛋白质营养不良的发生率，预防、控制和消除微量营养素缺乏症，通过正确引导食物消费，优化膳食结构，促进健康的生活方式，全面改善居民的营养状况，预防与营养有关的慢性病。同时在全面理解食品能量和营养素的正常需要量，以及不同人群食品营养要求的基础上掌握各类食物的营养价值，并学会对各类食物营养价值的综合评定方法，将评定结果应用于食品生产、食品新资源的开发利用，使我国不断生产开发具有高营养价值的新型食品，通过营养教育和宣传，调整我国膳食结构，改善居民营养状况和健康状况，加强食品安全卫生管理，建立健全食品安全质量保障体系，全面提高食品质量。

三、国内外食品营养与卫生的现状

（一）国外食品营养与卫生

按照经济和社会发展状况，当今世界的营养问题可分为两类：对于发展中国家来说，由于贫困、战争和灾荒导致粮食短缺，造成人民营养不足、营养缺乏；而在发达国家，大量营养过剩导致的肥胖病、高血压、冠心病、糖尿病等严重影响人民身体健康，甚至缩短寿命。

无论是发达国家还是发展中国家，都非常重视国民营养教育和食物营养知识的普及。美国、日本等国家都规定，医院、幼儿园、食堂、餐馆以及食品工厂等，都必须设营养师，负责膳食营养或给病人开营养处方等，许多大学还设有营养学系和食品工程系。有些国家还设有国家及地方的营养研究所，专门从事营养学的研究。近年来，发达国家的食品工业设置营养师已经成为惯例，食品正在朝着营养设计、精制加工的方向发展。

但是世界范围内屡屡发生大规模的食品安全事件，如疯牛病蔓延、日本大肠杆菌

中毒、比利时二噁英污染食品、美国与法国李斯特菌食物中毒、日本金黄色葡萄球菌感染、有全球蔓延之势的禽流感，另外，还有涉及全球的"苏丹红一号"国际食品安全紧急警告事件、涉及麦当劳和肯德基等著名食品企业的致癌物"丙烯酰胺"事件、日韩致癌聚氯乙烯（PVC）食品保鲜膜大举进入中国事件，以及发展中国家时有发生的农药、掺假食品造成的食物中毒事件等。这一系列突发事件涉及的国家范围、危及健康的人群以及给相关食品国际间贸易带来的危机，对相关国家乃至全球经济的影响，使食品安全问题受到了历史上空前的关注。如何有效地管理食品安全、建立食品安全管理体系，是政府、企业和消费者共同关注的问题。

（二）我国食品营养与卫生

近十年来，我国社会经济得到了快速发展，中国城乡居民的膳食、营养状况有了明显改善，城乡居民能量及蛋白质摄入基本得到满足，肉、禽、蛋、奶等动物性食物消费量明显增加，优质蛋白比例上升；儿童、青少年生长发育水平稳步提高，儿童营养不良患病率显著下降，居民贫血患病率有所下降；成年人人群由于营养不良引发的疾病也在逐年减少。

但是我国居民营养与卫生问题仍相当突出，比如大闸蟹、红心鸡蛋、多宝鱼等食品安全事件时有发生。主要表现为：

1. 城市居民膳食结构不尽合理

表现为畜肉及油脂消费过多，谷类食物消费偏低，奶类、豆制品摄入量过低。膳食结构的不合理是造成营养不良的一个主要原因。如果以 WHO 标准（年龄、体重、身高）来衡量，我国小儿最突出的问题是体重不足，在农村可高达 20%~25%，在部分边远山区高达 60%。在一些大城市中出现营养过剩，如高脂、高热量膳食，心血管疾病呈上升趋势，城市中有 5% 的儿童体重超重。

2. 一些营养缺乏病依然存在

一些贫困农村由于营养缺乏，营养素缺乏症状还很严重，总趋势是北方大于南方，农村高于城市，贫困农村居民钙、铁、锌、维生素 A、维生素 B、维生素 D 等营养素摄入量普遍偏低，中老年人由于缺钙造成的骨质疏松也很严重。我国城乡居民普遍存在铁、维生素 A 等微量营养素缺乏病。我国 5 岁以下儿童佝偻病的发生率很高，1 岁以内婴幼儿总发病率达 62%。我国各种人群每日钙的摄入量仅占需要量的 50%。由于铁的摄入不足，导致我国 0~4 岁婴幼儿贫血发病率很高。

3. 慢性非传染性疾病患病率迅速上升

资料表明，我国成年人高血压患病率为 18.8%，估计患病人数达 1.6 亿；我国成年人糖尿病患病率为 2.6%，空腹血糖受损率为 1.9%，估计患病人数达 2000 多万；我国成年人超重率为 23%，肥胖率为 7.2%，估计超重和肥胖人数分别为 2.0 亿和 6000 多万；我国成年人血脂异常患病率为 18.6%，估计全国血脂异常患病人数为 1.6

亿。

4. 食品的污染和食源性疾患问题更加突出

目前以畜禽肉品残留激素或兽药的问题最为突出，可能成为21世纪食品污染的重点问题。食源性疾患包括常见的食物中毒、肠道传染病、人畜共患传染病、寄生虫病及化学性有毒有害物质所引起的疾病。食源性疾患的发病率居各类疾病发病率的前列。

5. 食品新技术所带来的新问题

有关微波、辐射等技术对食品安全性的影响一直存在争议。被认为有广阔前景的转基因食品，其安全性问题也不可能在短时间内彻底弄清。另外，食品工程新技术所使用的配剂、介质、添加剂及其对食品卫生质量的影响也不能忽视。

6. 食品标识滥用

各种不同食品的特征及功能主要通过标识来展示，因此，食品标识对消费者选择食品的心理影响很大。一些不法的食品生产经营者时常利用食品标识的这一特性，欺骗消费者，使消费者受骗，甚至身心受到伤害。如伪造食品、夸大食品标识展示的信息、食品标识的内容不符合有关法规、外文食品标识。

这些现象表明：营养缺乏和营养失衡同时存在，与营养相关的慢性非传染性疾病成为社会经济发展的沉重负担。今后我国居民仍然面临营养缺乏和过剩的双重挑战，迫切需要普及营养卫生知识，培养科学健康的生活方式，提高居民营养保健意识。

四、我国食品营养与卫生今后面临的任务

(一) 我国食品营养今后面临的任务

目前，我国城乡食物消费正处于温饱型向全面小康型过渡的时期，城乡居民在食物消费过程中存在着明显的二元结构。收入水平不仅影响食物的消费量，也影响食物消费结构。该时期是决定我国居民营养健康水平提高的关键阶段，要积极探索符合中国国情的"中国营养改善行动计划"，提高全民族的营养健康水平。

1. 普及营养知识是建立"营养、科学、卫生、合理"膳食结构的必要措施

目前，我国一半以上居民的营养学知识是通过食品广告获得的。据中国消费者协会调查，食品广告进行虚假功能宣传的多达42%，这些误导性宣传对人们科学饮食极其有害。要想从根本上解决问题，加强营养知识的普及教育十分必要，重点应让群众了解营养与健康、营养与疾病的关系。根据营养素的特点，在食品的贮藏、运输、加工烹调和销售各环节中尽量减少营养素的损失。

通过出版、广播、电视、电影、授课讲座、宣传手册、举办知识竞赛等多种方式普及营养知识，鼓励人们采用和坚持符合健康要求的生活方式，形成有益健康的习惯。普及营养知识要从小学生抓起，可在各级学校开设营养卫生课程，以不断提高人

们膳食营养的知识水平，提高科学消费的自觉性。

2. 加强营养立法和营养干预，通过法律手段提高食品营养水平

营养立法是营养工作的基础，是国际普遍的经验，有利于营养科学专业人员的培养，有利于普及营养知识。为此，中国营养学会在2004年"两会"期间建议全国人大首先制定《中国营养改善法》，法规内容应包括法规宗旨、居民营养状况与监测、居民营养教育与营养师配置以及干预措施等，使国人的饮食达到结构优化、膳食平衡、营养全面、卫生安全的要求。

我国20世纪90年代由11个部委联合制定了"中国营养改善行动计划"，之后相继推出国家大豆行动计划、中小学校豆奶计划、学生饮用奶计划，有关部门提出了推广学生营养餐的指导意见等，但还存在一些问题。在我国全面建设小康社会的时期，加快营养立法刻不容缓。

3. 加强购买食品的营养学指导，推广编制食物INQ表

INQ即营养质量指数，是1979年由汉森（Hansen R.G.）等人推荐的评价食物营养质量的简明实用指标，主要供未曾系统学习过营养学的一般公众选择食物时应用，是普及营养知识、指导营养实践的工具。

4. 开展各种特殊人群的合理营养与膳食结构研究

推广母乳喂养，纠正儿童偏食、挑食习惯，儿童饮食要适当，科学安排好一日三餐，特别要解决好早餐问题。针对儿童、青少年、妇女、老年人等不同人群的生理特点，有针对性地开展宣传教育和指导。

5. 大力推荐2016年中国营养学会推出的平衡膳食宝塔的膳食模式（详见项目三任务一）

6. 大力培养营养科学的专业人才

美国2亿多人口，营养学会会员5万余人，我国营养学会会员只有7000多人；日本培养营养人才的学校有200多所，毕业后工作岗位职责分明。我国应加强营养科学专门人才的培养力度，在各医学院校、食品院校设置营养科学专业。通过营养立法手段，规范医院、社区、食品工业、饮食行业的营养师制度，为营养专业的人才的就业明确方向和领域。

7. 大力发展无公害食品生产，优化食物结构

食物生产除了解决生产数量的问题，也应注重产品质量安全，开发无公害产品；加快居民主食制成品的发展步伐；随着我国人民生活工作有节奏的加快，方便食品、快餐食品成为上班族的重要日常食品之一，但传统的方便面、快餐盒饭的营养搭配不合理。因此，要重点发展符合营养科学要求的方便食品、快餐食品，改变食物营养素缺乏的状况；利用现代食品加工技术开发各种营养科学、风味多样化、易吸收的工程化食品；增加动物性食品生产供应，开发食品新资源，从根本上解决食品供给问题。

（二）我国食品卫生今后面临的任务

1. 尽快适应职能调整，切实履行法定职责

各级卫生行政部门要从食品安全和疾病防控的大局出发，坚持"全国统一领导、地方政府负责、部门指导协调、各方联合行动"的食品安全工作机制。按照国务院《国务院关于进一步加强食品安全工作的决定》（以下简称《决定》）的要求，主要在食品生产经营的卫生条件、从业人员健康状况、各类食品及相关产品是否符合卫生要求等方面加强卫生许可和日常卫生监督工作，重点做好餐饮业、食堂等消费环节的监管工作，努力控制食源性疾病和食物中毒的发生和流行。要加强与质检、工商等部门的协调配合，避免职责交叉。

2. 加强监督管理和惩罚打击的力度

保证食品安全是一个极为复杂的系统工程，需要政府、企业和消费者三者的互相配合。政府应制定法律法规，充分发挥管理职能；各部门间要相互配合和支持，严格监督执法，加强监督的经常性、及时性，加大惩罚打击力度，改善市场管理和食品生产许可证管理，对违反食品安全法律法规的企业和个人决不能姑息迁就，严厉打击假冒伪劣产品。企业应自律，遵纪守法，加强食品安全意识，精心实施名牌战略。

3. 大力推进《食品安全行动计划》的实施

《食品安全行动计划》是在充分借鉴其他国家食品安全控制经验、结合我国食品安全薄弱环节的基础上制定的，是指导食品安全监管工作的一份整体科学规划，充分体现了国务院《决定》中"立足当前，规划长远，标本兼治，着力治本"的方针。通过全面实施《食品安全行动计划》，加快完善食品卫生法规标准，扩展食品污染物和食源性疾病的监测系统，提高我国食源性疾病的预警和控制能力，建立食品生产企业自身管理的食品安全模式，加强卫生监督体制和技术支撑体系建设，从而实现控制食品污染、减少食源性疾病、保障消费者健康和促进社会经济发展的总体目标。

4. 在食品行业中积极推行国际通行的质量和环保认证体系

质量认证是食品企业竞争的法宝，是提高我国食品质量的一个有效手段，是我国跨越国际贸易壁垒中的一个主要途径。

ISO9000 质量认证体系为世界贸易标准。目前，全世界约有 20 多万家企业获得 ISO9000 质量体系认证证书，目前我国部分大型企业已通过了该体系的认证。

BCS 有机认证体系，可与美国 QAI 互换证书，并得到日本有机法认可，我国几乎所有出口的 AA 级绿色食品都是 BCS 认证的。

HACCP（危害分析与关键控制点）系统，是建立在 GMP（良好生产规范）基础上，于 1971 年在美国首次实施的，已得到一些国家的权威机构认可。实践证明，它对生产环节上不安全因素的杜绝是非常有效的。

因此，将 ISO9000、GMP、HACCP 等系统引进到我国食品行业中，使食品质量管理真正纳入标准化、法制化、国际化的轨道,将有助于保证我国食品安全,并可加快与国际食品质量标准接轨的步伐。

5. 加强食品卫生的宣传教育

现代社会是信息化社会,要充分利用互联网、电视、电台、报纸等新闻媒体来加强食品安全监管的正面宣传,包括食品卫生法律法规、大要案件的查处、食品卫生知识的宣传,行政执法信息的综合分析、评估、告示等。

对各类食品从业人员进行食品卫生宣传教育,使之自觉、有效地遵守卫生操作规程,并维持良好的卫生环境;同时开展对消费者的食品卫生防病知识教育,提高消费者的食品安全意识和自我保护能力,使他们能充分认识和把握食品污染的各种来源,能识别食品的优劣,善于选购安全性良好的食品,能正确使用食品处理和保存方法等,从而使食品可能出现的危害在消费的最终环节降至最低限度。

项目一　营养学基础

项目学习目标

1. 了解能量的来源与消耗渠道。
2. 了解各营养素的种类及理化性能。
3. 掌握各营养素的生理功能、缺乏症、过多症、食物来源及合理的参考摄入量。

项目学习关键词

生理功能　参考摄入量中　食物来源中　缺乏症中　过多症

项目情景导读

一直以来，欧美发达国家居民的饮食出现严重的能量过剩状况，某些营养素严重失衡，以至于肥胖症、冠心病、高脂血症、高血压、糖尿病、各种癌症等"文明病"、"富贵病"显著增加，因而这些国家的政府和营养学家不得不大声疾呼，制订膳食指导方针，劝导人们减少膳食中能量和动物性食品比重，增加植物性食品。

问题：1. 什么样的膳食结构使欧美居民患上了这些营养慢性病？
　　　2. 政府采取了哪些决策来改善居民膳食？

请认真学习本项目，找到答案。

任务一　能量认知

问题导入

1. 能量的来源有哪些？
2. 能量都消耗在哪些方面？
3. 能量推荐摄入量是多少？
4. 能量的食物来源有哪些？

自然界存在着各种形式的能，如热能、光能、化学能、机械能、核能等。这些"能"彼此相互转化，并可做"功"。植物能把吸收到的太阳光和热能转变为化学能，以满足自身生长发育、开花结果的需要。食草类动物又利用植物中的化学能转化成自身需要的各种能。人类则是通过食用动植物食物摄入化学能，并根据自身需要转变成热能、化学能和机械能等，用以维持生命、从事各种脑力和体力活动。人体所需要的热能不仅消耗在各种劳动、体育锻炼、文化娱乐等行为上，而且即使处于完全安静入睡的状态下，为保证心脏跳动的血液循环、胃肠蠕动、体温维持甚至做梦等也都要消耗一定的热能。

一、能量单位

为了计量上的方便，对各种不同存在形式的"能"需要制定一个统一的单位，即焦耳（Joule，J）或卡（calorie）。营养学上所使用的能量单位，常用的为卡（cal），它是指1g水从15℃提高到16℃所需的热量。在实际应用中常以千卡（kcal）为单位，即1kg水升高1℃所需的能量。国际单位制现已改用焦耳（J）为能量单位，1 J指用1牛顿力把1 kg物体移动1 m所需要的能量。这个量值在实际应用中可增大千倍，即千焦（kJ）。两种能量单位的换算如下：

1 kcal = 4.184 kJ　　　　　1 kJ = 0.239 kcal

1 000 kcal = 4.184 MJ　　　1 MJ = 239 kcal

二、能量的入

人体所需要的能量来源于食物中的碳水化合物、脂肪、蛋白质，三者统称为"产能营养素"或"热源质"。

每克产能营养素在体内氧化所产生的能量值称为"食物的热价"或"食物的能量卡价"，亦称"能量系数"。食物的卡价是经体外燃烧实验推算而得：

每克碳水化合物可产热能约 16.7kJ（4.0kcal）

每克脂肪可产热能约 37.7kJ（9.0kcal）

每克蛋白质可产热能约 16.7kJ（4.0kcal）

（一）碳水化合物

碳水化合物在自然界分布很广。人类所需的碳水化合物主要由植物性食品来提供，如米面、杂粮、根茎、果实、蜂蜜等，这些食物中碳水化合物含量都很丰富，特别是谷类中淀粉约占70%。膳食中碳水化合物的主要功能是供给能量，人体所需的大部分能量是碳水化合物氧化分解提供的。由于它在人体内的消化、吸收和利用比蛋白质、脂肪都迅速而安全，因此是最经济、最有效的能量来源。人体内作为能量的碳水化合物主要是葡萄糖和糖原，葡萄糖是碳水化合物在体内的运输形式，糖原是肌肉和肝脏碳水化合物的储存形式，机体需要时，肝糖原分解为葡萄糖进入血液循环，为机体提供（尤其是为红细胞、脑和神经组织提供）能量；肌糖原只供自身肌肉组织能量需要，体内糖原储存只能维持数小时，必须从饮食中不断得到充足补充。膳食中碳水化合物提供量主要与民族饮食习惯、生活水平、劳动性质及环境因素有关。一般供能约占全日总能的 50%~65%。

（二）脂肪

脂类是动植物组织中一类重要的有机化合物，它是用脂溶性溶剂在动植物组织中提取所得的各种化合物的总称。脂肪可以提供能量，是机体的"燃料仓库"，其中包括从食物中摄取的碳水化合物所转化成的脂肪，但它不能在人体缺氧条件下供给能量。饥饿时机体首先消耗糖原、体脂，保护蛋白质。一般供能约占全日总能的 20%~30%。

（三）蛋白质

人体进食是周期性的，而能量消耗则是连续不断的，因而机体储备的能源物质不断被利用，又不断补充。人体在一般情况下主要是利用碳水化合物和脂肪氧化供能。但当碳水化合物或脂肪供能不足，或蛋白质摄入量超过体内蛋白质更新的需要时，蛋白质也是热能来源。一般供能约占全日总能的 10%~15%。

三、能量的出

成年人的能量消耗主要用于维持基础代谢、体力活动和食物热效应；孕妇还包括子宫、乳房、胎盘、胎儿的生长及体脂储备；乳母则需要合成乳汁；儿童、青少年则应包括生长发育的能量需要；创伤等病人康复期间也需要补充能量。

人体能量代谢很复杂，不仅受体力活动、营养条件、环境因素以及生理状态、疾病等情况的影响，而且易受中枢神经系统的调节与控制。人体的能量代谢遵循能量守恒这一普遍规律，在整个能量代谢过程中，人体的能量需要与消耗是一致的。在理想的平衡状态下，个体的能量需要量等于其消耗量。

（一）基础代谢所消耗的能量

基础代谢是指人体在维持呼吸、心跳等最基本的生命活动情况下的能量代谢，即在清晨而又极端安静的状态下，不受精神紧张、肌肉活动、食物和环境温度等因素影响时的能量代谢。而单位时间内的基础代谢，称为基础代谢率（BMR），一般是以每小时、每平方米体表面积所发散的热量来表示 [$kJ/(m^2 \cdot h)$ 或 $kcal/(m^2 \cdot h)$]。

基础代谢的测量一般都在清晨未进餐以前进行，距离前一天晚餐 12~14 h，而且测量前的最后一次进餐不要吃得太饱，膳食中的脂肪量也不要太多，这样可以排除食物热效应作用的影响。测量前不应做费力的劳动或运动，而且必须静卧半小时以上，测量时应采取平卧姿势，并使全身肌肉尽量松弛，以排除肌肉活动的影响。测量时的室温应保持在 20℃~25℃，以排除环境温度的影响。

1. 基础代谢的测量方法

(1) 气体代谢法

能量代谢始终伴随着氧的消耗和二氧化碳的产生，故可根据氧的消耗量推算能量消耗量。目前临床常用的是一种特制的代谢车。

(2) 用体表面积计算

基础代谢消耗的能量常根据体表面积或体重和基础代谢率计算。

基础代谢=体表面积 (m^2) ×基础代谢率 [$kJ/(m^2·h)$ 或 $kcal/(m^2·h)$] ×24 (h)

人体的体表面积可根据身高和体重来推算。

男性：A=0.00607H+0.0127W−0.0698

女性：A=0.00568H+0.0126W−0.0461

式中：A——体表面积，m^2；

　　　H——身高，cm；

　　　W——体重，kg。

中国人正常基础代谢率平均值见表1.1。

表1.1　中国人正常基础代谢率平均值

单位：$kJ/(m^2·h)$

年龄（岁）	11~15	16~17	18~19	20~30	31~40	41~50	51以上
男	195.5	193.4	166.2	157.8	158.7	154.1	149.1
	(46.7)	(46.2)	(39.7)	(37.7)	(37.9)	(36.8)	(35.6)
女	172.5	181.7	154.1	146.5	146.4	142.4	138.6
	(41.2)	(43.4)	(36.8)	(35.0)	(35.0)	(34.0)	(33.1)

注：括号内数值为 $kcal/(m^2·h)$

2. 基础代谢的影响因素

人体的基础代谢不仅在个体之间存在差异，自身的基础代谢也常有变化，其影响因素包括以下几点。

(1) 体表面积

基础代谢率的高低与体重并不成比例关系，而与体表面积基本上成正比。因此，用每平方米体表面积为标准来衡量能量代谢率是比较合适的。相同体质量者，瘦高体型的人体表面积大，其基础代谢率高于矮胖者。

(2) 年龄及生理状态

生长期的婴儿基础代谢率高，随年龄增长BMR下降，一般成人低于儿童，老年人低于成年人；孕妇因合成新组织，基础代谢率增高。

(3) 性别

人体瘦体组织消耗的热能占基础代谢的70%~80%，这些组织包括肌肉、心、脑、肝、肾等，所以瘦体质量大、肌肉发达者，基础代谢水平高。女性瘦体质所占比例低于男性，脂肪的比例高于男性。实际测定表明，在同一年龄、同一体表面积的情况下，女性基础代谢率低于男性5%~10%。

(4) 季节与劳动强度

基础代谢率在不同季节和不同劳动强度人群中存在一定差别，说明气候和劳动强度对基础代谢率有一定影响。例如，寒季基础代谢率高于暑季，劳动强度高者高于劳动强度低者。

(5) 应激状态

一切应激状态，如发热、创伤、心理应激等均可使基础代谢升高。

此外，种族、内分泌、情绪、过多饮食、病理状况、环境条件、尼古丁和咖啡因等都可能影响基础代谢。

(二) 体力活动所消耗的能量

除基础代谢外，体力活动是影响人体能量消耗的主要因素。体力活动的能量消耗也称为运动的生热效应(thermic effect of exercise, TEE)。人们每天都从事着各种各样的体力活动，活动强度的大小、时间的长短、动作的熟练程度都影响能量的消耗，这是人体能量消耗中变动最大的一部分。体力活动一般分为职业活动、社会活动、家务活动和休闲活动，其中职业活动消耗的能量差别最大。WHO将职业劳动强度分为轻、中、重三个等级，估计不同等级劳动强度的综合能量指数，轻、中体力劳动不同类别活动的平均时间比例为75%、25%，重体力劳动为40%和60%。我国也采用此种分级方法，将体力活动强度由以前的5级调整为3级，见表1.2，根据不同级的活动水平(physicai activity level, PAL)值可推算出能量消耗量。通常各种体力活动所耗的能量约占人体总能量消耗的15%~30%。

表1.2　建议中国成人活动水平分级

活动分级	职业工作时间分配	工作内容举例	PAL 男	PAL 女
轻	75%时间坐或站立 25%时间站着活动	办公室工作，修理电器钟表，售货员，酒店服务员，化学实验操作，讲课等	1.55	1.56
中	25%时间坐或站立 75%时间特殊职业活动	学生日常活动，机动车驾驶，电工安装，车床操作，金工切割等	1.78	1.64
重	40%时间坐或站立 60%时间特殊职业活动	非机械化农业劳动，炼钢，舞蹈，体育运动，装卸，采矿等	2.10	1.82

影响体力活动能量消耗的因素如下：

1. 肌肉越发达者，活动能量消耗越多

2. 体重越重者，能量消耗越多

3. 劳动强度越大、持续时间越长，能量消耗越多

其中劳动强度是主要影响因素，而劳动强度主要涉及劳动时牵动的肌肉多少和负荷的大小。

4. 与工作的熟练程度有关

对工作熟练程度高者，能量消耗较少。

（三）食物热效应所消耗的能量

食物热效应（TEF）是指由于进食而引起能量消耗额外增加的现象，过去称为食物特殊动力作用（SDA）。这是由于食物在消化、转运、代谢及储存的过程中会消耗一部分能量。各种营养素的特殊动力作用强弱不同，蛋白质最强，碳水化合物和脂肪较弱。一般，进食碳水化合物可使能量消耗增加5%~6%，进食脂肪增加4%~5%，进食蛋白质增加30%~40%。一般混合膳食约增加基础代谢的10%。

（四）生长发育及孕妇、乳母对能量的需求

正在生长发育的机体还要额外消耗能量来维持机体的生长发育。婴幼儿、儿童、青少年生长发育所需的能量主要用于形成新的组织及组织的新陈代谢。例如，3~6月的婴儿每天有15%~23%的能量储存于机体建立的新的组织；婴儿每增加1g体重约需要20.9kJ（5.0kcal）能量。孕妇的能量主要用于子宫、乳房、胎盘、胎儿的生长发育及体脂储备，乳母的能量消耗除自身的需要外，也用于乳汁合成与分泌。

除上述几种因素对机体能量消耗有影响之外，还受情绪和精神状态的影响。脑的重量只占体重的2%，但脑组织的代谢水平是很高的。例如，精神紧张地工作，可使大脑的活动加剧，能量代谢约增加3%~4%，当然，与体力劳动比较，脑力劳动的能量消耗仍然相对较少。

四、能量的食物来源和膳食参考摄入量

（一）食物来源

人体需要的能量来自于三种产热营养素，它们在膳食中合理的供能比应该是：碳水化合物脂肪、蛋白质分别占一日总能量的50%~65%、20%~30%、10%~15%。三种产能营养素存在于各种食物中，其中粮谷类和薯类含碳水化合物丰富，是我国居民膳食主要的能量来源，同时也是最经济的能源物质；油料作物富含脂肪，动物性食物比植物性食物含有更多的蛋白质和脂肪，蔬菜水果含能量较少，常见食物能量含量见表1.3。

表1.3　常见食物能量含量（每百克）

食物	能量 kcal	能量 kJ	食物	能量 kcal	能量 kJ
小麦粉（标准粉）	344	1439	蚕豆	335	1402
粳米（标一）	343	1435	绿豆	316	1322
籼米（标一）	346	1448	赤小豆（小豆）	309	1293
玉米（黄、干）	335	1402	花生仁（生）	563	2356
玉米面（黄）	341	1427	猪肉（肥瘦）	395	1653

（二）膳食参考摄入量

可根据中国营养学会膳食营养素和能量推荐摄入量表查得，不同年龄、性别的人的体力活动水平能量推荐摄入量见附录。

生活链接

能量平衡与人体健康

能量平衡维系着人体健康。正常情况下，人体每日摄入的能量与消耗的能量应基本保持平衡，则体重可维持正常。当热能长期摄入不足时，则体重减轻，出现全身乏力、倦睡、怕冷、头晕、目光无神、脸色苍白、皮肤粗糙而缺乏弹性等症状，各种生理功能受到严重影响，如女性的体重过低，即可导致性成熟延迟，或易生产瘦小婴儿。当热能不足时，蛋白质用于产热供能，可发生蛋白质缺乏，会出现营养不良性水肿，机体抵抗力降低，幼儿还会出现生长发育迟缓等一系列蛋白质缺乏之症。反之，若能量摄入过多，则易导致肥胖，增加高血压、高胆固醇血症、冠心病、糖尿病、关节炎、癌症等疾病的发病危险性。

任务二　蛋白质认知

问题导入

1. 氨基酸的分类有哪些？
2. 蛋白质的分类有哪些？
3. 蛋白质的生理功能是什么？
4. 蛋白质的食物来源有哪些？
5. 蛋白质的推荐摄入量是多少？

蛋白质是组成人体一切细胞、组织的重要成分。机体所有重要的组成部分都需要有蛋白质的参与。生命的产生、存在和消亡都与蛋白质有关，蛋白质是生命的物质基础，没有蛋白质就没有生命。

一、蛋白质的元素组成及氮折算成蛋白质的折算系数

（一）蛋白质的元素组成

蛋白质元素主要有碳（50%~55%）、氢（6.7%~7.3%）、氧（19%~24%）、氮（13%~19%，平均16%）和硫（0~4%）。有些蛋白质还含有少量磷和金属元素铁、铜、锌、锰、钴、钼等，个别蛋白质还含有碘。由于碳水化合物和脂肪中仅含碳、氢、氧，不含氮，所以蛋白质是人体氮的唯一来源。

（二）氮折算成蛋白质的折算系数

蛋白质元素组成的一个重要特点就是各种蛋白质中含氮量比较接近，平均为16%。生物组织中含氮物以蛋白质为主，因此测定生物样品中氮的含量可计算出蛋白质的大致含量。每克氮相当于6.25g蛋白质（即100÷16），其折算系数为6.25，即每克样品中蛋白质的含量（g）=每克样品的含氮量（g）×6.25（100/16）。

不同食品氮折算成蛋白质的折算系数见表1.4。

表1.4 不同食品氮折算成蛋白质的折算系数

食物	折算系数	食物	折算系数
全小麦	5.83	芝麻、葵花子	5.30
小麦胚芽	6.31	杏仁	5.18
大米	5.95	花生	5.46
燕麦	5.83	大豆	5.71
大麦及黑麦	5.83	鸡蛋（全)	6.25
玉米	6.25	肉类和鱼类	6.25
小米	6.31	乳及乳制品	6.38

二、氨基酸

氨基酸是构成蛋白质的基本单位，是含有氨基和羧基的一类有机化合物的通称，赋予蛋白质特定的分子结构形态，使它的分子具有生化活性。蛋白质是生物体内重要的活性分子，包括催化新陈代谢的酵素和酶。在生物界中，构成天然蛋白质的氨基酸具有其特定的结构特点，即其氨基直接连接在α-碳原子上，这种氨基酸被称为α-氨

基酸。

(一) 氨基酸的分类

按化学结构分为脂肪族氨基酸、芳香族氨基酸、杂环族氨基酸和杂环亚氨基酸。脂肪族氨基酸：丙氨酸、缬氨酸、亮氨酸、异亮氨酸、蛋氨酸、天冬氨酸、谷氨酸、赖氨酸、精氨酸、甘氨酸、丝氨酸、苏氨酸、半胱氨酸、天冬酰胺、谷氨酰胺；芳香族氨基酸：苯丙氨酸、酪氨酸；杂环族氨基酸：组氨酸、色氨酸；杂环亚氨基酸：脯氨酸。

从营养角度根据氨基酸的必需性分为：必需氨基酸、非必需氨基酸和条件必需氨基酸。

1. 必需氨基酸

指人体（或其它脊椎动物）不能合成或合成速度远不适应机体的需要，必须由食物蛋白供给，这些氨基酸称为必需氨基酸。成人必需氨基酸的需要量约为蛋白质需要量的20%~37%。共有8种，其作用分别是：

赖氨酸：促进大脑发育，是肝及胆的组成成分，能促进脂肪代谢，调节松果腺、乳腺、黄体及卵巢，防止细胞退化；

色氨酸：促进胃液及胰液的产生；

苯丙氨酸：参与消除肾及膀胱功能的损耗；

蛋氨酸（甲硫氨酸）：参与组成血红蛋白、组织与血清，有促进脾脏、胰脏及淋巴的功能；

苏氨酸：有转变某些氨基酸达到平衡的功能；

异亮氨酸：参与胸腺、脾脏及脑下腺的调节以及代谢；脑下腺属总司令部作用于甲状腺、性腺；

亮氨酸：作用平衡异亮氨酸；

缬氨酸：作用于黄体、乳腺及卵巢。

2. 非必需氨基酸

指人体自身可以合成，不需要从食物中获得的氨基酸。例如丙氨酸、谷氨酸、甘氨酸、丝氨酸等。

3. 条件必需氨基酸（半必需氨基酸）

半胱氨酸和酪氨酸在体内分别由蛋氨酸和苯丙氨酸转变而成，如果膳食中能直接提供这两种氨基酸，则人体对蛋氨酸和苯丙氨酸的需要可分别减少30%和50%，起到节约必需氨基酸的效果。所以，半胱氨酸和酪氨酸又称为半必需氨基酸或者条件必需氨基酸。

(二) 氨基酸模式及限制氨基酸

某种蛋白质中各种必需氨基酸的构成比例称为氨基酸模式，即根据蛋白质中必需氨基酸含量，以含量最少的色氨酸为1计算出的其他氨基酸的相应比值，见表1.5。通常以人体必需氨基酸需要量模式作为参考蛋白质，用以评价食物蛋白质的营养价值。

表1.5 几种食物蛋白质和人体蛋白质氨基酸模式

氨基酸	全鸡蛋	牛奶	牛肉	大豆	面粉	大米	人体
异亮氨酸	3.2	3.4	4.4	4.3	3.8	4.0	4.0
亮氨酸	5.1	6.8	6.8	5.7	6.4	6.3	7.0
赖氨酸	4.1	5.6	7.2	4.9	1.8	2.3	5.5
蛋氨酸+半胱氨酸	3.4	2.4	3.2	1.2	2.8	2.8	2.3
苯丙氨酸+酪氨酸	5.5	7.3	6.2	3.2	7.2	7.2	3.8
苏氨酸	2.8	3.1	3.6	2.8	2.5	2.5	2.9
缬氨酸	3.9	4.6	4.6	3.2	3.8	3.8	4.8
色氨酸	1.0	1.0	1.0	1.0	1.0	1.0	1.0

注：早期因对组氨酸是否为成人必需氨基酸尚不明确，故未计组氨酸。

食物蛋白质的必需氨基酸组成与参考蛋白质相比较，缺乏较多的氨基酸称为限制氨基酸，缺乏最多的一种称第一限制氨基酸。由于该种氨基酸的缺乏或不足，限制或影响了其他氨基酸的利用，从而降低了食物蛋白质的营养价值。食物蛋白质氨基酸组成与人体必需氨基酸需要量模式接近的食物，在体内的利用率就高，反之则低。例如，动物蛋白质中的蛋、奶、肉、鱼等以及大豆蛋白质的氨基酸组成与人体必需氨基酸需要量模式较接近，所含的必需氨基酸在体内的利用率较高，故称为优质蛋白质。其中鸡蛋蛋白质的氨基酸组成与人体蛋白质氨基酸模式最为接近，在比较食物蛋白质营养价值时常作为参考蛋白质。而在植物蛋白质中，赖氨酸、蛋氨酸、苏氨酸和色氨酸含量相对较低，所以营养价值也相对较低。

三、蛋白质的分类

食物蛋白质的营养价值取决于所含氨基酸的种类和数量，所以在营养上尚可根据食物蛋白质的氨基酸组成，分为完全蛋白质、半完全蛋白质和不完全蛋白质三类。

（一）完全蛋白

所含必需氨基酸种类齐全、数量充足、比例适当，不但能维持成人的健康，还能促进儿童生长发育，如乳类中的酪蛋白、乳白蛋白，蛋类中的卵白蛋白、卵磷蛋白，肉类中的白蛋白、肌蛋白，大豆中的大豆蛋白，小麦中的麦谷蛋白，玉米中的谷蛋白等。

（二）半完全蛋白

所含必需氨基酸种类齐全，但有的氨基酸数量不足、比例不适当，可以维持生命，但不能促进生长发育，如小麦中的麦胶蛋白等。

（三）不完全蛋白

所含必需氨基酸种类不全，既不能维持生命，也不能促进生长发育，如玉米中的玉米胶蛋白、动物结缔组织和肉皮中的胶质蛋白、豌豆中的豆球蛋白等。

四、蛋白质的消化、吸收和代谢

（一）蛋白质的消化

蛋白质未经消化不易吸收，有时某些抗原、毒素蛋白可少量通过黏膜细胞进入体内，会产生过敏、毒性反应。一般情况下，食物蛋白质水解成氨基酸及小肽后方能被吸收。由于唾液中不含水解蛋白质的酶，所以食物蛋白质的消化从胃开始，但主要在小肠。

胃内消化蛋白质的酶是胃蛋白酶。胃蛋白酶是由胃黏膜主细胞合成并分泌的胃蛋白酶原经胃酸激活而生成的；胃蛋白酶也能再激活胃蛋白酶原生成新的胃蛋白酶。胃蛋白酶的最适宜作用的 pH 值为 1.5~2.5，对蛋白质肽键作用的特异性较差，主要水解芳香族氨基酸、蛋氨酸或亮氨酸等残基组成的肽键。胃蛋白酶对乳中的酪蛋白有凝乳作用，这对婴儿较为重要，因为乳液凝成乳块后在胃中停留时间延长，有利于充分消化。

食物在胃内停留时间较短，蛋白质在胃内消化很不完全，消化产物及未被消化的蛋白质在小肠内经胰液及小肠黏膜细胞分泌的多种蛋白酶及肽酶的共同作用，进一步水解为氨基酸。所以，小肠是蛋白质消化的主要部位。蛋白质在小肠内消化主要依赖于胰腺分泌的各种蛋白酶，可分为两类：

1. 内肽酶

可以水解蛋白质分子内部的肽键，包括胰蛋白酶、糜蛋白酶和弹性蛋白酶。

2. 外肽酶

可将肽链末端的氨基酸逐个水解，包括氨基肽酶和羧基肽酶。

（二）蛋白质的吸收

1. 氨基酸和寡肽的吸收

经过小肠腔内和膜的消化，蛋白质被水解为可被吸收的氨基酸和 2~3 个氨基酸的小肽。过去认为只有游离氨基酸才能被吸收，现在发现 2~3 个氨基酸的小肽也可以被吸收。

2. 整蛋白的吸收

在低等动物，吞噬是摄入大分子的基本方式。而在高等动物，只有在胚胎动物仍保持这种低级的原始机制。例如，母乳中的抗体可通过肠黏膜细胞的吞噬作用传递给婴儿。关于成年人对整蛋白吸收问题已有许多研究。有人将胰岛素和胰蛋白酶抑制剂同时注入大鼠的隔离肠袢，发现可引起血糖降低，这说明有一部分胰岛素被吸收；人的血液中存在食物蛋白质的抗体，这说明食物蛋白质可进入血液而起抗原的作用。但一般认为，大分子蛋白质的吸收是微量的，无任何营养学意义，只是应当注意肠内细菌的毒素、食物抗原等可能会进入血液而成为致病因子。

（三）蛋白质的代谢

1. 蛋白质的分解与合成

进食正常膳食的正常人每日从尿中排出的氮约12g。若摄入的膳食蛋白质增多，随尿排出的氮也增多；若减少，则随尿排出的氮也减少。完全不摄入蛋白质或禁食一切食物时，每日仍随尿排出氮 2~4g。这些事实证明，蛋白质不断在体内分解成为含氮废物，随尿排出体外。

蛋白质在分解的同时也不断在体内合成，以补偿分解。蛋白质合成经两个步骤完成。第一步为转录（transcription），即生物体合成 RNA 的过程，亦即将 DNA 的碱基序列抄录成 RNA 碱基序列的过程；第二步为翻译，是生物体合成 mRNA 后，mRNA 中的遗传信息（DNA 碱基顺序）转变成蛋白质中氨基酸排列顺序的过程，是蛋白质获遗传信息进行生物合成的过程。翻译在细胞内进行。成熟的 mRNA 穿过核膜进入胞质，在核糖体及 tRNA 等的参与下，以各种氨基酸为原料完成蛋白质的生物合成。

2. 氨基酸的分解代谢

氨基酸分解代谢的最主要反应是脱氨基作用。脱氨基方式有：氧化脱氨基、转氨基、联合脱氨基和非氧化脱氨基等，其中，以联合脱氨基最为重要。氨基酸脱氨基后生成的 α-酮酸进一步代谢：经氨基化生成非必需氨基酸，转变成碳水化合物及脂类，氧化供给能量。氨基酸脱氨基作用产生的氨，在正常情况下主要在肝脏合成尿素而解毒；只有少部分氨在肾脏以铵盐的形式由尿排出。

（四）氮平衡的基本概念及其意义

氮平衡是指氮的摄入量与排出量之间的平衡状态。通常采用测定氮的方法，推算蛋白质含量。氮平衡常用于蛋白质代谢、机体蛋白质营养状况评价和蛋白质需要量研究。氮的摄入量和排出量的关系可用下式表示：

$$B = I - (U + F + S)$$

式中：B—氮平衡；

I—摄入氮；

U，F，S—排出氮（U—尿氮；F—粪氮；S—皮肤氮）

氮平衡有以下三种情况：

1. 氮平衡

摄入氮等于排出氮叫做总氮平衡。这表明体内蛋白质的合成量和分解量处于动态平衡。一般营养正常的健康成年人就属于这种情况。

2. 正氮平衡

摄入氮大于排出氮叫做正氮平衡。这表明体内蛋白质的合成量大于分解量。生长期的儿童、少年、孕妇和恢复期的伤病员等就属于这种情况。所以，在这些人的饮食中，应该尽量多给些含蛋白质丰富的食物。

3. 负氮平衡

摄入氮小于排出氮叫做负氮平衡。这表明体内蛋白质的合成量小于分解量。慢性消耗性疾病、组织创伤和饥饿等就属于这种情况。蛋白质摄入不足，就会导致身体消瘦，对疾病的抵抗力降低，患者的伤口难以愈合等。当摄入的氨基酸少于消耗的氨基酸时，将会出现如营养不良、腰酸背痛、头昏目眩、体弱多病、代谢功能衰退等症状。

五、蛋白质的生理功能

（一）构成机体组织

蛋白质是构成机体组织、器官的重要组成部分，人体各组织无一不含蛋白质，在人体的瘦组织中（非脂肪组织），如肌肉组织和心、肝、肾等器官均含有大量蛋白质，骨骼、牙齿乃至指、趾也含有大量蛋白质；细胞中，除水分外，蛋白质约占细胞内物质的80%，因此，构成机体组织、器官的成分是蛋白质最重要的生理功能。身体的生长发育可视为蛋白质的不断积累过程。蛋白质对生长发育期的儿童尤为重要。

人体各组织细胞的蛋白质经常不断地更新，成年人也必须每日摄入足够量的蛋白质才能维持其组织的更新。在组织受创伤时，则须供给更多的蛋白质作为修补的原料。为保证儿童的健康成长，对生长发育期的儿童、孕妇提供足够量优质的蛋白质尤为重要。

人体内各种组织细胞的蛋白质始终在不断更新。例如，人的血浆蛋白质的半寿期约为10天，肝中大部分蛋白质的半寿期为1~8天，还有一些蛋白质的半寿期很短，只有数秒。只有摄入足够的蛋白质方能维持组织的更新。身体受伤后也需要大量蛋白质作为修复材料。

成人体内每天约有3%的蛋白质更新，借此完成组织的修复更新。

（二）调节生理功能

体内重要的生理活动都是由蛋白质来完成的，例如，参与机体防御功能的抗体，催化代谢反应的酶；调节物质代谢和生理活动的某些激素和神经递质，有的是蛋白质或多肽类物质，有的是氨基酸转变的产物；此外，肌肉收缩、血液凝固、物质的运输等生理功能也是由蛋白质来实现的。因此，蛋白质是生命活动的重要物质基础。

机体生命活动之所以能够有条不紊的进行，有赖于多种生命活性物质的调节。而蛋白质在体内是构成多种重要生理活性物质的成分，参与调节生理功能。如核蛋白构成细胞核并影响细胞功能；酶蛋白具有促进食物消化、吸收和利用的作用；免疫蛋白具有维持机体免疫功能的作用；收缩蛋白如肌球蛋白具有调节肌肉收缩的功能；血液中的脂蛋白、运铁蛋白、视黄醇结合蛋白质具有运送营养素的作用；血红蛋白具有携带、运送氧气的功能；白蛋白具有调节渗透压、维持体液平衡的作用；由蛋白质或蛋白质衍生物构成的某些激素，如垂体激素、甲状腺激素、胰岛素及肾上腺素等都是机体的重要调节物质。

（三）供给能量

食物蛋白质也是能量的一种来源，但糖与脂肪可以代替蛋白质提供能量，故氧化供能是蛋白质的次要生理功能。饥饿时，组织蛋白分解增加，每输入100g葡萄糖约节约50g蛋白质的消耗，因此，对不能进食的消耗性疾病患者应注意葡萄糖的补充，以减少组织蛋白的消耗。

六、食物蛋白质的营养评价

（一）食物蛋白质的含量

食物蛋白质含量是评价食物蛋白质营养价值的一个重要方面。蛋白质含氮量比较恒定，故测定食物中的总氮乘以6.25，即得蛋白质含量。

不同食物的蛋白质含量见表1.6。

表1.6 不同食物的蛋白质含量（%）

名称	含量	名称	含量
畜禽鱼	10~20	硕果类	12~22
鲜奶	1.5~4.0	谷类	7~12
奶粉	25~27	薯类	2~3
蛋类	12~14	蔬菜水果	0~2
大豆及豆类	20~36		

（二）蛋白质的消化率

蛋白质的消化率是评价食物蛋白质营养价值的生物学方法之一，是指在消化道内被吸收的蛋白质占摄入蛋白质的百分数，是反映食物蛋白质在消化道内被分解和吸收程度的一项指标，一般采用动物或人体实验测定。根据是否考虑内源粪代谢氮因素，蛋白质的消化率可分为表观消化率和真消化率。

1. 蛋白质表观消化率

即不计内源粪代谢氮的蛋白质消化率。通常以动物或人体为实验对象，在实验期内，测定实验对象摄入的食物氮（摄入氮）和从粪便中排出的氮（粪氮），然后按下式计算：

$$蛋白质表观消化率（\%）=\frac{摄入氮-粪氮}{摄入氮}\times100\%$$

2. 蛋白质真消化率

考虑内源粪代谢氮时的消化率。粪中排出的氮实际上有两个来源：一是来自未被消化吸收的食物蛋白质；二是来自脱落的肠黏膜细胞以及肠道细菌等所含的氮。通常以动物或人体为实验对象，首先设置无氮膳食期，即在实验期内给予无氮膳食，并收集无氮膳食期内的粪便，测定氮含量，即为粪代谢氮；然后再设置被测食物蛋白质实验期，实验期内再分别测定摄入氮和粪氮；从被测食物蛋白质实验期的粪氮中减去无氮膳食期的粪代谢氮，才是摄入食物蛋白质中真正未被消化吸收的部分，故称真蛋白质消化率。计算公式如下：

$$真蛋白质消化率（\%）=\frac{摄入氮-（粪氮-粪代谢氮）}{摄入氮}\times100\%$$

由于粪代谢氮测定十分繁琐，且难以准确测定，故在实际工作中常不考虑粪代谢氮，特别是当膳食中的膳食纤维含量很少时，可不必计算粪代谢氮。当膳食中含有多量膳食纤维时，成年男子的粪代谢氮值可按每天每千克体重12mg计算。几种食物的蛋白质真消化吸收率见表1.7。

表1.7 几种食物的蛋白质真消化吸收率（%）

食物	真消化率	食物	真消化率
鸡 蛋	97±3	燕 麦	86±7
牛 肉	95±3	小 米	79
肉 鱼	94±3	大豆粉	86±7
面粉（精）	96±4	菜 豆	78
大 米	88±4	花生酱	88
玉 米	85±6	中国混合膳	96

食物蛋白质消化率受到蛋白质性质、膳食纤维、多酚类物质和酶反应等因素影响。一般动物性食物的消化率高于植物性食物，如鸡蛋和牛奶蛋白质的消化率分别是97%和95%，而玉米和大米蛋白质的消化率分别为85%和88%。

(三) 蛋白质利用率

蛋白质利用率是食物蛋白质营养评价常用的生物学方法，指食物蛋白质被消化吸收后在体内被利用的程度。它的测定方法很多，大体上可以分为两大类：一类是以体重增加为基础的方法；另一类是以氮在体内储留为基础的方法。以下介绍几种常用方法。

1. 蛋白质功效比值（protein efficiency ratio，PER）

蛋白质功效比值是以体重增加为基础的测定方法，是指实验期内动物平均每摄入1g蛋白质时所增加的体重克数。例如，常作为参考蛋白质的酪蛋白的PER为2.8，即指每摄入1g酪蛋白，可使动物体重增加2.8g。一般选择初断乳的雄性大鼠，用含10%被测蛋白质饲料喂养28天，逐日记录进食量，每周称量体重，然后按下式计算蛋白质功效比值。

$$PER = \frac{实验期内动物体重增加量（g）}{实验期内蛋白质摄入量（g）}$$

由于同一种食物蛋白质在不同实验室所测得的PER值重复性常不佳，为了便于结果的相互比较，通常设酪蛋白（参考蛋白质）对照组，即以酪蛋白的PER为2.5，并将酪蛋白对照组PER值换算为2.5，然后校正被测蛋白质（实验组）PER。

$$被测蛋白质PER = \frac{实验组蛋白质功效比值}{对照组蛋白质功效比值} \times 2.5$$

几种常见蛋白质PER：全鸡蛋3.92、牛奶3.09、鱼4.55、牛肉2.30、大豆2.32、精制面粉0.60、大米2.16。

2. 生物价（biological value，BV）

生物价是反映食物蛋白质消化吸收后，被机体利用程度的一项指标。生物价越高，说明蛋白质被机体利用率越高，即蛋白质的营养价值越高，最高值为100。通常采用动物或人体实验。实验期内动物食用含被测蛋白质的合成饲料，收集实验期内动物饲料和粪、尿样品，测定氮含量；另在实验前给实验动物无氮饲料，收集无氮饲料期粪、尿样品，测定氮含量，得粪代谢氮和尿内源氮数据（人体实验时可按成人全日尿内源氮2~2.5g，粪代谢氮0.91~1.2g计），然后按下式计算被测食物蛋白质的生物价。

$$BV = \frac{储留氮}{吸收氮} \times 100$$

储留氮 = 吸收氮 - （尿氮 - 尿内源氮）

吸收氮 = 摄入氮 - （粪氮 - 粪代谢氮）

生物价是评价食物蛋白质营养价值较常用的方法。

常见食物蛋白质生物价见表1.8。

表 1.8 食物蛋白质的生物价

蛋白质	生物价	蛋白质	生物价
鸡蛋蛋白质	94	熟大豆	64
鸡蛋白	83	扁豆	72
鸡蛋黄	96	蚕豆	58
脱脂牛奶	85	白面粉	52
鱼	83	小米	57
牛肉	76	玉米	60
猪肉	74	白菜	76
大米	77	红薯	72
小麦	67	马铃薯	67
生大豆	57	花生	59

3. 蛋白质净利用率（net protein utilization，NPU）

反映了摄入蛋白质被实际利用的程度，即机体利用的蛋白质占食物中蛋白质的百分比，它包含了食物蛋白质的消化和利用两个方面，因此更全面。

$$NPU(\%) = 消化率 \times 生物价 = \frac{储留氮}{摄入氮}$$

（四）氨基酸评分（amino acid score，AAS）

氨基酸评分（AAS）亦称蛋白质化学分，是目前广为应用的一种食物蛋白质营养价值评价方法，不仅适用于单一食物蛋白质的评价，还可用于混合食物蛋白质的评价。该法的基本步骤是将被测食物蛋白质的必需氨基酸组成与推荐的理想蛋白质或参考蛋白质氨基酸模式进行比较，并按下式计算氨基评分。

$$AAS = \frac{被测食物蛋白质每克氮或蛋白质氨基酸含量（mg）}{参考蛋白质每克氮或蛋白质氨基酸含量（mg）} \times 100$$

参考蛋白质可采用 WHO 人体必需氨基酸模式。首先将被测食物蛋白质中必需氨基酸与参考蛋白质中的必需氨基酸进行比较，比值最低者为限制氨基酸。由于限制氨基酸的存在，使食物蛋白质的利用受到限制。被测食物蛋白质的第一限制氨基酸与参考蛋白质中同种必需氨基酸的比值即为该种蛋白质的氨基酸分。

例如，1g 某谷类蛋白质中赖氨酸、苏氨酸和色氨酸含量分别为 23mg、25mg 和 13mg，而 1g 参考蛋白质中这三种氨基酸含量分别为 58mg、34mg、和 11mg，按上式则可计算出赖氨酸的比值最低为 0.4，故赖氨酸为第一限制氨基酸，该谷类的氨基酸评分为 40。

氨基酸评分的方法比较简单，但没有考虑食物蛋白质的消化率，故近年来美国食品药品管理局（USFDA）提出一种新方法，即经消化率修正的氨基酸评分（PDCAAS）。其公式计算如下：

PDCAAS=氨基酸评分×真消化率

七、蛋白质的互补作用

两种或两种以上食物蛋白质混合食用，其中所含有的必需氨基酸取长补短、相互补充，达到较好的比例，从而提高蛋白质利用率的作用，称为蛋白质互补作用。例如：玉米、小米、大豆单独食用时，其生物价分别为 60、57、64，如按 40%、40%、20%的比例混合食用，生物价可提高到 73；如将玉米、面粉、大豆混合食用，蛋白质的生物价也会提高。这是因为玉米、面粉的蛋白质中赖氨酸含量较低，蛋氨酸相对较高；而大豆中的蛋白质恰恰相反，混合食用时赖氨酸和蛋氨酸两者可相互补充；若在植物性食物的基础上再添加少量动物性食物，蛋白质的生物价还会提高，如面粉、小米、大豆、牛肉单独食用时，其蛋白质的生物价分别为 67、57、64、76，若按 31%、46%、8%、15%的比例混合食用，其蛋白质的生物价可提高到 89，可见动、植物性混合食用比单纯植物混合还要好，具体见表 1.9。

表 1.9 几种食物混合后蛋白质的生物价

食物名称	单独食用 BV	混合食用所占比例（%）	
小麦	67	--	31
小米	57	40	46
大豆	64	20	8
玉米	60	40	--
牛肉干	76	--	15
混合食用 BV	--	73	89

若以氨基酸评分为指标，亦明显可见蛋白质的互补作用。例如，谷类、豆类氨基酸分评为 44、68，若按谷类 67%、豆类 22%、奶粉 11%的比例混合评分，氨基酸评分可达 88，具体见表 1.10。我国北方居民许多食物的传统食用方法，从理论和实践上都证明是合理和科学的。

表 1.10　几种食物混合后蛋白质的氨基酸评分

蛋白质来源	蛋白质氨基酸含量（%）				氨基酸评分（限制氨基酸）
	赖氨酸	含硫氨基酸	苏氨酸	色氨酸	
WHO 标准	5.5	3.5	4.0	1.0	100
谷类	2.4	3.8	3.0	1.1	44（赖氨酸）
豆类	7.2	2.4	4.2	1.4	68（含硫氨基酸）
奶粉	8.0	2.9	3.7	1.3	83（含硫氨基酸）
混合食用	5.1	3.2	3.5	1.2	88（苏氨酸）

为充分发挥食物蛋白质的互补作用，在调配膳食时，应遵循三个原则：

（一）食物的生物学种属愈远愈好

如动物性和植物性食物之间的混合比单纯植物性食物之间的混合要好。

（二）搭配的种类愈多愈好

（三）食用的时间愈近愈好

同时食用最好，因为单个氨基酸在血液中的停留时间约 4h，然后到达组织器官，再合成组织器官的蛋白质，而合成组织器官蛋白质的氨基酸必须同时到达才能发挥互补作用。

八、蛋白质的食物来源和膳食参考摄入量

（一）食物来源

蛋白质的食物来源可分为植物性蛋白质和动物性蛋白质两大类。植物蛋白质中，谷类含蛋白质 10% 左右，蛋白质含量不算高，但由于是人们的主食，所以仍然是膳食蛋白质的主要来源。豆类含有丰富的蛋白质，特别是大豆含蛋白质高达 36%~40%，氨基酸组成也比较合理，在体内的利用率较高，是植物蛋白质中非常好的蛋白质来源。

蛋类含蛋白质 11%~14%，是优质蛋白质的重要来源。奶类（牛奶）一般含蛋白质 3.0%~3.5%，是婴幼儿除母乳外蛋白质的最佳来源。

肉类包括禽、畜和鱼的肌肉。新鲜肌肉含蛋白质 15%~22%，肌肉蛋白质营养价值优于植物蛋白质，是人体蛋白质的重要来源。

为改善膳食蛋白质质量，在膳食中应保证有一定数量的优质蛋白质。一般要求动物性蛋白质和大豆蛋白质应占膳食蛋白质总量的 30%~50%。

常见食物蛋白质含量见表 1.11。

表1.11 常见食物蛋白质含量

单位：g/100g

食物	蛋白质	食物	蛋白质
小麦粉（标准粉）	11.2	黄豆（大豆）	35.0
粳米（标一）	7.7	绿豆	21.6
籼米（标一）	7.7	赤小豆（小豆）	20.2
玉米（黄、干）	8.7	花生仁（生）	24.8
玉米面（黄）	8.1	猪肉（肥瘦）	13.2
小米	9.0	牛肉（肥瘦）	19.9
高粱米	10.4	羊肉（肥瘦）	19.0
马铃薯（土豆、洋芋）	2.0	鸡（平均）	19.3
甘薯（山芋、红薯）	0.2	鸡蛋（平均）	13.3
蘑菇（干）	21.1	草鱼（白鲩、草包鱼）	16.6
紫菜（干）	26.7	牛奶（平均）	3.0

（二）膳食参考摄入量

按照机体蛋白质的代谢率，每日蛋白质的摄取量成人为0.8g/(kg·d)，但由于我国膳食以植物性食物为主，蛋白质的推荐摄入量定为1.16g/(kg·d)；按照膳食中蛋白质的能量供给量，应占总能量的10%~15%，一般成人在10%~12%，儿童、青少年在12%~15%为宜；按照中国居民膳食蛋白推荐摄入量，成年男性、女性分别为65g/d、55g/d。

九、蛋白质营养状况评价

（一）膳食蛋白质摄入量

膳食蛋白质摄入量是评价机体蛋白质营养状况的背景材料或参考材料，与机体蛋白质营养状况评价指标结合起来，有助于正确判断机体蛋白质营养状况。

（二）身体测量

身体测量是鉴定机体蛋白质营养状况的重要依据，生长发育状况的评定所采用的身体测量指标主要包括体重、身高、上臂围、上臂肌围、上臂肌面积、胸围以及生长发育指数等。

（三）生化检验

生化检验是指常用血液蛋白质和尿液的相关指标。血液蛋白质有血清白蛋白、前白蛋白、血清运铁蛋白、纤维结合蛋白、视黄醇结合蛋白，其正常参考值见表1.12。尿液常用指标有尿肌酐、尿三甲基组氨酸、尿羟脯氨酸等。

表1.12 血液蛋白质评价指标及正常参考值

血液蛋白质	正常参考值
血清白蛋白	35~55g/L
前白蛋白	200~500mg/L
血清运铁蛋白	2~4g/L
纤维结合蛋白	200~280mg/L
视黄醇结合蛋白	40~70ug/L

生活链接

空壳奶粉与大头娃娃

因蛋白质、脂肪和碳水化合物等基本营养物质不及国家标准的三分之一，十多年前充斥安徽阜阳农村市场的劣质奶粉被人们称为"空壳奶粉"。食用空壳奶粉的婴儿由于蛋白质含量严重不足，根本不能满足婴儿的生长需要，长期食用会导致婴儿患上"重度营养不良综合征"，在本是生长最快的时期停止生长，四肢短小，身体瘦弱，脑袋尤显偏大，被当地人称为"大头娃娃"，严重的甚至越长越轻、越长越小，直至心、肝、肾等器官功能衰竭而死亡。

从2003年5月起，安徽阜阳地区相继出现婴幼儿因饮用劣质奶粉而导致腹泻、重度营养不良的情况。据统计，2003年5月以来，因食用劣质奶粉出现营养不良综合征的共171例，死亡13例。

2004年3月15日前后，阜阳当地电视台连续7天报道了当地大量婴幼儿食用劣质奶粉后变成"大头娃娃"的消息，消息经广泛报道后，全国由此开始围剿劣质奶粉。

4月19日，国务院总理温家宝作出批示，要求国家食品药品监督管理局对这一事件进行调查，很快由国家食品药品监督管理局、国家质检总局、国家工商总局、卫生部组成的专项调查组先后奔赴阜阳。

安徽阜阳空壳奶粉残害婴幼儿事件震惊全国。随后，重庆、江苏、甘肃、浙江、四川等全国各地相继发现空壳奶粉。

国务院调查组通过卫生学调查证实，不法分子用淀粉、蔗糖等价格低廉的食品原料全部或部分替代乳粉，再用奶香精等添加剂进行调香调味，制造出劣质奶粉，婴儿生长发育所必需的蛋白质、脂肪以及维生素和矿物质含量远低于国家相关标准，但没有发现铅、砷等有毒有害物质超标，也没有检出激素成分，基本排除受害婴儿受到毒性物质侵害的可能。

十年后的今天，大头娃娃事件给当事家庭和孩子造成的阴影仍然没有结束，许多孩子留下了后遗症：身材瘦小、智力低下、手指伸不直等。

任务三　脂类认知

问题导入

1. 脂类的分类有哪些？
2. 脂类的生理功能是什么？
3. 脂类的食物来源有哪些？
4. 脂类的推荐摄入量是多少？

脂类是脂肪和类脂的总称，是一大类具有重要生物学作用的化合物。其共同特点是溶于有机溶剂而不溶于水。正常人体内，按体重计算，脂类为14%~19%，肥胖者达30%以上。

一、脂类的组成和分类

（一）脂肪

这里所说的脂肪即中性脂肪，由一分子甘油和三分子脂肪酸组成，故称三酰甘油或甘油三酯，由C、H、O三种元素组成，约占脂类的95%。脂肪大部分分布在皮下、大网膜、肠系膜以及肾周围等脂肪组织中，常以大块脂肪组织形式存在，这些部位通常称脂库。人体脂肪含量常受营养状况和体力活动等因素的影响而有较大变动。多吃碳水化合物和脂肪其含量增加，饥饿则减少。当机体能量消耗较多而食物供应不足时，体内脂肪就大量动员，经血循环运输到各组织，被氧化消耗。因其含量很不恒定，故有"可变脂"或"动脂"之称。

（二）脂肪酸

脂肪酸是构成甘油三酯的基本单位。常见的分类如下：

1. 按脂肪酸碳链长度分类

分为长链脂肪酸（含14碳以上）、中链脂肪酸（含8~12碳）和短链脂肪酸（含

2~6 碳）。

2. 按脂肪酸饱和程度分类

分为饱和脂肪酸（SFA），其碳链中不含双键；单不饱和脂肪酸（MUFA），其碳链中只含一个不饱和双键；多不饱和脂肪酸（PUFA），其碳链中含两个或多个双键。

3. 按脂肪酸空间结构分类

分为顺式脂肪酸（结构呈 U 型），其联结到双键两端碳原子上的两个氢原子都在链的同侧；反式脂肪酸（结构呈线型），其联结到双键两端碳原子上的两个氢原子在链的不同侧。

天然食物的油脂，其脂肪酸结构多为顺式脂肪酸。人造黄油是植物油经氢化处理后而制成的，在此过程中，植物油的双键与氧结合变成饱和键，并使其形态由液态变为固态，同时其结构也由顺式变为反式。研究表明，反式脂肪酸可以使血清低密度脂蛋白胆固醇（LDL-C）升高，而使高密度脂蛋白胆固醇（HDL-C）降低，因此有增加心血管疾病的危险性，所以目前不主张多食用人造黄油。

4. 按不饱和脂肪酸第一个双键的位置分类

脂肪酸分子上的碳原子用阿拉伯数字编号定位通常有两种系统。△编号系统从羧基碳原子算起，n 或 ω 编号系统则从离羧基最远的甲基端碳原子算起，分为 n-3 系、n-6 系、n-7 系、n-9 系，或 ω-3、ω-6、ω-7、ω-9 系列脂肪酸。不饱和脂肪酸甲基端的碳原子称为 n 碳（或 ω 碳），如果第一个不饱和键所在 n 碳原子的序号是 3，则为 n-3 或 ω-3 系脂肪酸，依此类推。

示例：　　　　　　CH3-CH2-CH2-CH2-CH2-CH2-CH2-CH2-CH2-COOH
△编号系统　　　　10　9　8　7　6　5　4　3　2　1
n 或 ω 编号系统　　1　2　3　4　5　6　7　8　9　10

各种脂肪酸的结构不同，功能也不一样，对它们的一些特殊功能的研究，也是营养学上的重要研究与开发的领域。一般来说，人体细胞中不饱和脂肪酸的含量至少是饱和脂肪酸的 2 倍，但各种组织中两者的组成有很大差异，并在一定程度上与膳食中脂肪的种类有关。

（三）类脂

类脂主要有磷脂、糖脂、类固醇等。

1. 磷脂

磷脂是含有磷酸根、脂肪酸、甘油和氮的化合物。体内除甘油三酯外，磷脂是最多的脂类，主要形式有甘油磷脂、卵磷脂、神经鞘磷脂等。甘油磷脂存在于各种组织、血浆，并有少量储于体脂库中。它是构成细胞膜的物质并与机体的脂肪运输有关。卵磷脂又称为磷脂酰胆碱，存在于蛋黄和血浆中。神经鞘磷脂存在于神经鞘。

功能：增强脑力，安定神经，平衡内分泌，提高免疫力和再生力，解毒利尿，清洁血液，健美肌肤，保持年轻，延续衰老。

2. 糖脂

糖脂是含有碳水化合物、脂肪酸和氨基乙醇的化合物。糖脂包括脑苷脂类和神经苷脂。糖脂也是构成细胞膜所必需的。

3. 类固醇及固醇

类固醇是含有环戊烷多氢菲的化合物。类固醇中含有自由羟基者视为高分子醇，称为固醇。常见的固醇有动物组织中的胆固醇和植物组织中的谷固醇。

类脂在体内的含量较恒定，即使肥胖患者，其含量也不增多；反之，在饥饿状态也不减少，故有"固定脂"或"不动脂"之称。

二、脂类的消化吸收

（一）脂肪的消化吸收

食物进入口腔后脂肪的消化就已开始，唾液腺分泌的脂肪酶可水解部分食物脂肪，但这种消化能力很弱。婴儿口腔中的脂肪酶则可有效地分解奶中短链和中链脂肪酸。脂肪的消化在胃内也有限，主要消化场所是小肠。来自胆囊中的胆汁首先将脂肪乳化，胰腺和小肠分泌的脂肪酶将甘油三酯水解生成游离脂肪酸和甘油单酯。

脂肪水解后的小分子，如甘油、短链和中链脂肪酸很容易被小肠细胞吸收直接进入血液。甘油单酯和长链脂肪酸被吸收后先在小肠细胞中重新合成甘油三酯，并和磷脂、胆固醇以及蛋白质形成乳糜微粒，由淋巴系统进入血液循环。血中的乳糜微粒是一种颗粒最大、密度最低的脂蛋白，是食物脂肪的主要运输形式，随血液流遍全身以满足机体对脂肪和能量的需要，最终被肝脏吸收。食物脂肪的吸收率一般在80%以上，最高的如菜籽油可达99%。

（二）类脂的消化吸收

磷脂的消化吸收与甘油三酯相似。胆固醇则可直接被吸收，如果食物中的胆固醇和其他脂类呈结合状态，则先被水解成游离的胆固醇再被吸收。

三、脂类的生理功能

（一）脂肪

1. 供给能量

脂肪是人体能量的重要来源，每克脂肪在体内氧化可供给能量37.7 kJ（9 kcal）。脂肪酸是细胞的重要能量来源，脂肪酸经β-氧化有节奏地释放能量供给生命细胞应用，β-氧化在细胞线粒体经酶催化进行。如棕榈酸经完全氧化成乙酸，再分解为二氧化碳和水，在此过程中产生三磷酸腺苷（ATP）。ATP是高能化合物，是细胞化学能的来源。

2. 促进脂溶性维生素吸收

脂肪是脂溶性维生素的溶媒，可促进脂溶性维生素的吸收。另外，有些食物脂肪含有脂溶性维生素，如鱼肝油、奶油含有丰富的维生素 A 和维生素 D。

3. 维持体温、保护脏器

脂肪是热的不良导体，在皮下可阻止体热散失，有助于御寒。在器官周围的脂肪，有缓冲机械冲击的作用，可固定和保护器官。

4. 增加饱腹感

脂肪在胃内停留时间较长，使人不易感到饥饿。

5. 提高膳食感官性状

脂肪可使膳食增味添香。

6. 供给机体的组织成分和生物活性物质

生物活性物质是指来自生物体内的对生命现象具体做法有影响的微量或少量物质。有些食物含有多种具有生物活性的化合物，当与机体作用后能引起各种生物效应。它们种类繁多，有糖类、脂类、蛋白质多肽类、甾醇类、生物碱、甙类、挥发油等等。它们主要存在于植物性食物中，有的对人有利，有的则有害。

7. 内分泌作用

近半个世纪以来，脂肪组织的内分泌功能逐渐被人们重视，有重大进展是近几年的事，为人们正确认识脂肪组织的作用开辟了新起点。脂肪组织所分泌的瘦素、肿瘤坏死因子、雌激素等参与机体的代谢、免疫、生长发育等生理过程。

（二）类脂

类脂的主要功能是构成身体组织和一些重要的生理活性物质。例如，磷脂与蛋白质结合形成的脂蛋白是细胞膜和亚细胞器膜的重要成分，对维持膜的通透性有重要作用；鞘磷脂是神经鞘的重要成分，可保持神经鞘的绝缘性；脑磷脂大量存在于脑白质，参与神经冲动的传导；胆固醇是所有体细胞的构成成分，并大量存在于神经组织；胆固醇还是胆酸、7-脱氢胆固醇和维生素 D_3、性激素、黄体酮、前列腺素、肾上腺皮质激素等生理活性物质和激素的前体物，是机体不可缺少的营养物质。

（三）必需脂肪酸

必需脂肪酸（EFA）是指机体不能合成，必须从食物中摄取的脂肪酸。早期认为亚油酸（$C_{18:2}$）、亚麻酸（$C_{18:3}$）和花生四烯酸（$C_{20:4}$）是必需脂肪酸。现在认为人体的必需脂肪酸是亚油酸和a-亚麻酸两种。亚油酸作为其他n-6系列脂肪酸的前体可在体内转变生成γ-亚麻酸、花生四烯酸等n-6系的长链多不饱和脂肪酸。a-亚麻酸则作为n-3系脂肪酸的前体，可转变生成二十碳五烯酸（EPA）、二十二碳六烯酸（DHA）等n-3系脂肪酸。

必需脂肪酸在体内有多种生理功能，主要有：

1. 构成线粒体和细胞膜的重要组成成分

必需脂肪酸参与磷脂的合成,并以磷脂的形式存在于线粒体和细胞膜中。人体缺乏必需脂肪酸时,细胞对水的通透性增加,毛细血管的脆性和通透性增高,皮肤出现水代谢紊乱,出现湿疹样病变。

2. 合成前列腺素的前体

前列腺素存在于许多器官中,有多种多样生理功能,如抑制甘油三酯水解、促进局部血管扩张、影响神经刺激的传导等,作用于肾脏而影响水的排泄等。

3. 参与胆固醇代谢

胆固醇需要和亚油酸形成胆固醇亚油酸酯后,才能在体内转运,进行正常代谢。如果必需脂肪酸缺乏,胆固醇则与一些饱和脂肪酸结合,由于不能进行正常转运代谢而在动脉沉积,形成动脉粥样硬化。

4. 参与动物精子的形成

膳食中长期缺乏必需脂肪酸,动物可出现不孕症,授乳过程也可发生障碍。

5. 维护视力

a-亚麻酸的衍生物DHA(二十二碳六烯酸),是维持视网膜光感受体功能所必需的脂肪酸。a-亚麻酸缺乏时,可引起光感受器细胞受损,视力减退。此外,长期缺乏a-亚麻酸时,对调节注意力和认知过程也有不良影响。

但是,过多地摄入必需脂肪酸,也可使体内氧化物、过氧化物等增加,同样对机体产生不利影响。

四、脂肪的食物来源和膳食参考摄入量

(一)食物来源

脂肪的食物来源主要是植物油、油料作物种子及动物性食物。必需脂肪的最好食物来源是植物油类,所以在脂肪的供应中,要求植物来源的脂肪不低于总脂肪量的50%。胆固醇只存在于动物性食物中,畜肉胆固醇含量大致相近,肥肉比瘦肉高,内脏又比肥肉高,脑中含量最高,一般鱼类的胆固醇和瘦肉相近。

常见食物中胆固醇含量见表1.13。

胆固醇除来自食物外,还可由人体组织合成。人体组织合成胆固醇的主要部位是肝脏和小肠。此外,产生类固醇激素的内分泌腺体,如肾上腺皮质、睾丸和卵巢,也能合成胆固醇。胆固醇合成的全部反应都在胞浆内进行,而所需的酶大多数是定位于内质网。

肝脏是胆固醇代谢的中心,合成胆固醇的能力很强,同时还有使胆固醇转化为胆汁酸的特殊功能,而且血浆胆固醇和种种脂蛋白所含的胆固醇的代谢皆与肝脏有密切的关系。人体每天可合成胆固醇1~1.2g,而肝脏占合成量的80%。

肝脏合成胆固醇是一个非常复杂的过程，经过许多步骤，涉及多种酶类，且有些过程至今未完全阐明。

表 1.13 食物中胆固醇含量

单位：mg/100g

食物名称	含量	食物名称	含量	食物名称	含量	食物名称	含量
猪脑	2571	黄油	296	鲫鱼	130	香肠	82
咸鸭蛋黄	2110	猪肝	288	海蟹	125	瘦猪肉	81
羊脑	2004	河蟹	267	肥猪肉	109	肥瘦猪肉	80
鸭蛋黄	1576	对虾	193	鸡肉	106	鲳鱼	77
鸡蛋黄	1510	猪蹄	192	甲鱼	101	带鱼	76
松花蛋黄	1132	基围虾	181	金华火腿	98	鹅肉	74
咸鸭蛋	647	猪大排	165	鸭肉	94	红肠	72
松花蛋	608	猪肚	165	猪油	93	海鳗	71
鸡蛋	585	蛤蜊	156	肥瘦羊肉	92	海参	62
虾皮	428	肥羊肉	148	草鱼	86	瘦羊肉	60
鸡肝	356	蚌肉	148	鲈鱼	86	兔肉	59
羊肝	349	猪大肠	137	螺丝	86	瘦牛肉	58
干贝	348	熟腊肉	135	马肉	84	火腿肠	57
牛肝	297	肥牛肉	133	肥瘦牛肉	84	鲜牛乳	15

（二）膳食参考摄入量

根据目前的研究资料，尚难确定人体脂肪的最低需要量。原因是脂肪的需要量易受饮食习惯、季节和气候的影响，变动范围较大，特别是脂肪在体内供给的能量，也可由碳水化合物来供给。现有资料表明，满足人体需要的脂肪量是很低的，即使为了供给脂溶性维生素、必需脂肪酸以及保证脂溶性维生素的吸收等作用，所需脂肪亦不多，一般成人每日膳食中有 50 g 脂肪即能满足。关于人体必需脂肪酸的需要量，是一个尚在研究中的问题。有研究表明，亚油酸摄入量占总能量的 2.4%，α-亚麻酸占 0.5%~1%时，即可预防必需脂肪酸缺乏症。

中国营养学会参考各国不同人群脂肪推荐摄入量（RDA），结合我国膳食结构的实际，提出成人脂肪适宜摄入量（AI），见表 1.14。

表1.14 我国成人膳食脂肪适宜摄入量（AI）

（脂肪能量占总能量的百分比，%）

年龄（岁）	脂肪	SFA	MUFA	PUFA	N6:n3	胆固醇（mg）
成人	20~30	<10	10	10	(4~6):1	<300

注：SFA 饱和脂肪酸，MUFA 单饱和脂肪酸，PUFA 多饱和脂肪酸。

生活链接

反式脂肪酸

产生："氢化"是20世纪初发明的食品工业技术，食用油的氢化处理是由德国化学家威廉·诺曼发明的，并于1902年取得专利。1909年美国宝洁公司取得此专利的美国使用权，并于1911年开始推广第一个完全由植物油制造的半固态酥油产品。

优势：氢化植物油与普通植物油相比更加稳定，成固体状态，可以使食品外观更好看，口感松软；与动物油相比价格更低廉，而且在20世纪早期，人们认为植物油比动物油更健康，用便宜而且"健康"的氢化植物油代替动物油脂在当时被认为是一种进步，备受欧美国家主妇的青睐。在氢化植物油发明前，食品加工中用来使口感松软的"起酥油"是猪油，后来被氢化植物油取代。

危害：20世纪80年代以后，欧美国家发现长期使用反式脂肪酸可能会导致冠心病等心脏疾病，与天然动物油脂相比，对健康的有害程度一点也不小。如今联合国粮农组织和世界卫生组织都建议每人每天摄取的反式脂肪酸不超过摄取的总热量的1%，大约相当于2克，而一份炸薯条（100g）的反式脂肪酸含量大约5克。

食品中反式脂肪酸的最高含量要求少于总脂肪酸的3%。

任务四 碳水化合物认知

问题导入

1. 碳水化合物的分类有哪些？
2. 碳水化合物的生理功能是什么？
3. 碳水化合物的食物来源有哪些？
4. 碳水化合物的推荐摄入量是多少？

碳水化合物（carbohydrate）是由碳、氢和氧三种元素组成，由于它所含的氢氧的比例为二比一，和水一样，故称为碳水化合物。

一、碳水化合物的分类

根据FAO/WHO的最新报告，综合化学、生理和营养学的考虑，碳水化合物根据聚合度（Degree of polymerization，DP）可分为糖、寡糖和多糖三类，见表1.15。

表1.15 碳水化合物分类

分类（糖分子DP）	亚组	组成
糖（1~2）	单糖	葡萄糖 半乳糖 果糖
	双糖	蔗糖 乳糖 麦芽糖 海藻糖
	糖醇	山梨醇 甘露糖醇
寡糖（3~9）	异麦芽低聚寡糖	麦芽糊精
	其他寡糖	棉子糖 水苏糖 低聚果糖
多糖（≥10）	淀粉	直链淀粉 支链淀粉 变性淀粉
	非淀粉多糖	纤维素 半纤维素 果胶 亲水胶质物（hydrocolloids）

二、碳水化合物的消化吸收

碳水化合物的消化吸收有两个重要步骤：小肠中的消化和细菌帮助下的结肠发酵。这一认识改变了我们过去几十年对膳食碳水化合物消化吸收的理解。例如，我们现在知道淀粉并不能完全消化，实际上有些是非常难消化的。难消化的碳水化合物虽然只提供少量能量，但其发酵产物对人体有重要的生理价值。"糖"并不是对健康普遍不利的，而淀粉也不一定对血糖和血脂产生有利影响。这些研究结果充实和扩展了碳水化合物与人类健康关系的理论，使我们对碳水化合物消化和吸收的认识进入一个崭新的阶段。

碳水化合物的消化是从口腔开始的，但由于停留时间短，所以消化有限；胃中由于酸的环境，对碳水化合物几乎不消化。因此，其消化吸收主要有两种形式：小肠消化吸收和结肠发酵。消化吸收主要在小肠中完成。单糖直接在小肠中消化吸收；双糖经酶水解后再吸收；一部分寡糖和多糖水解成葡萄糖后吸收。在小肠不能消化的部分，到结肠经细菌发酵后再吸收。

三、碳水化合物的生理功能

（一）储存和提供能量

这是碳水化合物的主要作用。每克葡萄糖在体内氧化可产生16.7kJ热量,每日膳食中糖的供给量占总热能来源的50%~65%。因为人体内贮存的糖原很少,其储备的热能仅够半天消耗之用,所以人们每天必须按餐进食足够量的糖,才能保证人体热能的需要。

(二) 构成机体组织及重要生命物质

碳水化合物是构成机体组织的重要物质,并参与细胞的组成和多种活动。每个细胞都有碳水化合物,其含量为2%~10%,主要以糖脂、糖蛋白和蛋白多糖的形式存在,分布在细胞膜、细胞器膜、细胞浆以及细胞间质中。

(三) 节约蛋白质

食物中碳水化合物不足,机体不得不动用蛋白质来满足机体活动所需的能量,这将影响机体用蛋白质进行合成新的蛋白质和组织更新。因此,完全不吃主食,只吃肉类是不适宜的,因肉类中含碳水化合物很少,这样机体组织将用蛋白质产热,对机体没有好处。所以,减肥病人或糖尿病患者每天最少摄入的主食不要低于150g。

(四) 抗生酮作用

当碳水化合物供给不足,或身体因病不能利用碳水化合物时,身体所需热量将大部分由脂肪供给;而当脂肪氧化不全时,即产生酮体。酮体是酸性物质,在体内积存过多可引起酸中毒。只有在一定量碳水化合物存在时,脂肪氧化才能彻底,不产生过量的酮体,所以,碳水化合物有抗生酮的作用。

(五) 保护肝脏及解毒

糖除了供给热能外,还有保护肝脏及解毒的作用。糖类代谢可产生葡萄糖醛酸,葡萄糖醛酸与体内毒素如细菌毒素、四氯化碳、酒精、砷等结合,进而解毒。从这个意义来讲,摄入足量的糖,使肝脏合成多量的糖原,对身体健康是有益的。

(六) 增强肠道功能

蔬菜、水果中的纤维素和果胶(多糖类),虽然不能被人体消化吸收,但是能增进消化液的分泌,增强胃肠的蠕动而促进消化,并且纤维素有助于大便的排泄。因此经常便秘的人宜用多渣(多纤维素)膳食。

四、碳水化合物的食物来源和膳食参考摄入量

(一) 食物来源

膳食中淀粉的来源主要是粮谷类和薯类食物。粮谷类一般含碳水化合物60%~80%,薯类含量为15%~29%,豆类为40%~60%。如小麦、水稻、玉米、小米、荞麦、绿豆、红豆、红薯、白薯、南瓜、藕、山药、大豆、花生,等等。

单糖和双糖的来源主要是蔗糖、糖果、甜食、糕点、甜味水果(如葡萄、甘蔗、甜瓜、西瓜、香蕉、桃等)、蔬菜(如胡萝卜等)、含糖饮料和蜂蜜等。

（二）膳食参考摄入量

膳食中碳水化合物比例过高，会引起蛋白质和脂肪的摄入减少，对机体造成不良后果。当膳食中碳水化合物过多时，就会转化成脂肪贮存于体内，使人过于肥胖而导致各类疾病如高血脂、糖尿病等。

营养调查发现，尽管吃糖可能并不直接导致糖尿病，但长期大量食用甜食会使胰岛素分泌过多、碳水化合物和脂肪代谢紊乱，引起人体内环境失调，进而促进多种慢性疾病，如心脑血管疾病、糖尿病、肥胖症、老年性白内障、龋齿、近视、佝偻病的发生。多吃甜食还会使人体血液趋向酸性，不利于血液循环，并减弱免疫系统的防御功能。

膳食中碳水化合物过少，可造成膳食蛋白质浪费，组织蛋白质和脂肪分解增强等引起的不良反应。缺乏碳水化合物时，将导致全身无力、疲乏、血糖含量降低，产生头晕、心悸、脑功能障碍等。严重者会导致低血糖昏迷。

尤其是大脑需要葡萄糖作为唯一的能源物质，若血中葡萄糖水平下降，出现低血糖，会对大脑产生不良影响。

所以，中国营养学会根据目前我国膳食碳水化合物的实际摄入量和FAO/WHO的建议，建议膳食碳水化合物的参考摄入量占总能量摄入量的50%~65%（AI）。

五、血糖生成指数（Glycemic Index，GI）

食物血糖生成指数，简称血糖指数，指餐后不同食物血糖耐量曲线在基线内面积与标准糖（葡萄糖）耐量面积之比，以百分比表示。

$$GI = \frac{某食物在食后2h血糖曲线下面积}{相当含量葡萄糖在食后2h血糖曲线下面积} \times 100\%$$

当血糖生成指数在55以下时，可认为该食物为低GI食物；

当血糖生成指数在55~75之间时，该食物为中等GI食物；

当血糖生成指数在75以上时，该食物为高GI食物。

见下图：

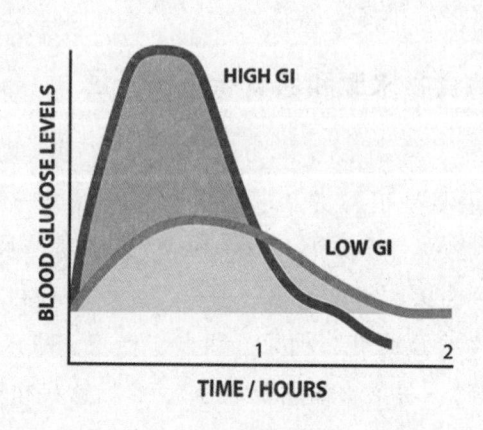

GI 是用以衡量某种食物或某种膳食组成对血糖浓度影响的一个指标。GI 高的食物或膳食，表示进入胃肠后消化快、吸收完全，葡萄糖迅速进入血液，血糖浓度波动大；反之则表示在胃肠内停留时间长，释放缓慢，葡萄糖进入血液后峰值低，下降速度慢，血糖浓度波动小。

无论对健康人还是糖尿病人来说，保持一个稳定的血糖浓度、没有大的波动才是理想状态，而达到这个状态就是合理地利用低 GI 食物。而高 GI 食物，进入胃肠后消化快、吸收率高，葡萄糖进入血液后峰值高、释放快。食物 GI 可作为糖尿病患者选择多糖类食物的参考依据，也可广泛用于高血压病人和肥胖者的膳食管理、居民营养教育，甚至扩展到运动员的膳食管理、食欲研究等。

常见糖类的 GI 见表 1.16，某些常见食物的 GI 见表 1.17。

表 1.16　糖类的 GI

糖类	GI（100%）	糖类	GI（100%）
葡萄糖	100	麦芽糖	105.0±5.7
蔗糖	65.0±6.3	绵白糖	83.8±12.1
果糖	23.0±4.6	蜂蜜	73.5±13.3
乳糖	46.0±3.2	巧克力	49.0±8.0

表 1.17　食物的 GI

食物名称	GI（100%）	食物名称	GI（100%）	食物名称	GI（100%）
馒头	88.1	玉米粉	68.0	葡萄	43.0
熟甘薯	76.7	玉米片	78.5	柚子	25.0
熟土豆	66.4	大麦粉	66.0	梨	36.0
面条	81.6	菠萝	66.0	苹果	36.0
大米饭	83.2	闲趣饼干	47.1	藕粉	32.6
烙饼	79.6	荞麦	54.0	鲜桃	28.0
苕粉	34.5	甘薯（生）	54.0	扁豆	38.0
南瓜	75.0	香蕉	52.0	绿豆	27.2
油条	74.9	猕猴桃	52.0	四季豆	27.0
荞麦面条	59.3	山药	51.0	面包	87.9
西瓜	72.0	酸奶	48.0	可乐	40.3
小米	71.0	牛奶	27.6	大豆	18.0
胡萝卜	71.0	柑	43.0	花生	14.0
樱桃	22.0	李子	24.0		

生活链接

木糖醇的功能

一、做糖尿病人的甜味剂、营养补充剂和辅助治疗剂

木糖醇是人体糖类代谢的中间体，在体内缺少胰岛素影响糖代谢情况下，无需胰岛素促进，木糖醇也能透过细胞膜被组织吸收利用，供细胞以营养和能量，且不会引起血糖值升高，消除糖尿病人服用后的三多症状（多食、多饮、多尿），是最适合糖尿病患者食用的营养性的食糖代替品。

二、改善肝功能

木糖醇能促进肝糖原合成，血糖不会上升，减少肝中蛋白质的消耗，使肝脏受到保护和修护，对肝病患者有改善肝功能和抗脂肪肝的作用，对治疗乙型肝炎及肝硬化有明显疗效，是肝炎并发症病人的理想辅助药物。

三、防止龋齿

木糖醇的防龋齿特性在所有的甜味剂中效果最好，首先是木糖醇不能被口腔中产生龋齿的细菌发酵利用，抑制链球菌生长及酸的产生；其次它能促进唾液分泌，减缓PH值下降，减少牙齿的酸蚀，防止龋齿和减少牙斑的产生，可以巩固牙齿。

以木糖醇为主要甜味剂的口香糖和糖果已经得到六个国家牙齿保健协会的正式认可。

四、减肥

木糖醇与普通的白砂糖相比，具有热量低的优势——每克木糖醇仅含有2.4千卡热量，比其他大多数碳水化合物的热量少40%，因而木糖醇可被应用于各种减肥食品中，作为高热量白糖的代用品。

任务五　矿物质认知

问题导入

1. 各种矿物质的生理功能有哪些？
2. 各种矿物质的缺乏症和过多症是什么？
3. 各种矿物质的食物来源和膳食参考摄入量是什么？

将人体内除碳、氢、氧、氮以外的各种元素，无论存在的形式（有机或无机）如何、含量多少，都称为矿物质。目前认为有20余种矿物质是构成人体组织、保持正常生理功能所必需的。

化学上，矿物质指食物或机体组织燃烧后残留在灰分中的化学元素。

根据在体内的含量和人体每日对它们的需要量不同分为常量元素和微量元素。常量元素又叫无机盐或宏量元素。

常量元素：指矿物质中人体含量大于体重的0.01%的各种元素，或日需要量100mg以上的元素。常量元素占人体总矿物质的60%~70%，包括钙、镁、钾、钠、硫、磷、氯7种。

微量元素：指含量小于体重的0.01%，每人每日膳食需要量为ug至mg的矿物质。包括Fe/Zn/I2/Se（硒）/Cu/Mo（钼）/Cr（铬）/Co（钴）/Mn/F/Si/Ni等。

矿物质的特点：

第一，在体内不能合成，必须从食物和饮水中摄取。

第二，在体内分布极不均匀。

第三，矿物质之间存在协同或拮抗作用：如膳食中的钙和磷比例不合适，可影响两种元素的吸收；过量的镁可干扰钙的代谢；过量的锌能影响铜的代谢；过量的铜可抑制铁的吸收等。

第四，某些微量元素在体内需要量很少，其生理剂量和中毒剂量范围很窄，若摄入过多易产生毒性作用，如锌、硒、氟等。

矿物质的生理功能：

矿物质与其他营养素不同，不能在体内合成，必须通过膳食补充。

第一，构成人体组织的重要成分：如骨骼和牙齿等硬组织，大部分是由钙、磷、镁组成，而软组织含钾较多。

第二，细胞内外液的成分：如"内钾外钠"。

第三，维持体内酸碱平衡：酸性元素氯、硫、磷，碱性元素钾、钠、镁。

第四，参与构成功能性物质：如甲状腺素中的碘、血红蛋白中的铁等。

第五，维持神经和肌肉的正常兴奋性及细胞膜的通透性。如钙：体内钙离子浓度太低，使肌肉、神经兴奋性增高，可引起手足抽搐；相反，则损害肌肉的收缩功能，引起心脏和呼吸衰竭。

一、常量元素

（一）钙

钙是人体中含量最多的无机盐组成元素，健康成人体内钙总量约为1200g，约占体重的2.0%。其中99%的钙以骨盐形式存在于骨骼和牙齿中，其余分布在软组织中，细胞外液中的钙仅占总钙量的0.1%。骨是钙沉积的主要部位，所以有"钙库"之称。骨骼通过不断的成骨和溶骨作用，使骨钙与血钙保持动态平衡。

1. 生理功能

（1）形成和维持骨骼、牙齿的结构

骨骼和牙齿中的钙占总量的99%，其余的1%中一半与柠檬酸螯合或与蛋白质结合，另一半则以离子状态存在于软组织、细胞外液及血液中，为混溶钙池。混溶钙池与骨骼钙间呈现动态平衡，即骨骼中的钙不断地在破骨细胞的作用下释放出来进入混溶钙池；而混溶钙池中的钙又不断地沉积于骨中，从而使骨骼中的钙不断得以补充更新，即为骨更新。

（2）维持肌肉和神经的正常活动

钙离子与神经和肌肉的兴奋、神经冲动的传导、心脏的正常搏动等生理活动有密切的关系。如血清钙离子浓度降低时，肌肉、神经的兴奋性增高，可引起手足抽搐；而钙离子浓度过高时，则损害肌肉的收缩功能，引起心脏和呼吸衰竭。

（3）参与血凝的过程

钙有激活凝血酶原使之变成凝血酶的作用。

（4）其他

钙是多种酶的激活剂，如脂肪酶、蛋白质酶等。对细胞的吞噬、激素的分泌也有影响。

2. 缺乏与过量

（1）缺乏症

① 儿童佝偻病。患儿常形成"枕秃"，缺钙继续加重会出现骨骼方面的变化：乒乓头、方颅、前卤门闭合延迟、鸡胸或漏斗胸、手腕处隆起手镯、O形或X形腿、驼背或侧弯等。

② 成人骨质软化症。

③ 老年人骨质疏松症。

（2）过多症

① 增加肾结石的危险性。资料表明，随着营养改善，钙摄入增多，尿钙增加，高尿钙是肾结石的一个危险因素。

② 损害肌肉的收缩功能。导致心脏呼吸衰竭。

③ 奶碱综合征。是指因长期进食大量牛奶或钙剂，并服用大量可吸收的碱剂而引起的高钙血症、碱中毒及不同程度的肾功能损害等一组临床症候群：肌肉无力、食欲不振、恶心呕吐、口渴多尿、体重下降、头痛头晕、嗜睡以及肾绞痛。

④ 钙和其他矿物质的相互干扰作用。钙和其他一些矿物质（磷、铁、镁、锌等）之间存在着不良的相互作用，高钙膳食能够影响一些必需元素的生物利用率。如，钙可明显抑制铁吸收，高钙膳食可降低锌的生物利用率，高钙膳食对镁代谢有潜在副作用。

3. 食物来源和膳食参考摄入量

（1）食物来源

奶及奶制品是理想的钙源，此外海参、芝麻、蚕豆、虾皮、干酪、小麦、大豆、芥末、蜂蜜等也含有丰富的钙。适量的维生素 D_3 及磷有利于钙的吸收。葡萄糖酸钙及乳酸钙易被吸收，是较理想的钙的补充片剂。

常见食物含钙量见表 1.18。

表 1.18　常见食物的钙

单位：mg/100g

食物名称	含量	食物名称	含量	食物名称	含量	食物名称	含量
石螺	2458	蛤蜊	138	鹌鹑蛋	47	梨	11
发菜	875	油菜	108	鲳鱼	46	玉米	10
牛脑	583	牛乳	104	大白菜	45	瘦羊肉	9
河虾	325	豌豆	97	黄鳝	42	瘦牛肉	9
豆腐干	308	银鱼	82	花生仁	39	鸡肉	9
紫菜	264	绿豆	81	柑	35	马铃薯	8
黑木耳	247	芹菜	80	胡萝卜	32	猪肝	6
蟹肉	231	小豆	74	鲢鱼	31	籼米	6
黄豆	191	枣	64	标准粉	31	瘦猪肉	6
蚌肉	190	冬菇	55	猪脑	30	葡萄	5
豆腐花	175	鲤鱼	50	黄瓜	24	豆浆	5
海虾	146	鸡蛋	48	橙	20	苹果	4

（2）膳食参考摄入量

中国营养学会 2013 年提出的成年人钙推荐摄入量（RNI）为 800mg/d，可耐受的最高摄入量为 2000 mg/d。

(二) 镁

正常成人身体中镁的总含量约 25g。人体中的镁 60%~65% 存在于骨骼和牙齿中，27% 存在于软组织中，细胞内镁离子仅占 1%。

1. 生理功能

（1）激活多种酶的活性

镁作为多种酶的激活剂，参与 300 多余种酶促反应。镁能与细胞内许多重要成分，如三磷酸腺苷等，形成复合物而激活酶系，或直接作为酶的激活剂激活酶系。

（2）抑制钾、钙通道

镁可封闭不同的钾通道，阻止钾外流。镁也可抑制钙通过膜通道内流。当镁耗竭时，这种抑制作用减弱，导致钙经钙通道进入细胞增多。

（3）维护骨骼生长和神经肌肉的兴奋性

镁是骨细胞结构和功能所必需的元素，促使骨骼生长和维持，影响着骨的吸收。在极度低镁时，甲状旁腺功能低下而引起低血钙，使骨吸收降低。镁与钙使神经肌肉兴奋和抑制作用相同，血中镁或钙过低，神经肌肉兴奋性均增高；反之则有镇静作用。但镁和钙又有拮抗作用，由镁引起的中枢神经和肌肉接点处的传导阻滞可被钙拮抗。

（4）维护胃肠道的功能

低度硫酸镁溶液经十二指肠时，可使奥狄括约肌松弛，短期胆汁流出，促使胆囊排空，具有利胆作用。碱性镁盐可中和胃酸。镁离子在肠道中吸收缓慢，促使水分滞留，具有导泻作用。低浓度镁可减少肠壁张力和蠕动，有解痉作用，并有对抗毒扁豆碱的作用。

2. 缺乏与过量

镁缺乏在临床上主要表现为情绪不安、易激动、手足抽搐、反射亢进等。镁缺乏可致血清钙下降，神经肌肉兴奋性亢进；对血管功能可能有潜在的影响，有人报告低镁血症患者可有房室性早搏、房颤以及室颤，半数有血压升高；镁对骨矿物质的内稳态有重要作用，镁缺乏可能是绝经后骨质疏松症的一种危险因素；少数研究表明镁耗竭可以导致胰岛素抵抗。

正常情况下，由于肾的调节作用，口服过量的镁一般不会发生镁中毒。当肾功能不全时，大量口服镁可引起镁中毒，表现为腹痛、腹泻、呕吐、烦渴、疲乏无力，严重者出现呼吸困难、紫绀、瞳孔散大等。

3. 食物来源和膳食参考摄入量

（1）食物来源

镁广泛分布于植物中，肌肉和脏器中较多，乳制品中较少。动物性食品中镁的利用率较高，达30%~40%，植物性食品中镁的利用率较低。

镁最好的食物来源是绿叶蔬菜，其中包括菠菜、朝鲜蓟、豆子、蕃茄、花椰菜、豌豆、玉米、扁豆、黄秋葵、南瓜和壁球种子、大豆、马铃薯和甘薯等。大麦、燕麦麸、荞麦和小麦面粉等谷物也含有大量镁。需要指出的是，精加工的谷物含镁量很少，因为在加工过程中会把胚芽和糠清除掉，从而损失大量矿物质。朝鲜蓟、香蕉和无花果等水果的含镁量也较高。此外，杏仁、腰果和松子等坚果也是很好的镁来源。常见食物含镁量见表1.19。

（2）膳食参考摄入量

中国营养学会2013年建议成年人镁推荐摄入量（RNI）为330mg/d。

表1.19 常见含镁较丰富的食物及镁含量

单位：mg/100g

食物名称	含量	食物名称	含量
大麦（元麦）	158	苋菜（绿）	119
黑米	147	口蘑（白蘑）	167
荞麦	258	木耳（干）	152
麸皮	382	香菇（干）	147
黄豆	199	苔菜（干）	1257

（三）磷

人体磷的含量约为体重的1%。成人体内含磷400~800g，其中85%存在于骨骼和牙齿中，15%分布在软组织及体液中。磷存在于人体所有细胞中，是维持骨骼和牙齿的必要物质，几乎参与所有生理上的化学反应。磷还是使心脏有规律地跳动、维持肾脏正常机能和传达神经刺激的重要物质。

1.生理功能

（1）磷和钙都是骨骼牙齿的重要构成材料

是促成骨骼和牙齿的钙化不可缺少的营养素。有些婴儿因为缺少钙和磷，常发生软骨病或佝偻病。骨骼和牙齿的主要成分叫做磷灰石，它就是由磷和钙组成的。人到成年时，虽然骨骼已经停止生长，但其中的钙与磷仍在不断更新，每年约更新20%。也就是说，每隔5年就更新一遍。可是牙齿一旦长出后，便会失去自行修复的能力。如果儿童长牙时缺钙，牙齿就容易损坏。

（2）磷是组成遗传物质核酸的基本成分之一

核苷酸是生命中传递信息和调控细胞代谢的重要物质——核糖核酸（RNA）和脱氧核糖核酸（DNA）的基本组成单位。

（3）参与许多重要生理功能

如糖和脂肪的吸收以及代谢。

（4）参与体内能量的转移和酸碱平衡的调节

碳水化合物、脂肪、蛋白质这三种含热能的营养素在氧化时会放出热能，但这种能量并不是一下子放出来的，这其中磷在贮存与转移能量的过程中扮演着重要角色。

2.缺乏与过量

（1）磷的缺乏

一般不会由于膳食原因引起营养性磷缺乏，只有在一些特殊情况下才会出现。如早产儿仅喂以母乳，因人乳含磷量较低，不足以满足早产儿骨磷沉积的需要，可发生磷缺乏，出现佝偻病样骨骼异常。

磷缺乏也可见于使用静脉营养过度未补充磷的病人。症状可包括厌食、贫血、肌无力、骨痛、佝偻病和骨软化、全身虚弱、对传染病的易感性增加、感觉异常共济失调、精神错乱甚至死亡。

（2）磷的过量

过量的磷酸盐可引起高磷血症，导致神经兴奋性增强，引起手足抽搐和惊厥。

一般情况下，不易发生由膳食摄入过量磷的问题，曾有报告因摄入过量多种磷酸盐的食品添加剂而引起磷过量，但很少描述其影响作用。另在某些特殊情况下，如医用口服、灌肠或静脉注射大量磷酸盐后，可引起血清无机磷浓度升高达 1.67mmol/L（50mg/L），形成高磷血症。

3. 食物来源和膳食参考摄入量

（1）食物来源

磷在食物中分布很广，无论动物性食物或植物性食物，在其细胞中，都含有丰富的磷，动物的乳汁中也含有磷，所以磷是与蛋白质并存的。瘦肉、蛋、奶、动物的肝、肾含量都很高，海带、紫菜、芝麻酱、花生、干豆类、坚果、粗粮等含磷也较丰富。但粮谷中的磷为植酸磷，不经过加工处理，吸收利用率低。

（2）膳食参考摄入量

中国营养学会 2013 年提出成人推荐摄入量为 720mg/d，可耐受的最高摄入量为 3500 mg/d。磷的吸收部位在小肠，其中以十二指肠及空肠部位吸收最快、回肠较差。磷的代谢过程与钙相似，体内的磷平衡取决于体内和体外环境之间磷的交换。磷的主要排泄途径是经肾脏。未经肠道吸收的磷从粪便排出，这部分平均约占机体每日摄入磷量的 30%，其余 70% 经由肾以可溶性磷酸盐形式排出，少量也可由汗液排出。

（四）钾

正常成年人含钾量约为 50mmol/kg，总钾量约 140~150g。体内钾主要在细胞内，约占总量的 98%，细胞外液钾占体钾的 2%，细胞外液钾浓度是内液的 1/25。体钾的 70% 在肌肉，10% 在皮肤，其余在红细胞、脑和内脏中。细胞内钾部分与大分子有机物如糖原和蛋白质结合，部分游离。

钾在自然界没有单质形态存在，钾元素以盐的形式广泛地分布于陆地和海洋中，钾也是人体肌肉组织和神经组织中的重要成分之一。

1. 生理功能

（1）维持糖、蛋白质的正常代谢

糖原合成时，需要钾与之一同进入细胞，糖原分解时，钾又从细胞内释出。蛋白质合成时每克氮约需钾 3mmol，分解时，则释出钾。

(2) 维持细胞内正常的渗透压和酸碱平衡

钾是细胞内的主要阳离子，所以能维持细胞内液的渗透压。

(3) 维持神经肌肉的应激性和正常功能

血钾低，神经细胞的应激性降低，可发生松弛性瘫痪。

(4) 维持心肌的正常功能

人体钾缺乏可引起心跳不规律和加速、心电图异常、肌肉衰弱和烦躁，最后导致心跳停止。一般而言，身体健康的人会自动将多余的钾排出体外。但肾病患者则要特别留意，避免摄取过量的钾。

(5) 维持细胞内外正常的酸碱平衡

钾代谢紊乱时，可影响细胞内外酸碱平衡。

(6) 降低血压

血压与膳食钾、尿钾、总体钾或血清钾呈负相关。钾是钠的克星，钾能保护血管、扩张血管、抑制钠从肾小管的重吸收，从而促进钠从尿液中排出。

2. 缺乏

呕吐、腹泻、肾小管功能障碍、高温作业和重体力劳动致大量出汗可使钾大量流失。钾缺乏会出现头晕、全身肌肉无力、瘫痪、心律失常等症状。

3. 食物来源和膳食参考摄入量

(1) 食物来源

含钾较多的饮食是那些未加工食物，尤其是各种新鲜水果如香蕉、橙子、橘子、柠檬、杏、梅、甜瓜等，各种新鲜蔬菜如土豆、辣椒、苋菜、菠菜、油菜、蘑菇、紫菜、海带、花生、豆类粗粮、新鲜精肉类等。常见食物含钾量见表1.20。

(2) 膳食参考摄入量

中国营养学会2013年提出的成年人每日膳食中钾适宜摄入量（AI）为2000mg/d。

(五) 钠

钠是人体中一种重要无机元素，一般情况下，成人体内钠含量大约为3200（女）~4170（男）mmol，分别相当于77~100g，约占体重的0.15%。体内钠主要在细胞外液，占总体钠的44%~50%，骨骼中含量占40%~47%，细胞内液含量较低，仅占9%~10%。

1. 生理功能

(1) 调节体内水分与渗透压

钠主要存在于细胞外液，钠是细胞外液中带正电的主要离子，参与水的代谢，保证体内水的平衡，调节体内水分与渗透压。

(2) 维持酸碱平衡

(3) 钠泵

钠泵是钠-钾泵的简称,实质是钠-钾 ATP 酶,是一种大分子蛋白质。钾主要存在于细胞内液,钠主要存在于细胞外液。虽然细胞主要表现为对 K⁺ 具有通透性,但对 Na⁺ 的通透性并非等于零,因而仍有少量 Na⁺ 会漏入细胞,随着 Na⁺ 的漏入会引起水在胞内的不断聚积。Na⁺ 泵的作用是不断地将漏入的 Na⁺ 泵出细胞,从而稳定细胞的容积,防止细胞肿胀引起的组织水肿。

表 1.20 常见食物的钾含量

单位:mg/100g

食物名称	含量	食物名称	含量	食物名称	含量	食物名称	含量
紫菜	1796	鲳鱼	328	肥瘦牛肉	211	大白菜	137
黄豆	1503	青鱼	325	油菜	210	长茄子	136
冬菇	1155	瘦猪肉	295	豆角	207	甘薯	130
小豆	860	小米	284	芹菜(茎)	206	苹果	119
绿豆	787	牛肉(瘦)	284	猪肉	204	丝瓜	115
黑木耳	757	带鱼	280	胡萝卜	193	八宝菜	109
花生仁	587	黄鳝	278	标准粉	190	牛乳	109
枣(干)	524	鲢鱼	277	标二稻米	171	发菜	108
毛豆	478	玉米(白)	262	橙	159	葡萄	104
扁豆	439	鸡肉	251	芹菜	154	黄瓜	102
羊肉(瘦)	403	韭菜	247	柑	154	鸡蛋	98
枣(鲜)	375	猪肝	235	柿	151	梨	97
马铃薯	342	羊肉(肥瘦)	232	南瓜	145	粳米标二	78
鲤鱼	334	海虾	228	茄子	142	冬瓜	78
河虾	329	杏	226	豆腐干	140	肥猪肉	23

(4)维持血压正常

人群调查与干预研究证实,膳食钠摄入与血压呈正相关。血压随年龄增大而增高。

(5)增强神经肌肉兴奋性

钠、钾、钙、镁等离子的浓度平衡时,对于维护神经肌肉的应激性都是必需的,满足需要的钠可增强神经肌肉的兴奋性。

2. 缺乏与过量

人体内钠在一般情况下不易缺乏。但在某些情况下，如禁食、少食，膳食钠限制过严而摄入非常低时，或在高温、重体力劳动、过量出汗、肠胃疾病、反复呕吐、腹泻使钠过量排出而丢失时，或某些疾病引起肾不能有效保留钠时，胃肠外营养缺钠或低钠时，利尿剂的使用而抑制肾小管重吸收钠时均可引起钠缺乏。钠的缺乏在早期症状不明显，倦怠、淡漠、无神甚至起立时昏倒。失钠达 0.5g/kg 体重以上时，可出现恶心、呕吐、血压下降、痛性肌肉痉挛，尿中无氯化物检出。

正常情况下，钠摄入过多并不蓄积，但某些特殊情况下，如误将食盐当食糖加入婴儿奶粉中喂养，则可引起中毒甚至死亡。急性钠中毒，可出现水肿、血压上升、血浆胆固醇升高、脂肪清除率降低、胃黏膜上皮细胞受损等。

3. 食物来源和膳食参考摄入量

（1）食物来源

钠普遍存在于各种食物中。含钠丰富的食物主要有食盐、咸蛋、挂面、豆腐乳、豆豉等。低钠食品有大米、面粉、小米、玉米、高粱、各种豆类、山芋、马铃薯等。豆制品如豆腐中含钠量也较少。禽肉类含钠不高。而蛋类、牛奶和鱼类中含钠量较高，尤其是咸虾米、带鱼、黑鱼中含量均高。水果含钠量多偏低，例如香蕉、柑橘类、梨、葡萄、柿、西瓜等均很低。仅杏和甜瓜中含钠高，每百克分别含钠 21mg 和 35~61mg。蔬菜是无机盐的主要来源，其钠、钾的含量悬殊较大。蔬菜中笋、茭白、鲜蘑菇、鱼豌豆、豌豆苗、鲜蚕豆、四季豆、蒜苗、大葱、蒜头、洋葱、茄子、番茄、柿子椒、冬瓜、丝瓜等含钠量均很低，每百克食物中不超过 10mg。

（2）膳食营养素参考摄入量

中国营养学会 2013 年提出钠的适宜摄入量（AI）成人为 1500mg/d。

（六）氯

氯是人体必需常量元素之一。自然界中常以氯化物形式存在，最普通形式是食盐。氯在人体含量平均为 1.17g/kg，总量约为 82~100g，占体重的 0.15%，广泛分布于全身。主要以氯离子形式与钠、钾化合存在。其中氯化钾主要在细胞内液，而氯化钠主要在细胞外液中。

1. 生理功能

（1）维持细胞外液的容量与渗透压

氯离子与钠离子是细胞外液中维持渗透压的主要离子，二者约占总离子数的 80% 左右，调节与控制着细胞外液的容量和渗透压。

（2）维持体液酸碱平衡

氯是细胞外液中的主要阴离子。

（3）参与血液 CO_2 运输

(4) 其他功能

氯离子还参与胃液中胃酸形成，胃酸促进维生素 B_{12} 和铁的吸收；激活唾液淀粉酶分解淀粉，促进食物消化；刺激肝脏功能，促使肝中代谢废物排出；氯还有稳定神经细胞膜电位的作用等。

2. 缺乏与过量

食盐和含盐食物都是氯的来源，通常摄食中不会缺氯。氯的缺乏常伴有钠缺乏，此时，造成低氯性代谢性碱中毒，常可发生肌肉收缩不良、消化功能受损，且可影响生长发育。

人体摄入氯过多而引起对机体的危害作用并不多见。仅见于严重失水、持续摄入高氯化钠或过多氯化铵；临床上可见于输尿管–肠吻合术、肾功能衰竭、尿溶质负荷过多、尿崩症以及肠对氯的吸收增强等。以上均可引起氯过多而致高氯血症。此外，敏感个体尚可致血压升高。

3. 食物来源和膳食参考摄入量

(1) 食物来源

在自然界并无独立的氯元素存在，而氯的化合物却广泛分布。膳食氯几乎完全来源于氯化钠，仅少量来自氯化钾。因此，食盐及其加工食品酱油、腌制肉或烟熏食品、酱菜类以及咸味食品等都富含氯化物。一般天然食品中氯的含量差异较大，天然水中也几乎都含有氯。人体内氯主要存在于细胞外液中，血液中含氯 0.25%，比其他矿物质都高。

(2) 膳食营养素参考摄入量

我国目前尚缺乏氯的需要量的研究资料，难以制定 EAR 和 RNI。根据氯化钠的分子组成，结合钠的 AI 值，中国营养学会 2013 年提出氯的适宜摄入量（AI）为 2300mg/d。

二、微量元素

(一) 铁

人体内铁的总量为 4~5g，可分为功能性铁和储存铁。功能性铁是铁的主要存在形式，存在于血红蛋白、肌红蛋白、血红素酶类、辅助因子中，其中血红蛋白含铁量占总铁量的 60%~75%。储存铁，主要以铁蛋白和含铁血黄素的形式存在于肝、脾和骨髓中，占体内总铁量的 25%~30%。正常男性的储存铁约为 1000mg，女性仅为 300~400mg。

1. 生理功能

(1) 铁参与血红蛋白的形成，负责人体内氧气的输送，并将各组织中的二氧化碳送至肺部排出体外，对机体生存起着极其重要的作用。

（2）铁是细胞色素酶、过氧化氢酶以及肌红蛋白的组成成分，在组织呼吸、生物氧化过程中起着十分重要的作用。

（3）铁在肌红蛋白中与一氧化氮结合，生成一氧化氮肌红蛋白，可使肉制品保持鲜红色，在肉制品加工中具有很重要的意义。

（4）维持正常的造血功能。

（5）参与维持正常免疫、促进β-胡萝卜素转化为维生素A、肝脏解毒、胆固醇代谢等。

2. 缺乏与过量

（1）铁缺乏

血中红细胞数目、红细胞体积或血红蛋白低于正常时，称为贫血；铁缺乏症主要为缺铁性贫血，表现为乏力、面色苍白、头晕、心悸、指甲脆薄、食欲不振等，儿童易于烦躁、智力发育差。

铁缺乏症常见于育龄妇女、婴幼儿，因为经期常因铁丢失过多或孕期铁需求量增多而致铁缺乏。贫血的主要原因是铁的利用率不高。

体内缺铁时，铁损耗的三个阶段：第一阶段为铁减少期，第二阶段为红细胞生成缺铁期，第三阶段为缺铁性贫血期。缺铁性贫血的临床症状：

① 起病缓慢，一般先是发现皮肤黏膜逐渐苍白，尤其以口唇和甲床最明显。

② 疲乏无力，不爱活动，烦躁不安或者萎靡不振。

③ 食欲减退，常出现口腔炎、舌炎、舌乳头萎缩，有的还会出现异食癖，比如喜欢吃泥土、煤渣等。

④ 机体免疫功能和抗感染能力下降，抗寒能力降低。医生检查会发现患者肝脾肿大，心率增快，化验检查会有血红蛋白、血清铁蛋白等减少的现象。

（2）铁过多

铁虽然是人体必需的元素，但也不是越多越好。一次服用大量的补铁剂，可以发生急性中毒，出现呕吐、腹泻，对胃黏膜损伤很大；长期服用补铁剂，过量的铁会逐渐在人体内积累，发生含铁血黄素沉着症，再继续发展，沉积的铁质会使各组织器官发生病变，使其功能受损。

3. 食物来源和膳食参考摄入量

（1）食物来源

膳食铁的来源为动物肝脏、豆类和某些蔬菜，动物血也是铁的良好来源。乌鱼、虾仁、黑木耳、海带、芝麻、南瓜子和绿色蔬菜等食物中铁含量也很高。应用铁制炊具烹调食物也可增加饮食中铁的摄取量。

餐后喝红茶、咖啡不利于铁质吸收，因为其中含丹宁或鞣酸。喝咖啡吃汉堡，抑制铁吸收达35%，喝红茶抑制达62%。

"辣椒炒猪肝"含铁丰富；牛奶是贫铁食物，吸收率不高。

含铁丰富的食物含铁量见表1.21。

表1.21 含铁丰富的食物

单位：mg/100g

食物名称	含量	食物名称	含量	食物名称	含量
海蜇皮	17.6	黄豆	8.3	木耳	6.3
虾皮	16.5	小米	5.6	小白菜	2.1
猪肝	7.9	小红枣	2.7	炒西瓜子	5.9
鸡肝	8.5	芝麻酱	10.1	猪腰	3.9
小麦粉	1.5	牛肉	2.3	鸡蛋	1.2

（2）膳食参考摄入量

中国营养学会2013年制定铁的推荐摄入量（RNI），成年男子12mg/d，成年女子20mg/d，可耐受的最高摄入量为40mg/d。

（二）碘

体内含碘30mg，碘有80%存在于甲状腺中，甲状腺的聚碘能力高。

1. 生理功能

主要参与甲状腺素的合成，其生理作用也是通过甲状腺素的作用表现出来的。

（1）参与能量代谢

促进生物氧化并协调氧化磷酸化过程，调节能量的转换，促进分解代谢，增加耗氧量，维持和调节体温。

（2）促进代谢和身体的生长发育

甲状腺激素促进蛋白质的合成、维生素的吸收和利用，发育期儿童的身高、体重、肌肉、骨骼的增长和性发育等都必须有甲状腺激素的参与。

（3）促进神经系统发育

在胚胎发育期和出生后的早期尤其重要。此时如缺乏甲状腺素，对脑的发育造成严重影响而发生呆小症。

（4）垂体激素作用

当血浆中甲状腺激素增多，垂体即受到抑制，促使甲状腺激素分泌减少。

2. 缺乏与过量

（1）碘缺乏

碘缺乏不仅会引起甲状腺肿和少数克汀病的发生，还可以引起更多的亚临床克汀病和儿童智力低下的发生。

成人缺碘：轻时地方性甲状腺肿（大脖子病），严重时地方性克汀病（聋哑呆傻）。

孕妇缺碘：胎儿流产、先天畸形、认知能力低下，死亡率增高。

儿童缺碘：呆小症。

（2）碘过量

较长时间的高碘摄入也可导致高碘性甲状腺肿等的高碘性危害。

碘盐食用不当，加碘盐成无碘盐，用盐"爆锅"，碘盐受热分解，碘挥发。试验表明：爆锅时放碘盐，碘食用率仅10%。炒菜中放碘盐，碘食用率达60%。出锅时放碘盐，碘食用率达90%。吃凉拌菜放碘盐，碘食用率达100%。炒菜时加醋，使碘食用率降低。盛碘盐容器敞口，碘盐中碘容易挥发。碘盐应放于有色玻璃容器中，加盖保存。

3. 食物来源和膳食参考摄入量

（1）食物来源

碘的来源：海盐和海产食品（紫菜、干海带、虾皮）、豆腐干、菠菜、核桃、小白菜、杏仁含碘丰富，是碘的良好来源。其他食品的含碘量，则取决于土壤和水中的碘量。

食物中钙、锰、氟过高或钴、钼不足，容易妨碍碘吸收、加速碘排泄。海边居民也会缺碘，沿海居民不常吃海带，若不食用碘盐，也会缺碘。有些食物中含有抗甲状腺素物质，如十字花科植物（白菜、萝卜等）含有β-硫代葡萄糖苷等可影响碘的利用，在加热烹调时，可破坏释放这些物质前体的酶。

（2）膳食参考摄入量

中国营养学会2013年制定的《中国居民膳食营养素参考摄入量》，成人碘推荐摄入量（RNI）为120ug/d，可耐受最高摄入量（UL）为600ug/d。

（三）锌

体内锌含量2.0~2.5g，分布于人体所有组织、器官、体液及分泌物，约60%存在于肌肉，30%存在于骨骼。成年人的血液中红细胞的锌占75%~88%，血浆占12%~23%，另约3%在白细胞和血小板中。总的来说，除铁以外，锌比任何其他微量元素都多。

锌含量非均匀性分布，含量高的有肝脏、骨骼肌、皮肤、毛发、指甲、眼睛、前列腺等，血液中含量很少。锌在体内的主要存在方式是作为酶的成分之一。血浆中的锌往往与蛋白质结合。

锌对生长发育、免疫功能、物质代谢和生殖功能等均有重要作用。

1. 生理功能

(1) 催化功能

锌是人机体中 200 多种酶的组成部分,在按功能划分的六大酶类(氧化还原酶类、转移酶类、水解酶类、裂解酶类、异构酶类和合成酶类)中,每一类中均有含锌酶。

(2) 结构功能

含锌酶的特殊结构,可以维持细胞的稳定性。当锌缺乏时,会使细胞失锌,引发各种病理现象。严重缺锌的儿童易出现缺锌性侏儒症,使创伤的组织愈合困难。

(3) 调节功能

锌对激素的调节和影响有重要的生物意义。如锌调节胰岛素释放,参与前列腺素的主动分泌过程等。

锌还与大脑发育和智力有关。锌还有促进淋巴细胞增殖和活动能力的作用,对维持上皮和黏膜组织正常,防御细菌、病毒侵入,促进伤口愈合,减少痤疮等皮肤病变及校正味觉失灵等均有妙用。

2. 缺乏与过量

(1) 锌缺乏

① 儿童生长停滞,侏儒症,食土癖。

② 暗适应力下降,味觉差。

③ 降低食欲。

④ 性成熟推迟,性器官发育不全,精子减少,月经不正常。

⑤ 皮肤粗糙、干燥。上皮角化,影响伤口的愈合,易感染。

⑥ 胸腺萎缩。胸腺因子活性降低,胸腺和脾脏重量减轻,T 细胞功能受损,免疫功能降低。

⑦ 影响 VA 的利用。

(2) 锌过量

成人一次摄入 2g 以上即可中毒。

① 锌中毒出现恶心、呕吐、腹痛、腹泻等消化道症状。这是由于锌在胃液中易转化为氯化锌,氯化锌对胃有强烈的腐蚀性,可导致胃黏膜充血、水肿、糜烂,甚至引起胃血管破裂出血。

② 锌过多损害肝脏,严重者会有黄疸性肝炎的表现。

③ 锌中毒可致神经元的损伤、胶质细胞的损伤。母体锌含量过高,可致胎儿神经管畸形。

3. 食物来源和膳食参考摄入量

(1) 食物来源

动物性食物是锌的良好来源,如家畜肉、水产品等。其中牡蛎和鲱鱼的锌含量甚至超过1000mg/kg以上，可称"含锌食品"之王，应注意选食。

豆类较高，谷类次之，但利用率低。谷类发酵后，植酸含量下降，有利于锌的吸收。

蔬菜和水果一般含锌较少，牛奶中锌的含量也较低。

精米精面加工过程中锌流失80%，故提倡用粗粮。

影响锌吸收利用的因素：植物性食物中含有的植酸、鞣酸和纤维素等均不利于锌吸收，而动物性食物中锌生物利用率较高，VD可促进锌的吸收。

含锌食物良好来源：贝壳类海产品、动物内脏、红色肉类、干果类、谷物。

含锌丰富的食物含锌量见表1.22。

表1.22 含锌较高的食物

单位：mg/100g

食物名称	含量	食物名称	含量	食物名称	含量
小麦胚粉	23.4	山羊肉	10.42	鲜赤贝	11.58
花生油	8.48	猪肝	5.78	红螺	10.27
黑芝麻	6.13	海蛎肉	47.05	蚌肉	8.50
口蘑白菇	9.04	蛏干	13.63	章鱼	5.18
鸡蛋黄粉	6.66	鲜扇贝	11.69		

（2）膳食参考摄入量

中国营养学会在2013年制定的《中国居民膳食营养素参考摄入量》中对成年男子的锌推荐摄入量（RNI）定为12.5mg/d，成年女子的锌推荐摄入量（RNI）定为7.5mg/d，可耐受最高摄入量（UL）为40mg/d。

（四）硒

硒是必要的微量矿物质。成人体内硒总量约3~20mg，均值13mg，广泛分布于人体各组织器官和体液中。肾中硒浓度最高，肝脏次之，血液中相对低些，脂肪组织中含量最低。血硒、发硒可反映硒的营养状况。

1. 生理功能

（1）构成含硒蛋白与含硒酶

硒进入人体后绝大多数与蛋白质结合，称为含硒蛋白；硒还构成多种含硒酶，如谷胱甘肽过氧化物酶、硫氧还蛋白还原酶。缺硒可导致脱碘酶活性改变，影响精子的成熟，新发现的硒蛋白也与内分泌激素有关。

（2）抗氧化作用

硒是若干抗氧化酶的必需部分，通过消除脂质过氧化物，阻断活性氧和自由基的致病作用。

（3）对甲状腺的调节作用

主要通过三个脱碘酶发挥作用，调节全身代谢。

（4）维持正常的免疫功能

硒可刺激免疫球蛋白及抗体产生，增强机体对疾病的抵抗力等作用。

（5）抗肿瘤作用

补硒可使肝癌、肺癌、前列腺癌和结直肠癌的发生率及总癌发生率和死亡率明显降低，且原先硒水平越低的个体，补硒效果越好。

（6）抗艾滋病作用

补硒以减缓艾滋病进程和死亡的机制大致有三个方面，即抗氧化作用、控制HIV病毒出现和演变以及调节细胞和体液免疫而增加抵抗感染能力等。

（7）维持正常生育功能

许多动物实验表明硒缺乏可导致动物不育、不孕。

2. 缺乏与过量

（1）硒缺乏

① 克山病。缺硒是克山病发病的重要因素，其症状有心脏扩大、心功能失常、心率失常等。用亚硒酸钠防治克山病，可取得良好效果。

② 大骨节病。也是与缺硒有关的疾病，其主要病变是骨端软骨细胞变性坏死、肌肉萎缩、发育障碍。用硒、维生素E防治大骨节病亦有效。

（2）硒过量

硒摄入过多，可致中毒。人食用含硒高的食物、水或从事常常接触到硒的工作，也可出现不同程度的硒中毒症状。硒中毒症状主要表现为三种类型：

① 脱发。头发变干、变脆，从头皮处断裂。

② 脱甲（指甲脱落）。甲变脆，甲面出现白点及纵纹，继而甲面断裂。

③ 肢端麻木。继而出现抽搐、麻痹，甚至偏瘫、死亡。

3. 食物来源和膳食参考摄入量

（1）食物来源

硒在食物中的含量受地球化学构造影响很大，一般肝、肾、海产品、肉类及大豆是硒的良好来源。我国目前食物中硒供给量一般不足。

硒在食物中的存在形式不同，其生物利用率也不同。维生素E、C和A可促进硒的利用。重金属和铁、铜、锌及产生超氧离子的药物可降低硒的利用率。

补硒方式：

① 食用硒盐。含亚硒酸钠10~15mg/kg，即10g硒盐提供100ug硒。

② 食用硒强化产品。硒酵母、硒蛋白、富硒蘑菇、富硒麦芽、富硒大米、富硒茶叶等，主要在缺硒地区使用。

③ 口服亚硒酸钠片。50~100ug/d。

营养学专家提倡补充有机硒，通常有机硒化物的毒性比无机硒化物低。

常见食物含硒量见表 1.23。

表 1.23 常见食物硒含量

单位：ug/100g

食物名称	含量	食物名称	含量	食物名称	含量
鱼子酱	203.09	青鱼	37.69	瘦牛肉	10.55
海参	150.00	泥鳅	35.30	干蘑菇	39.18
牡蛎	86.64	黄鳝	34.56	小麦胚粉	65.20
蛤蜊	77.10	鳕鱼	24.8	花豆（紫）	74.06
鲜淡菜	57.77	猪肾	111.77	白果	14.50
鲜赤贝	57.35	猪肝（卤煮）	28.70	豌豆	41.80
蛏子	55.14	羊肉	32.20	扁豆	32.00
章鱼	41.68	猪肉	11.97	甘肃软梨	8.43

（2）膳食参考摄入量

中国营养学会 2013 年提出的膳食硒推荐摄入量（RNI）为成人 60ug/d，最高摄入量（UL）为成人 400ug/d。

（五）铜

铜是人体必需的微量元素，据估计人体内含铜总量范围为 50~120mg。铜存在于各种器官、组织中，有报道，人体含铜 1.4~2.1mg/kg，幼儿以千克体重计是成人的 3 倍，其中约有 50%~70%存在于肌肉和骨骼中，20%在肝中，5%~10%在血液中。所含浓度最高的是肝、肾、心、头发和脑、脾、肺，肌肉和骨骼次之。肝是铜贮存的仓库，可以调节血中的含铜量，在血红素形成过程中扮演催化的重要角色。

1. 生理功能

铜吸收后，经血液送至肝脏和全身，除一部分以铜蛋白形式储存于肝脏外，其余或在肝内合成血浆铜蓝蛋白，或在各组织内合成细胞色素氧化酶、过氧化物歧化酶、酪氨酸酶等。这些铜蛋白和铜酶在人体中起着以下重要作用：

（1）催化作用

维持正常的造血功能，维护中枢神经系统的完整性，促进骨骼、血管和皮肤健康，促进正常黑色素形成及维护毛发正常结构，保护机体细胞免受超氧阴离子的损伤。

（2）对脂质和糖代谢有调节作用

2. 缺乏与过量

（1）铜缺乏

缺乏的原因：多见于早产儿、长期腹泻、长期完全肠外营养、铜代谢障碍等情况。

铜缺乏的主要表现：缺铜性贫血、白细胞减少、心律不齐、胆固醇升高、皮肤毛发脱色和骨质疏松等。

（2）铜过量

人体急性铜中毒主要是由于误食铜盐（亚硝酸铜、硝酸铜、亚硫酸铜、硫酸铜等）或食用与铜容器或铜管接触的食物或饮料。大剂量铜的急性毒性反应包括：口腔有金属味、流涎、上腹疼痛、恶心呕吐及严重腹泻。

3. 食物来源和膳食参考摄入量

（1）食物来源

铜广泛存在于各种食物中，牡蛎、贝类等海产品食物以及坚果类是铜的良好来源（含量约为0.3~2 mg/100g食物），其次是动物内脏肝、肾组织，谷类发芽部分，豆类等（含量约0.1~0.3mg/100g食物）。植物性食物决定于其生长土壤的铜含量以及加工方法。奶类和蔬菜含量最低（≤0.1mg/100g食物）。

每天膳食基本能满足人体对铜的需要，不必额外补充。

食物中铜的平均吸收率为40%~60%。

（2）膳食参考摄入量

2013年中国营养学会提出成人铜推荐摄入量（RNI）为0.8mg/d，可耐受最高摄入量（UL）为8mg/d。

（六）铬

体内含量6~7毫克，铬在体内分布很广，但含量低。除了肺以外，各组织和器官中的铬浓度均随着年龄而下降。因此，老年人有缺铬现象。

1. 生理功能

（1）增强胰岛素的作用

三价铬是体内葡萄糖耐量因子（glucose tolerance facto，GTF）重要组成成分，葡萄糖耐量因子能协助胰岛素发挥作用，使升高的血糖迅速恢复正常。

（2）预防动脉粥样硬化

铬有提高高密度脂蛋白胆固醇和降低血清胆固醇的作用。

(3) 促进蛋白质代谢和生长发育

在 DNA 和 RNA 的结合部位发现有大量的铬，提示铬在核酸的代谢或结构中发挥作用。铬对最适生长也是需要的，缺铬动物生长发育停滞。

(4) 提高免疫力，增强 RNA 和 DNA 的合成

2. 缺乏与过量

(1) 铬缺乏

铬缺乏的原因主要是摄入不足或消耗过多。

人体铬主要来自食物，而人体对铬的吸收率较低，因此，某些人群可能缺铬。食物缺铬的原因主要是食品精制过程中铬被丢失，如精制面粉可损失铬 40%，砂糖为 90%，大米为 75%，脱脂牛奶为 50%。此外，饮用水的低铬也有一定影响。

人体对铬消耗增加所致。如烧伤、感染、外伤和体力消耗过度，可使尿铬排出增加。在蛋白质-能量营养不良症和完全肠外营养情况下，则易发生铬缺乏症。

铬缺乏的主要危害有生长迟缓、葡萄糖耐量损害、高葡萄糖血症。

(2) 铬过量

铬的毒性与其存在的价态有极大的关系。金属铬不引起中毒，六价铬的毒性比三价铬高约 100 倍，但不同化合物毒性不同。六价铬化合物在高浓度时具有明显的局部刺激作用和腐蚀作用。

在食物中大多为三价铬，其口服毒性很低，可能是由于其吸收非常少。

3. 食物来源和膳食参考摄入量

(1) 食物来源

铬的最好来源为整粒的谷类、豆类、肉和乳制品。谷类经加工精制后铬的含量大大减少。啤酒酵母、家畜肝脏不仅含铬高而且其所含的铬活性也大。红糖中铬的含量高于白糖。蔬菜中铬的利用率较低。

维生素 C 促进铬吸收，高糖膳食会增加铬丢失。

(2) 膳食参考摄入量

中国营养学会 2013 年制定成人铬的适宜摄入量 (AI) 为 30ug/d。

(七) 钼

人体各种组织都含钼，在人体内总量为 9mg，肝、肾中含量最高。

1. 生理功能

到目前为止，已知钼的生理功能在于通过各种钼酶的活性来实现。钼酶存在于所有生物体内，所有钼酶几乎都含有钼辅助因子，通过氧化—还原作用，积极参与钼酶的各种催化反应。钼是黄嘌呤氧化酶/脱氢酶、醛氧化酶和亚硫酸盐氧化酶的重要成分。前两种酶参与细胞内电子的传递，主要向细胞色素转运电子。含钼的黄嘌呤氧化酶催化人体嘌呤化合物的氧化代谢及最后形成尿酸，并与铁代谢密切相关；醛氧化酶

参与机体解毒功能；亚硫酸氧化酶是催化含硫氨基酸的分解代谢，使亚硫酸盐变成硫酸盐，此酶缺乏时可导致儿童发育障碍，年轻人可表现智力发育迟缓、有神经系统病变，多数还有晶体损害。这都是与缺乏活性钼辅助因子有关。目前正试图弄清活性钼辅助因子的结构，设想通过合成人工钼辅因子，以治疗其不足引起的疾病。钼还有增强氟的作用。

2. 缺乏

缺钼会导致心悸、呼吸急促、躁动不安等症状。

3. 食物来源和膳食参考摄入量

（1）食物来源

钼广泛存在于各种食物中。动物肝、肾中含量最丰富，谷类、奶制品和干豆类是钼的良好来源。蔬菜、水果和鱼类中钼含量较低。

（2）膳食参考摄入量

2013 年中国营养学会制定了中国居民膳食钼参考摄入量，成人推荐摄入量（RNI）为 100μg/d，最高可耐受摄入量（UL）为 900μg/d。

（八）钴

人体内含钴量在 1.1~1.5mg，主要分布于肌肉组织、骨骼及其他软组织中。

钴是维生素 B_{12} 的重要组成部分，它必须以维生素分子的形式从体外摄入，才能被人体利用。如直接从体外摄入钴元素，很容易被小肠吸收，但并无生理功能，因为人体组织不能合成维生素 B_{12}。

1. 生理作用

（1）体内的钴主要作为维生素 B_{12} 的成分而存在

钴的作用主要体现在维生素 B_{12} 的作用中。维生素 B_{12} 在人体内参与造血、参与脱氧胸腺嘧啶核苷酸的合成等。

（2）钴可影响甲状腺代谢

2. 缺乏与过量

目前尚无钴缺乏症的病例。

经常注射钴或暴露于过量的钴环境中，可引起钴中毒，特别是儿童。

3. 食物来源和膳食参考摄入量

（1）食物来源

肝、肾、海味和绿叶蔬菜是钴的良好来源。蘑菇含量 60μg/100g，乳制品和精制谷类食品中的钴含量较低。富含钴的食品有小虾、扇贝、肉类、粗麦粉及动物肝脏。

（2）膳食参考摄入量

钴的生理功能依赖于维生素 B_{12} 的营养状况，因此，有关钴的膳食参考摄入量的资料很少。从膳食中每天摄入钴 5~20ug。

（九）氟

正常成人体内含氟总量约为 2~3g，约有 96% 积存于骨骼及牙齿中，少量存在于内脏、软组织及体液中。

1. 生理功能

氟是牙齿及骨骼不可缺少的成分，少量氟可以促进牙齿对细菌酸性腐蚀的抵抗力，防止龋齿，因此水处理厂一般都会在自来水、饮用水中添加少量的氟。据统计，氟摄取量高的地区，老年人罹患骨质疏松的比率以及龋齿的发生率都会降低。

2. 缺乏与过量

（1）氟缺乏

龋齿、骨质疏松、骨骼生长缓慢、骨密度和脆性增加是缺氟的主要表现，另外还可能造成不孕症或贫血。

（2）氟过量

急性氟中毒症状为：恶心、呕吐、腹泻、腹痛、心功能不全、惊厥、麻痹以及昏厥，多见于特殊的工业环境中。

氟的慢性毒性：长期摄入低剂量氟（1~2mg/L 饮水），所引起的不良反应为氟斑牙，而长期摄入高剂量的氟则可引起氟骨症。

3. 食物来源和膳食参考摄入量

（1）食物来源

大部分食品含氟量较高。动物性食物高于植物性食物，海洋食物高于淡水及陆地食品。饮水是氟的重要来源。

影响氟吸收的几种膳食因素：铝盐、钙盐可降低氟在肠道中吸收，而脂肪水平提高可增加氟的吸收。

（2）膳食参考摄入量

我国 2013 年制定的氟适宜摄入量（AI）为 1.5mg/d，可耐受最高摄入量（UL）为 3.5mg/d。大多数的人都在饮用经过氟处理过的饮水，每天可从中摄取 1~2mg 的氟。

生活链接

人为什么会缺乏矿物质

正常情况下的人体可以通过平衡多样化的膳食，得到矿物质的良好补充。但是由于各种原因，人体也会发生矿物质缺乏。目前导致我国居民矿物质缺乏的主要因素如下：

一、不健康的饮食方式

矿物质在食物中的含量不同，人体每天均有一定量的损耗，只有通过平衡和多样化膳食，才能够得到良好的补充。海产品、动物性食物、五谷杂粮、坚果类食物的矿物质含量丰富。动物性食品不仅比植物性食品富含锌、铜、铁等必需微量元素，而且吸收利用率也比较高。如果有偏食、挑食、素食、饮食过于精细等习惯，就容易发生矿物质缺乏。酗酒、抽烟等也会干扰矿物质的吸收利用。

二、食物加工不当

谷类食品中的矿物质主要存在于谷物的外皮和胚芽当中，如果加工过于精细，谷物外皮和胚芽中的矿物质就随糠麸一起丢失。水果和蔬菜削皮，过分淘洗米和菜，蔬菜切得过碎、烹调时间过长，也会使所含矿物质损失增加。

三、食品中含拮抗物质

食物中，草酸盐、植酸盐能够与钙、铁、锌、镁等金属元素结合，形成人体难以吸收的盐类，从而降低人体对矿物质的吸收利用。如菠菜、柿子、苋菜、竹笋、茶叶含草酸、植酸、鞣酸较多，能干扰矿物质的吸收。膳食纤维、茶叶和咖啡中的酚类化合物干扰铁的吸收。食物发酵能破坏这些拮抗物质，提高矿物质的利用率。

四、矿物质之间可相互干扰

一些矿物质在体内含量过高时，会干扰其他元素如钙、磷、镁、铁、锌、铜等的吸收。又如镉、汞、银可干扰铜的吸收；铅能干扰锌、铁的吸收利用；钙、磷可干扰铁、铜的吸收利用；硫离子和多价磷酸盐能与铜、锌结合，影响铜、锌的吸收。

五、特殊生理需要

人体处于迅速生长发育期、妊娠和哺乳期、某些疾病的恢复期，或是运动量过大、劳动强度过大时，对矿物质的需求量都会显著增加，如不及时补充就会导致体内矿物质的缺乏。高温作业或在炎热的夏季，人体大量出汗可造成钠、钾、氯等元素的丢失，如不及时补充，也会导致体内矿物质缺乏。

某些消化系统疾病，如严重的腹泻、呕吐会使体内矿物质丢失加重，造成缺乏；胃肠道功能低下、手术切除部分胃肠道、肾脏疾病、内分泌功能紊乱等，也会导致矿物质的吸收障碍或排泄增加，使得体内矿物质缺乏。

六、特殊的地理环境

特殊的地理环境中元素分布不均衡，某些地区的环境致当地的食物和饮水天然缺乏某些矿物质。如我国有些地区发生的克汀病、克山病就是由于当地环境中缺乏碘、硒造成的。

任务六　维生素认知

问题导入

1. 各种维生素的生理功能有哪些？
2. 各种维生素的缺乏症和过多症是什么？
3. 各种维生素的食物来源和膳食参考摄入量是什么？
4. 不同的加工方法对各种维生素有哪些影响？

维生素是维持人体正常生理功能所必需的一类有机化合物。它们种类繁多、性质各异，基本上可分为水溶性维生素和脂溶性维生素两类，并具有以下共同特点：

第一，维生素或其前体都在天然食物中存在，但是没有一种天然食物含有人体所需的全部维生素。

第二，它们在体内不提供热能，一般也不是机体的组成成分。

第三，它们参与维持机体正常生理功能，需要量极少，通常以 mg、有的甚至以 ug 计，但是绝对不可缺少。

第四，它们一般不能在体内合成，或合成的量少，不能满足机体需要，必须经常由食物供给。

脂溶性维生素包括维生素 A、维生素 D、维生素 E、维生素 K。

水溶性维生素包括 B 族维生素（维生素 B_1、维生素 B_2、尼克酸、维生素 B_6、叶酸、维生素 B_{12}、生物素 VH、胆碱）和维生素 C。

脂溶性维生素在机体内的吸收往往与机体对脂肪的吸收有关，且排泄效率不高，摄入过多可在体内蓄积，以至于产生有害影响。而水溶性维生素排泄率高，一般不在体内蓄积，毒性较低，但超过生理需要量过多时，可能出现维生素和其他营养素代谢不正常等不良作用。

一、脂溶性维生素

（一）维生素 A

1. 理化性质

维生素 A 又称为视黄醇，是由 β-紫罗酮环与不饱和一元醇所组成，是一种淡黄色针状结晶物质，对酸碱稳定性强。维生素 A 只存在于动物性食品中，以两种形式存在：视黄醇为维生素 A_1，主要存在于海水鱼的肝脏中；脱氧视黄醇是维生素 A_2，主要存在于淡水鱼的肝脏中，两者生理功能相似。植物性食品只能提供作为维生素 A 原的胡萝卜素，其中以 β-胡萝卜素最重要。

2. 生理功能

（1）维持正常视觉功能

维生素A是视色素的组成成分，与人的暗视觉有关。眼睛视网膜上有两种视觉细胞，它们按形状和功能的不同分为锥形细胞（锥体）和杆状细胞（杆体），锥体适应视力的强光（明视），杆体适应视力的暗光（暗视）。视黄醇在体内可氧化为视黄醛，顺-视黄醛是视黄醛的一种同分异构体。在杆状细胞中含有一种特殊的视色素，称为视紫红质，它在光中分解，在暗中再合成，视紫红质是由顺-视黄醛与视蛋白结合成的一种结合蛋白。所以，人体中维生素A充足，视紫红质再生快而完全，暗适应的时间短；反之，暗适应时间较长，严重者因视紫红色质合成不足，暗光下看不清物体，出现夜盲症。

（2）维护上皮组织细胞的健康

维生素A充足时，人体上皮组织黏膜细胞中糖蛋白的生物合成正常。黏液分泌正常，可以维护上皮组织的健全，当体内维生素A缺乏时，上皮细胞角质化，眼结膜干燥、变厚、角化和角膜混浊，甚至视力衰退等，称为干眼病，所以维生素A又称为抗干眼病因子。

（3）维持骨骼正常生长发育

当维生素A缺乏时，成骨细胞与破骨细胞间平衡被破坏，或由于成骨活动增强而使骨质过度增殖，或使已形成的骨质不吸收。

（4）促进生长与生殖

维生素A能调节细胞的生长和分化，所以当膳食中缺乏维生素A，待体内储存的维生素A耗尽时，生长就会停止。另外还能影响生殖能力，影响雄性动物精子的生成，使雌性动物激素分泌的周期变化消失，同时，由于维生素A能够影响生殖系统的上皮组织，维生素A缺乏会使阴道、子宫、输卵管及胎盘等上皮角质化，使之不易受孕或胎儿畸形流产等。

（5）其他作用

近年发现维生素A酸（视黄酸）类物质有延缓或阻止癌前病变，防止化学致癌剂的作用，特别是对于上皮组织肿瘤，临床上作为辅助治疗剂已取得较好效果。

3. 缺乏与过量

维生素A缺乏可引起眼睛症状如夜盲、干眼病、角膜软化症等，还可以引起皮肤症状和影响发育，使儿童生长迟缓。由维生素A缺乏引起的干眼病被认为是当前世界上四大营养素缺乏病之一，维生素A也是我国膳食中比较容易缺乏的营养素。

由于维生素A是脂溶性维生素，所以在体内可以积蓄，摄入大剂量维生素A可以引起急性、慢性及致畸毒性，表现为恶心呕吐、头疼、脱发、视觉模糊、皮肤干燥和骨关节疼痛、肌肉失调、食欲消失、肝脾肿大等症状。

4. 食物来源和膳食参考摄入量

（1）食物来源

食物中的维生素 A 来源于两部分：一部分是直接来源于动物性食物提供的视黄醇，例如动物性肝脏、蛋黄、奶油以及动物内脏等；另一部分则来源于富含胡萝卜素的黄绿色蔬菜和水果，如胡萝卜、油菜、辣椒、番茄和柑橘等，见表 1.24。

表 1.24 常见食物中维生素 A 及胡萝卜素含量

单位：μg/100g

食物	维生素 A	β-胡萝卜素	视黄醇当量	食物	维生素 A	β-胡萝卜素	视黄醇当量
鱼肝油	25526	–	25526	青豆	–	790	132
羊肝	20972	–	20972	甘薯	–	750	125
牛肝	20220	–	20220	猪肉（肥瘦）	114	–	114
鸡肝	10414	–	10414	苹果	–	600	100
猪肝	4972	–	4972	豆角	–	580	97
鸭蛋黄	1980	–	1980	牛肾	88	–	88
黄岩旱菊	–	5140	857	杏	–	450	75
胡萝卜	–	4010	668	蚕豆	–	300	50
菠菜	–	2920	487	青鱼	42	–	42
鸡蛋黄	438	–	438	白菜	–	250	42
荠菜	–	2590	432	海带	–	240	40
河蟹	389	–	389	鲜枣	–	240	40
鸡蛋	310	–	310	黄豆	–	220	37
蘑菇（干）	–	1640	273	带鱼	29	–	29
辣椒（尖）	–	1390	232	橙	–	160	27
紫菜	–	1370	228	鲤鱼	25	–	25
鸡肉	226	–	226	牛乳	24	–	24
河蚌	202	–	202	羊肉	22	–	22
芫荽	–	1160	193	腐乳	–	130	22
番茄	–	1149	192	小米	–	100	17
柑	–	890	148	黄瓜	–	90	15

(2) 膳食参考摄入量

维生素A的活性过去用国际单位"IU"表示，近年建议改用"视黄醇当量"（retinol equivalent RE）更为合理。

$$1\mu g \text{ 视黄醇} = 1\mu gRE$$
$$1 \text{ 国际单位（IU）的维生素} A = 0.3\mu gRE$$
$$1\mu g \beta\text{-胡萝卜素} = 1/6\mu gRE$$
$$1\mu g \text{ 其他胡萝卜素} = 1/12\mu gRE$$

因此，在计算膳食中维生素A量时应把动物食品中的视黄醇含量及植物食品中的β-胡萝卜素含量都包括在内，即：

$$\text{视黄醇当量（}\mu g\text{）}RE = \text{视黄醇（}\mu g\text{）} + 1/6\beta\text{-胡萝卜素（}\mu g\text{）}$$

中国营养学会2013年推荐维生素A的推荐摄入量（RNI）男性为800μgRE/d，女性为700μgRE/d，最高可耐受摄入量（UL）为3000μgRE/d。

5. 加工影响

维生素A一般性质比较稳定，加工损失不大。但对空气、紫外线和氧化剂都比较敏感，高温和金属离子都可加速其分解。人们从食物中摄取的大多数是维生素A原，烹调中胡萝卜素比较稳定，并且食物的加工和热处理有助于提高植物细胞内胡萝卜素的释出，提高其吸收率。但长时间的高温，特别是在有氧和紫外线照射的条件下，维生素A的损失有明显的增加。我国的炒菜方法，胡萝卜素的保存率为70%~90%。

(二) 维生素D

1. 理化性质

维生素D是类固醇衍生物。具有维生素D活性的化合物有十种左右，天然的维生素D有两种——麦角钙化醇（D_2）和胆钙化醇（D_3）。植物油或酵母中所含的麦角固醇（24-甲基-22-脱氧-7-脱氧胆固醇）经紫外线激活后可转化为维生素D_2。在动物皮下的7-脱氢胆固醇，经紫外线照射也可以转化为维生素D_3。因此，麦角固醇和7-脱氢胆固醇常被称作维生素D原。因此，多晒太阳是预防维生素D缺乏的主要方法之一。维生素D性质比较稳定，不易破坏，不论D_2或D_3，本身都没有生物活性，它们必须在动物体内进行一系列的代谢运变，才能成为具有活性的物质。

2. 生理功能

(1) 促进小肠黏膜对钙的吸收

维生素D可维持血钙水平，当血钙水平偏低时，可促进肠道对钙的主动吸收，同时，提高破骨细胞的活性，动员骨钙入血，进而提高血钙浓度。当血钙水平偏高时，可促进钙随尿液排出，同时，促进甲状腺旁腺产生降钙素，抑制骨钙入血，从而降低血钙浓度。

(2) 促进骨组织的钙化

促进和维持血钙中适宜的钙、磷浓度，满足骨钙化过程的需要。

(3) 促进肾小管对钙、磷的重吸收

通过促进重吸收减少钙、磷的流失，从而保持血钙中钙、磷的浓度。

(4) 通过VD内分泌系统调节血钙水平

(5) 促进细胞的分化、增殖和生长

3. 缺乏与过量

维生素D缺乏导致肠道对钙、磷的吸收减少，肾小管对钙、磷的吸收也减少，影响骨化。严重缺乏时对婴儿和儿童可引起佝偻病，对成人，尤其是孕妇、乳母和老人，可使已成熟的骨骼脱钙而发生骨质软化症、骨质疏松症和手足痉挛症等。

一般从膳食中摄取的维生素D极少会中毒，但长期过量摄入维生素D可引起中毒，尤其是对婴儿，表现为食欲不振、体重减轻、恶心、腹泻、皮肤瘙痒、多尿等，进而发展为动脉、心肌、肺、肾、气管等软组织转移性钙化和肾结石。发现维生素D中毒后，首先应停服，限制钙的摄入，重者可注射EDTA，促使钙排出。

4. 维生素D的食物来源和膳食参考摄入量

(1) 食物来源

维生素D在天然食物中并不丰富，脂肪含量高的海鱼、动物肝脏、蛋黄、奶油和干酪等食物中维生素D含量最为丰富。维生素D的内源性来源是通过光照，由人体皮肤中7-脱氢胆固醇转化为维生素D_3。食物中的维生素D含量见表1.25。

表1.25 食物中的维生素D含量

单位：IU/100g

食物	含量	食物	含量
鳕鱼肝油	8500	炖鸡肝	67
熟猪油	2800	鸡蛋	50
鲱鱼	900	牛乳	41
牛奶巧克力	167	烤羊肝	23
鸡蛋黄	158	煎牛排	19
奶油	100	烤鱼子	2.3

(2) 膳食参考摄入量

维生素D摄入量应与钙、磷的摄入量相适。中国营养学会2013年建议在钙、磷供给充足的条件下，成人维生素D的推荐摄入量（RNI）为10μg/d即可满足生理需要，成人可耐受最高摄入量（UL）为 50μg/d。

$$1IU 维生素 D_3 = 0.025μg 维生素 D_3$$

$$1μg 维生素 D_3 = 40IU 维生素 D_3$$

5. 加工影响

维生素 D 很稳定，耐高温，不易氧化，但对光敏感，脂肪酸败可使其破坏。通常的贮藏、加工不会引起维生素 D 的破坏。

（三）维生素 E

1. 理化性质

维生素 E 又名生育酚，天然存在的维生素 E 有 8 种。根据其化学结构可分为生育酚及生育三烯酚两类，每类又可根据甲基的数目和位置的不同，分为 α-、β-、γ- 和 δ- 四种。商品维生素 E 以 α-生育酚生理活性最高。α-生育酚是黄色油状液体，溶于酒精、脂肪和脂溶剂，对热和酸稳定，对碱不稳定，对氧敏感，易被氧化，易受碱和紫外线破坏，油脂酸败对维生素 E 破坏很大。

2. 生理功能

（1）抗氧化作用

维生素 E 是非酶抗氧化系统中重要的抗氧化剂，能抑制细胞内及细胞膜上的脂质过氧化作用，其碳链是生物膜的组成部分，与超氧化物歧化酶、谷胱甘肽过氧化酶等一起构成体内抗氧化系统。

（2）保持红细胞的完整性

维生素 E 可保护红细胞膜不饱和脂肪酸，使其免受氧化破坏，防止红细胞破裂所造成的溶血，如有些患者小肠吸收不良、长期维生素 E 摄入不足，很容易发生溶血性贫血。

（3）调节体内某些物质的合成

维生素 E 通过嘧啶碱基参与 DNA 生物合成过程，且与辅酶 Q 的合成有关。

（4）其他

维生素 E 抑制含硒蛋白、含铁蛋白等的氧化；保护脱氢酶中的巯基不被氧化，或不与重金属离子发生化学反应而失去作用；维生素 E 也与精子的生成和繁殖能力有关，但与性激素分泌无关。

3. 缺乏与过量

正常情况下人体很少缺乏维生素 E，但是如果长期缺乏者可导致血浆中浓度过低、红细胞膜受损，引起溶血性贫血。

如果大量摄入维生素 E 也可以引起中毒症状，如抑制生长、干扰甲状腺功能及血液凝固。补充维生素 E，应该在最高耐受计量之下。

4. 食物来源和膳食参考摄入量

(1) 食物来源

所有高等植物的叶子和其他绿色部分均含有生育酚，各种油料种子及植物油、麦胚、核桃、葵花籽含量较多。常见食物中的维生素 E 含量见表 1.26。

表 1.26　常见食物中总维生素 E

单位：mg/100g

食品名称	含量	食品名称	含量	食品名称	含量	食品名称	含量
胡麻油	389.90	螺	20.70	鸭蛋黄	5.06	葡萄	1.66
鹅蛋黄	95.70	黄豆	18.90	蚕豆	4.90	黄鳝	1.34
豆油	93.08	杏仁	18.53	豇豆	4.39	鸡蛋	1.23
芝麻油	68.53	花生仁	18.09	小米	3.63	大黄鱼	1.13
菜子油	60.89	鸭蛋黄	12.72	红枣（干）	3.04	番茄	1.19
葵花子油	54.60	黑木耳	11.34	豆腐	2.71	稻米（粳）	1.01
玉米油	51.94	绿豆	10.95	豆角	2.24	糯米	0.93
花生油	42.06	乌贼	10.54	樱桃	2.22	稻米（籼）	0.54
松子仁	32.79	桑葚	9.87	芹菜	2.21	猪肝	0.86
羊肝	29.93	红辣椒	8.76	萝卜	1.80	肥瘦猪肉	0.49
发菜	21.70	玉米（白）	8.23	小米粉	1.80	牛乳	0.21

(2) 膳食参考摄入量

膳食中总维生素 E 含量以 α-生育酚当量（α-TE）表示，按下式计算：

膳食 α-TE（mg）＝（1×α-生育酚）＋（0.5×β-生育酚）＋（0.1×γ-生育酚）＋（0.02×δ-生育酚）＋（0.3×δ-三烯生育酚）

中国营养学会 2013 年建议成人摄取量（AI）值为 14mgα-TE/d，UL 为 700mgα-TE/d。

5. 加工影响

维生素 E 在食品加工时可由于机械作用而受到损失或因氧化作用而损失，脱水食品中维生素 E 特别容易氧化，在无氧情况下对热稳定。脂肪氧化可引起维生素 E 的损失。

(四) 维生素 K

1. 理化性质

维生素 K 是一种与血液凝固有关的维生素，又称为凝血维生素。维生素 K 是甲基萘醌衍生物，天然维生素 K 有两种：维生素 K_1 存在于绿叶植物中，维生素 K_2 存在于发酵食品中，通过人工合成可以形成两种具有维生素 K 活性物质，包括维生素 K_3、维生素 K_4，这四种统称为维生素 K。天然存在的维生素 K_1 和维生素 K_2 都是黄色油状物，不溶于水；人工合成的维生素 K_3 和维生素 K_4 都是白色结晶粉末。维生素 K 对热、空气和水分都很稳定，但易被光和碱分解。

2. 生理功能

（1）血液凝固作用

维生素 K 是肝合成凝血因子所必需的，因此对人体具有凝血作用。维生素 K 缺乏时会延长血液凝固时间而造成出血过多。

（2）在骨代谢中的作用

骨中有两种蛋白质与维生素 K 有关，即骨钙素和 γ-羧酸谷氨酸蛋白质。维生素 K 作为辅酶，参与了它们的形成，所以维生素 K 通过这两种蛋白质影响骨组织的代谢。

3. 缺乏与过量

维生素 K 缺乏时，可使血液凝固发生障碍，导致凝血时间延长，甚至出现出血现象。另外，初生婴儿因肠道中细菌还未繁殖起来，不能自身合成维生素 K，若母乳中缺乏维生素 K，则婴儿会出现"新生儿出血症"。由于人类肠道中细菌可合成足量的维生素 K 供人体生理需要，正常人一般不会缺乏维生素 K，但当胆道梗阻或严重腹泻，或长期服用抗菌素则可能引起维生素 K 缺乏，应注意补充。

过量使用维生素 K 制剂，也可以有中毒反应，表现为溶血、黄疸以及肝损伤。

4. 食物来源和膳食参考摄入量

（1）食物来源

绿色蔬菜如菠菜、莴苣、萝卜缨、甘蓝等是膳食维生素 K 的极好来源，其次是动物内脏、鱼、肉类与奶类等。

（2）膳食参考摄入量

中国营养学会 2013 年推荐的维生素 K 成人适宜摄入量（AI）为 80ug/d。

5. 加工影响

目前关于维生素 K 在食品加工、保藏等方面的研究报告很少，一般情况下比较稳定，新鲜食物中含维生素 K 很充足，冷冻食品易缺乏。

二、水溶性维生素

（一）维生素 B_1

1. 理化性质

维生素 B_1 是最早被人们提纯的维生素，是 1896 年由荷兰科学家伊克曼首先发现，1910年被波兰化学家丰克从米糠中提取或提纯。维生素 B_1 是由一个嘧啶环和一个噻唑环，通过亚甲基桥连接而成，分子中含有氨基和硫元素，又称硫胺素、抗脚气病因子、抗神经炎因子等。略带酵母气味，易溶于水，微溶于乙醇。

2. 生理功能

（1）构成辅酶，维持体内正常代谢

TPP（焦磷酸硫胺素）是维生素 B_1 的主要辅酶形式，在体内参与三大营养素的分解代谢和能量的产生。没有 VB_1，就没有能量。

（2）促进胃肠蠕动

维生素 B_1 参与神经递质乙酰胆碱的代谢和合成，乙酰胆碱有促进胃肠蠕动作用，所以，维生素 B_1 可增强神经传导性，利于胃肠蠕动和消化液的分泌。维生素 B_1 缺乏时，会导致食欲减退。

（3）对神经组织的作用

维生素 B_1 以 TPP 形式参与糖类的分解代谢，若维生素 B_1 供应不足，TPP 合成量不足，糖代谢受阻，丙酮酸、乳酸在体内蓄积，使糖的有氧氧化受阻，进而影响能量代谢，会导致神经组织供能不足和脑的功能下降，可能出现相应的神经系统病变和功能异常。

（4）维持正常的心脏功能

维生素 B_1 缺乏会导致流入组织的血液量增加，心脏输出负担过重，或心脏能量代谢不全，导致心脏功能失调。

3. 缺乏

维生素 B_1 摄入不足时，轻者表现为肌肉无力、精神淡漠和食欲减退，重者会得脚气病。主要累及神经系统、心血管系统。临床上分为成人脚气病和婴儿脚气病。成人脚气病又分为干型脚气病、湿型脚气病和混合脚气病。以神经型为主的称为干型脚气病，以水肿和心脏症状为主的称为湿型脚气病，两者都有的称为混合型脚气病。重病人可引起心脏功能失调、心率衰竭和精神失常。婴儿脚气病，多是2~5个月的婴儿，表现为哭声微弱、食欲不佳、呕吐腹泻、呼吸急促、急躁、肌肉抽搐和惊厥、常心力衰竭和紫绀，主要是由于母乳中缺乏 VB_1 而引起的。

4. 食物来源和膳食参考摄入量

（1）食物来源

含维生素 B_1 丰富的食物有粮谷、豆类、酵母、干果、坚果、动物内脏、蛋类、瘦猪肉、乳类、蔬菜、水果等。常见食物中的维生素 B_1 含量见表1.27。

（2）膳食参考摄入量

中国营养协会2013年建议我国居民膳食维生素 B_1 的推荐摄入量（RNI）成人男子为1.4mg/d、女子为1.2mg/d。

表 1.27 常见食物中的维生素 B_1 含量

单位：mg/100g

食物	含量	食物	含量	食物	含量
葵花子仁	1.89	玉米	0.27	茄子	0.03
花生仁	0.72	稻米（粳，标二）	0.22	牛乳	0.03
瘦猪肉	0.54	猪肝	0.21	鲤鱼	0.03
大豆	0.41	鸡蛋	0.09	大白菜	0.02
蚕豆	0.37	甘薯	0.07	苹果	0.02
小米	0.33	鸡肉	0.05	带鱼	0.02
麸皮	0.30	梨	0.05	冬瓜	0.01
小麦粉（标准）	0.28	萝卜	0.04	河虾	0.01

5. 加工影响

目前，谷物仍然是我国传统摄取维生素 B_1 的主要来源，过度碾磨的精白米、精白面会造成维生素 B_1 的大量丢失。由于维生素 B_1 是水溶性的，在食物的清洗、挤压、烫漂等过程中都有损失。

（二）维生素 B_2

1. 理化性质

维生素 B_2 又名核黄素，是 1879 年由英国化学家布鲁斯首先从乳精中发现，1933 年美国化学家哥尔倍格从牛奶中提取，1935 年德国化学家柯恩合成了它。维生素 B_2 是由核糖和异咯嗪组成的衍生物，为橙黄色针状晶体，味微苦，溶于水，易溶于碱性溶液。

2. 生理功能

（1）构成黄酶辅酶参加物质代谢

核黄素是体内黄酶（一种脱氢酶，呈黄色）的辅酶（FMN 和 FAD）的重要组成成分，并具有氧化还原特性，参与体内生物氧化过程即物质代谢。

（2）参与细胞的常生长

在皮肤黏膜，特别是经常处于活动的弯曲部，损伤后细胞的再生需要核黄素。核黄素缺乏时，小损伤也不易愈合。

（3）其他

与激素产生、红细胞生成、铁的吸收等有关（可防治缺铁性贫血），参与色氨酸与维生素 B_6 的代谢等。

3. 缺乏与过量

人类缺乏核黄素后，可导致物质代谢紊乱，表现为唇炎、口角炎、舌炎、阴囊皮炎、脂溢性皮炎等症状。核黄素缺乏会影响维生素 B_6 和烟酸代谢。由于核黄素缺乏而影响铁的吸收，易出现继发缺铁性贫血。

一般情况下核黄素的溶解度不是很高，肠道吸收不是很多，不会出现过量和中毒现象。

4. 食物来源和膳食参考摄入量

（1）食物来源

维生素 B_2 广泛存在于乳类、蛋类、各种肉类、动物内脏、谷类、蔬菜和水果等动物性和植物性食物中，主要以 FMN、FAD 的形式与植物中蛋白质结合，谷类和蔬菜是我国居民维生素 B_2 的主要来源。常见食物中的维生素 B_2 含量见表1.28。

表1.28 常见食物中维生素 B_2 含量

单位：mg/100g

食物	含量	食物	含量	食物	含量
猪肝	2.08	黄豆	0.22	芥菜	0.11
冬菇（干）	1.40	金针菜	0.21	小米	0.10
牛肝	1.30	青稞	0.21	鸡肉	0.09
鸡肝	1.10	芹菜	0.19	标准粉	0.08
黄鳝	0.98	肥瘦猪肉	0.16	粳米	0.08
牛肾	0.85	荞麦	0.16	白菜	0.07
小麦胚粉	0.79	荠菜	0.15	萝卜	0.06
扁豆	0.45	牛乳	0.14	梨	0.04
黑木耳	0.44	豌豆	0.14	茄子	0.03
鸡蛋	0.31	瘦牛肉	0.13	黄瓜	0.03
麸皮	0.30	血糯米	0.12	苹果	0.02
蚕豆	0.23	菠菜	0.11		

（2）膳食参考摄入量

维生素 B_2 的摄入量与蛋白质、能量摄入量有关，生长加速、创伤恢复、妊娠与哺乳期蛋白质需要量增加，维生素 B_2 的需要量也增加。中国营养学会2013年推荐膳食维生素 B_2 的推荐摄入量成年男性为1.4mg/d，女性为1.2mg/d。

5. 加工影响

维生素 B_2 较耐热，不易受大气中氧的影响。在碱中易受热分解，酸性条件下稳定，光照射易被破坏。当在酸性和中性溶液中，光照射产生的光黄素是一种很强的氧化剂，可催化破坏抗坏血酸等维生素。

（三）烟酸

1. 理化性质

烟酸又名维生素 PP 或者维生素 B_5，也称抗癞皮病维生素，是吡啶衍生物，分为烟酸和烟酰胺两种物质，烟酰胺是烟酸在体内的重要存在形式。烟酸溶于水及酒精，对酸、碱、光、热稳定，一般烹调损失极小，是最稳定的维生素之一。

2. 生理功能

（1）构成辅酶 Ⅰ（CO Ⅰ）与辅酶 Ⅱ（CO Ⅱ）

在许多生物性氧化还原反应中起电子受体或氢供体的作用，与其他酶一起几乎参与细胞内生物氧化还原的全过程。

（2）葡萄糖耐量因子的组成成分

烟酸与铬一样，是葡萄糖耐量因子的组成成分，增强胰岛素效能，维持葡萄糖正常代谢。

（3）保护心血管

大剂量的烟酸可降低血脂、扩张血管。

3. 缺乏与过量

烟酸缺乏会引起癞皮病，主要损害皮肤、口、舌、胃肠道黏膜以及神经系统，典型症状是皮炎、腹泻及痴呆，尤其是皮炎症状最典型，又称"三 D"症状。

过量摄入可有皮肤发红、眼部感觉异常、高尿血酸等症状。目前，尚未发现食用食物中烟酸过量而引起中毒的报告。

4. 食物来源和膳食参考摄入量

（1）食物来源

烟酸及烟酰胺广泛存在于食物中。植物性食物中存在的主要是烟酸，动物性食物中以烟酰胺为主。烟酸和烟酰胺在动物的肝、肾、瘦畜肉、鱼以及坚果类中含量丰富；乳、蛋中含量虽然不高，但色氨酸较多，可转化为烟酸。玉米含烟酸并不低，但以玉米为主食的人群容易发生缺乏病，原因是玉米中的烟酸为结合型，不能被人体吸收利用，用碱处理玉米，可将结合型的烟酸水解成游离型烟酸，易被机体利用。常见食物中的烟酸及烟酸当量见表 1.29。

（2）膳食推荐摄入量

色氨酸在体内可转化为烟酸，平均 60mg 色氨酸可转化为 1mg 烟酸，如下式：

烟酸当量（mgNE）=烟酸（mg）+1/60 色氨酸（mg）

中国营养学会2013年推荐,我国居民膳食烟酸的推荐摄入量(RNI)成年男子为15mgNE/d、女子为12mgNE/d,可耐受最高摄入量(UL)成人为35mgNE/d。

表1.29 常见食物的烟酸及烟酸当量(每100g)

食物名称	烟酸(mg)	烟酸当量(mgNE)	食物名称	烟酸(mg)	烟酸当量(mgNE)	食物名称	烟酸(mg)	烟酸当量(mgNE)
香菇	24.4	28.4	籼米	3.0	5.4	角豆	0.9	1.2
花生仁	17.9	21.9	海虾	1.9	5.1	甘薯	0.6	0.9
猪肝	15.0	19.4	鲳鱼	2.1	5.0	牛乳	0.1	0.7
黄豆	2.1	10.0	黑木耳	2.5	5.0	大白菜	0.5	0.7
瘦牛肉	6.3	10.0	粳米	2.6	4.9	芹菜	0.4	0.7
瘦猪肉	5.3	9.8	标准粉	2.0	4.3	柑	0.4	0.4
鸡肉	5.6	9.5	鸡蛋	0.2	3.9	冬瓜	0.3	0.4
瘦羊肉	5.2	8.7	玉米	2.3	3.6	胡萝卜	0.2	0.4
带鱼	2.8	6.4	蛤蜊	0.5	2.2	橙	0.3	0.4
海鳗	3.0	6.4	马铃薯	1.1	1.6	黄瓜	0.2	0.3

5. 加工影响

烟酸非常耐热,在加热到120℃、持续20min也几乎不被破坏。因此,在食品加工中非常稳定。

(四)维生素B_6

1. 理化性质

维生素B_6包括吡哆醇、吡哆醛、吡哆胺三种形式,它们以磷酸盐的形式广泛存在于动植物体内,并且可以互相转变,都具有维生素B_6的活性。维生素B_6是白色晶体,易溶于水及酒精,耐热,对酸稳定,在碱性溶液中易分解破坏。

2. 生理功能

(1)参与氨基酸代谢

5-磷酸吡哆醛是氨基酸代谢中100多种酶的辅酶,参与氨基酸的转氨基、脱羧、羟化等作用,还可促进色氨酸转化为维生素B_5。

(2)参与糖原及脂肪酸的代谢

磷酸化酶可催化肝糖原和肌糖原分解成1-磷酸葡萄糖,而维生素B_6是膦酸化酶的一个组成成分。另外,维生素B_6作为辅酶,参与不饱和脂肪酸的代谢,对必需脂肪酸缺乏引起的皮炎有一定的作用。

(3) 预防贫血

维生素 B_6 参与血红蛋白中血红素的合成，如缺乏可引起贫血。

(4) 其他

促进色氨酸转变成尼克酸（烟酸），参与半胱氨酸转化为牛磺酸，通过脱羧酶的辅酶对神经系统起调节作用，对免疫功能的影响等。

3. 缺乏

严重的维生素 B_6 缺乏已罕见，但轻度缺乏较多见，通常与其他 B 族维生素缺乏同时存在。维生素 B_6 缺乏可致眼、鼻与口腔周围脂溢性发炎、小细胞性贫血、癫痫，个别还有神经精神症状，如易激动、忧郁和人格改变等。维生素 B_6 缺乏还可以引起色氨酸代谢失调，尿中黄尿酸排出增高。维生素 B_6 缺乏对幼儿的影响较成人大，儿童缺乏时可出现烦躁、肌肉抽搐和惊厥、呕吐、腹痛以及体质量下降等症状。

4. 食物来源和膳食参考摄入量

(1) 食物来源

维生素 B_6 广泛存在于动植物食物中，其中豆类、畜肉及肝脏、鱼类等食物中含量较丰富，其次为蛋类、水果和蔬菜，乳类、油脂等中含量较低。

常见食物中的维生素 B_6 含量见表 1.30。

表 1.30　常见食物维生素 B_6 吡哆醇含量

单位：mg/100g

食物名称	含量	食物名称	含量	食物名称	含量	食物名称	含量
葵花子仁	1.25	玉米	0.40	菜花	0.21	葡萄	0.08
金枪鱼	0.92	猪腰	0.35	青鱼	0.19	菠萝	0.07
牛肝	0.84	小牛肉	0.34	豌豆	0.16	啤酒	0.06
黄豆	0.82	牛腿肉	0.33	芹菜	0.16	生菜	0.06
核桃仁	0.73	鸡肉	0.33	枣	0.15	橙	0.06
鸡肝	0.72	火腿（瘦）	0.32	菠菜	0.15	杨梅	0.06
沙丁鱼	0.67	鸡蛋黄	0.30	大米	0.11	杏	0.05
猪肝	0.65	羊腿肉	0.28	全鸡蛋	0.11	面包	0.04
蘑菇	0.53.	土豆	0.25	番茄	0.10	牛乳	0.04
牛肾	0.43	胡萝卜	0.25	甜瓜	0.09	桃	0.02
花生	0.40	葡萄干	0.24	南瓜	0.08	梨	0.01

(2) 膳食推荐摄入量

中国营养学会 2013 年提出我国居民膳食维生素 B_6 的推荐摄入量（RNI）成人为 1.4mg/d，可耐受最高摄入量（UL）成人为 60mg/d。

5. 加工影响

维生素 B_6 在不同食品中的存在形式研究的比较晚。目前，认为在食品的热加工、浓缩和脱水过程中，维生素 B_6 的形式和数量都有影响。

（五）叶酸

1. 理化性质

叶酸是蝶酸和谷氨酸结合而成，故又称蝶酰谷氨酸、叶精、抗贫血因子、维生素 M、维生素 U 等。因最早是由菠菜中分离出来而得名。叶酸是亮黄色结晶状粉末，微溶于水，不易溶于有机溶剂。叶酸对热、光、酸性溶液不稳定，可被阳光和高温分解。

2. 生理功能

叶酸可参与核酸的合成，膳食中的叶酸在体内代谢转化为四氢叶酸，四氢叶酸作为一碳单位转移酶系的辅酶成分，参与其他化合物的生成和代谢，主要包括：

(1) 参与嘌呤和胸腺嘧啶的合成，进一步合成 DNA、RNA

(2) 叶酸还可参与蛋白质的合成

(3) 叶酸可促进各种氨基酸间的相互转变

如使丝氨酸与甘氨酸的互换，苯丙氨酸形成酪氨酸，组氨酸形成谷氨酸，高半胱氨酸形成蛋氨酸等，从而在蛋白质中起重要作用。

3. 缺乏

叶酸广泛存在于食物中，一般不会缺乏。膳食摄入不足、酗酒、抗惊厥药和避孕药等是妨碍叶酸吸收和利用的因素，常常导致叶酸的缺乏。人体缺乏叶酸所产生的损害是广泛而深远的，可使 DNA 合成受阻，细胞分裂停止在 S 期、细胞核变形增大，引起巨红细胞性贫血、舌炎和腹泻，造成新生儿生长不良。叶酸缺乏还可以导致儿童神经管畸形和心血管疾病、癌症的发生。

4. 食物来源和参考摄入量

(1) 食物来源

叶酸广泛存在于各种动植物性食物中。富含叶酸的食物为动物肝、肾、鸡蛋、豆类、酵母、绿色蔬菜、水果及坚果类。

常见食物中的叶酸含量见表 1.31。

表1.31 常见食物的叶酸含量

单位：μg/100g

名称	含量	名称	含量	名称	含量
猪肝	236.4	菠菜	347.0	西红柿	132.1
瘦猪肉	8.3	小白菜	115.7	橘	52.9
牛肉	3.0	韭菜	61.2	香蕉	29.7
鸡蛋	75.0	卷心菜	39.6	菠萝	24.8
鸭蛋	24.8	红苋菜	330.6	山楂	24.8
带鱼	2.0	青椒	14.6	草莓	33.3
草鱼	1.5	豇豆	66.0	西瓜	4.0
鲜牛奶	5.5	豌豆	82.6	杏	8.2
黄豆	381.2	黄瓜	12.3	梨	8.8
大米	32.7	辣椒	69.4	桃	3.0
面粉	24.8	竹笋	95.8		

（2）膳食推荐摄入量

叶酸摄入量通常用膳食叶酸当量（DFE）表示。由于食物中叶酸的生物利用率仅为50%，而叶酸补充剂与膳食混合时生物利用率为85%，比单纯来源于食物的叶酸利用度高1.7倍（85/50），因此DFE的计算公式为：

$$DFE (μg) = 膳食叶酸 (μg) + 1.7 \times 叶酸补充剂 (μg)$$

中国营养学会2013年提出我国居民膳食叶酸的推荐摄入量（RNI）成人为400μgDFE/d，可耐受最高摄入量（UL）成人为1000μgDFE/d。

5. 加工影响

叶酸在有氧时可被酸、碱水解，可被日光分解，在无氧条件下对碱稳定。叶酸在食物贮藏和烹调中一般损失50%~70%，在加工和贮藏的失活过程主要是氧化，抗坏血酸可保护叶酸。

（六）维生素 B_{12}

1. 理化性质

1947年美国女科学家肖波在牛肝浸液中发现维生素 B_{12}，后经化学家分析，它是一种含钴的类咕啉有机化合物的统称，又称为钴胺素，是人体中唯一含有金属的维生素。它化学性质稳定，易溶于水，不溶于有机溶剂，在弱酸环境下很稳定，在强酸和强碱环境中易分解，易被强光、紫外线、氧化剂和还原剂所破坏，是人体造血不可缺少的物质。

2. 生理功能

维生素 B_{12} 在机体的许多代谢中有重要作用。其在体内以两种辅酶形式，即甲基 B_{12}（甲基钴胺素）和辅酶 B_{12}（5-脱氧腺苷钴胺素）参与生化反应。

（1）参与同型半胱氨酸甲基化生成蛋氨酸的反应

缺乏时，同型半胱氨酸转变为蛋氨酸受阻，可引起血清同型半胱氨酸水平升高。

（2）参与甲基丙二酸——琥珀酸的异构化反应，影响脂肪酸的正常代谢

维生素 B_{12} 缺乏所导致的神经疾患也是由于脂肪酸的合成异常而影响了髓鞘的转换，结果髓鞘质变性，造成进行性脱髓鞘。

（3）促进蛋白质的生物合成

维生素 B_{12} 能促进一些氨基酸的生物合成，其中包括蛋氨酸与谷氨酸，因为它有活化氨基酸的作用和促进核酸的生物合成，故对各种蛋白质的合成有重要的作用。

（4）维持造血系统的正常功能状态

维生素 B_{12} 能促进 DNA 以及蛋白质的生物合成，使机体的造血系统处于正常状态，促进红细胞的发育和成熟。维生素 B_{12} 缺乏最终可导致核酸合成障碍，影响细胞分裂，使细胞体积较正常为大，结果产生巨幼红细胞性贫血，即恶性贫血。

（5）对生殖系统的影响

近年来发现维生素 B_{12} 严重缺乏可致雄性生殖器官萎缩，生精功能发生障碍。维生素 B_{12} 除了对因其本身缺乏而引起的生精功能障碍有治疗作用外，对其他原因造成的男子不育症也有一定治疗作用。

3. 缺乏

维生素 B_{12} 可以被重新吸收利用，因此身体内的需要量很少，多数缺乏症是由于吸收不良引起。如果缺乏可引起巨幼红细胞贫血、神经系统损害和高同型半胱胺酸血症。

4. 食物来源和参考摄入量

（1）食物来源

维生素 B_{12} 在食物中的含量是十分少的，主要的食物来源是动物性食物，在高等植物中几乎完全没有这种维生素。自然界中的维生素 B_{12} 是由微生物合成的，动物胃瘤和结肠中细菌可以合成，因此只有动物食品才富含维生素 B_{12}，特别是食草动物的肝、心、肾，其次是肉、蛋、乳类；另外发酵的豆制品如腐乳、豆豉等食物中也含有，人体结肠细菌也可以合成部分维生素 B_{12}。

常见食物中的维生素 B_{12} 含量见表 1.32。

表 1.32 常见食物中的维生素 B_{12} 含量

单位：μg/100g

名称	含量	名称	含量	名称	含量
牛肉	1.80	炸小牛肝	87.0	生蛤肉	19.10
羊肉	2.15	全脂奶	0.36	沙丁鱼罐头	10.0
猪肉	3.0	脱脂奶粉	3.99	煎杂鱼	0.93
鸡肉	1.11	奶油	0.18	金枪鱼	3.0
猪肝	26.0	鸡蛋	1.55	熏大马哈鱼	7.0
焙羊肝	81.09	鸡蛋黄	3.80	蒸海蟹	10.0
焖鸡肝	49.0	鸭蛋	5.4	墨鱼干	1.8

（2）膳食推荐摄入量

中国营养学会 2013 年提出，我国居民膳食维生素 B_{12} 的推荐摄入量（RNI）成人为 2.4μg/d。

5. 加工影响

食品一般多在中性和偏酸性范围，故维生素 B_{12} 在加工烹调中损失不多。如果在中性环境长时间加热，食品中的维生素 B_{12} 损失较为严重。

（七）维生素 C

1. 理化性质

维生素 C 又称抗坏血酸，是一种含有 6 个 C 原子的 α-酮基内酯的多羟基化合物，带有明显的酸味，呈白色粉末状，在水中溶解度大，微溶于酒精，几乎不溶于有机溶剂，具有很强的还原性，在食品工业中被广泛用于抗氧化剂。维生素 C 很容易以各种形式分解，是最不稳定的一种维生素，易发生氧化分解。特别对氧非常敏感，温度、酸碱度、氧化酶、金属离子（铜、铁等）、紫外线等都会使它受到严重破坏。

2. 生理功能

维生素 C 不是任何酶的组成成分，但维生素 C 是维持人体健康不可或缺的物质，它在人体内具有多种生理功能。

（1）促进胶原合成

胶原蛋白中含有较多的羟脯氨酸和羟赖氨酸，维生素 C 可激活催化脯氨酸和赖氨酸氢羟化成羟脯氨酸和羟赖氨酸的羟化酶，从而保持细胞间质的完整，维护结缔组织、牙齿、骨骼、血管、肌肉的正常发育和功能，促进创伤和骨折的愈合。

（2）参与机体的造血功能

维生素 C 能将消化道中的 Fe^{3+} 还原为 Fe^{2+} 以利吸收，有研究表明，若膳食中维生素 C 增加 50~100mg，非血红素铁的吸收可增加 2~3 倍。此外，维生素 C 还可将叶酸转变为活性形式—四氢叶酸，对预防恶性贫血有积极意义。

(3) 抗氧化作用

维生素 C 具有很强的还原性，可直接与氧化剂作用，从而保护其他物质不被氧化破坏，同时，维生素 C 还是一种重要的自由基清除剂，与体内的其他抗氧化剂，如谷胱甘肽等一起清除自由基，阻止生命大分子被自由基侵害，保持细胞的完整性。

(4) 降低血液胆固醇

维生素 C 参与肝脏内胆固醇的羟化作用，促进胆固醇形成胆酸，从而降低血液中胆固醇的含量，对预防心血管疾病有一定的作用。

(5) 提高机体免疫力

维生素 C 能促进机体抗体的形成，提高白细胞的吞噬能力，提高机体的免疫功能。有研究表明，维生素 C 可预防感染和发烧以及感冒或流感。

3. 缺乏与过量

人类所需的维生素 C 不能体内合成，必须从食物中摄取。缺乏维生素 C 发生坏血病，出现牙齿松动、骨骼变脆、毛细血管及皮下出血，会感到浑身乏力、食欲减退。

超量长时间摄取维生素 C，也会产生恶心、腹部痉挛、腹泻、红血球损害、出现肾和膀胱结石等症状。

4. 食物来源和参考摄入量

(1) 食物来源

维生素 C 主要来源于新鲜的水果和蔬菜，如辣椒、菠菜以及柑橘、山楂、红枣等含量均较高。野生的蔬菜水果如苋菜、苜蓿、刺梨、沙棘、猕猴桃、酸枣等含量尤其丰富。常见食物中的维生素 C 含量见表 1.33。

(2) 膳食推荐摄入量

对一个健康的人来说，每日吃一些富含维生素 C 的新鲜水果和蔬菜即可满足人体对维生素 C 的需要，中国营养学会 2013 年提出，我国居民膳食维生素 C 的推荐摄入量 (RNI) 成人为 100mg/d，可耐受最高摄入量 (UL) 成人为 2000mg/d。

5. 加工影响

维生素 C 在加工中很容易从食品的切面或擦伤面流失，如在果蔬烫漂、沥滤时的损失。但维生素 C 最大的损失还是因为化学降解而引起的。冷冻或冷藏、热加工均可造成维生素 C 的损失。果蔬用二氧化硫处理可减少加工和贮藏过程中的损失。维生素 C 在一般烹调中损失较大，在酸性溶液中较稳定。由于维生素 C 易受烹调和加工的影响，所以，果蔬要尽可能保持新鲜和生食。

表1.33 常见食物中的维生素C含量

单位：mg/100g

食物名称	含量	食物名称	含量	食物名称	含量	食物名称	含量
酸枣	1170	草莓	47	柚	23	桃	10
枣（鲜）	243	白菜	47	柠檬	22	黄瓜	9
沙棘	160	荠菜	43	白萝卜	21	黄豆芽	8
红辣椒	144	卷心菜	40	猪肝	20	西瓜	7
猕猴桃	131	豆角	39	橘	19	茄子	5
芥菜	72	绿茶	37	番茄	19	香菇	5
灯笼椒	72	菠菜	32	鸭肝	18	牛心	5
柑	68	柿	30	菠菜	18	猪心	4
菜花	61	马铃薯	27	胡萝卜	16	杏	4
茼蒿	57	甘薯	26	花生	14	苹果	4
苦瓜	56	葡萄	25	芹菜	12	牛乳	1
山楂	53	韭菜	24	梨	11		

生活链接

服用维生素六大误区

误区一：维生素吃得越多，越有助于健康

维生素是人体营养的重要来源，与人体健康关系密切，但并非可以无限量地服用。水溶性维生素如维生素B、维生素C能够随尿液排出体外，但在排泄之前，它们要经过人的机体组织，服用过量则有损健康。脂溶性维生素如维生素A、维生素D、维生素E、维生素K等容易沉淀在脂肪组织和肝脏中，服用过量可引起中毒。

误区二：素食者摄入的维生素更多

必须承认维生素大都存在于蔬菜、水果中，但是经医学调查发现，只靠吃植物性食品摄取营养的素食者，容易患维生素D和维生素B_{12}缺乏症。维生素D和维生素B_{12}存在于肉制品及蛋奶制品中，所以平时多喝一些牛奶、吃一些蛋类，可保证维生素全面摄入。

误区三：服用大量维生素A对眼睛有好处

维生素A是防治夜盲症的良药。但人长期大量服用，会出现毛发干枯或脱落、皮肤干燥瘙痒、食欲不振、体重减轻、四肢疼痛、贫血、恶心呕吐等中毒现象。维生素A能够顺利地通过胎盘屏障，因而准妈妈补充维生素A时剂量不能过大，补充过多不仅对母体不利，也会影响到胎儿的生长发育。

误区四：儿童多吃维生素E有好处

过去，普遍认为维生素E的毒性极低，即使大量长时间地服用也无需考虑其不良反应。其实不然，目前已经发现过量摄入维生素E反而会加重组织的过氧化物质的生成，并引起或加重其他维生素的缺乏。大量的维生素E可引起短期的胃肠道不适，婴儿大量摄入维生素E可使坏死性小肠结肠炎发生率明显增加。

误区五：多吃维生素D可以壮骨、补钙

这种认识是极其错误的。人体对维生素D的耐受性并不相同，儿童每日摄入量更是不能超过400mg。妊娠期和婴儿初期人体过多摄取维生素D，可引起婴儿出生体重过低，严重者并有智力发育不良及骨硬化。每天多晒晒太阳，人体皮肤就能够自行合成维生素D，与其盲目补充，不如多晒太阳，做做户外运动。

误区六：每天服维生素C能预防心脏病

医生建议，每天摄取大约80mg维生素C就能满足身体的需要。如果过量服用就有可能导致腹泻、牙龈出血，甚至加速肾结石形成以及造成心脏循环系统方面的疾病。

大量维生素C可降低血中含铜量，孕妇过量补充，胎儿出生后易患坏血病。

任务七　水世界认知

问题导入

1. 水的生理功能有哪些？
2. 水的缺乏和过量有哪些症状？
3. 水每天的需要量是多少？
4. 水的来源有哪些？

一切生物体内都含有水，水对人类赖以生存的重要性仅次于氧气，人在无食物摄入时，机体消耗自身组织维持生命可达1周或更长时间，然而没有水，任何生物都不能生存。一个绝食的人在失去体内全部脂肪以及半数蛋白质，还能勉强维持生命，但如果失去其体内含水量的20%，就很快会死亡。

一、水在体内的分布

水是人体中含量最多的成分。总体水（体液总量）可因年龄、性别和体型的胖瘦而存在明显个体差异。新生儿总体水最多，约占体重的80%；婴幼儿次之，约占体重的70%；随着年龄的增长，总体水逐渐减少，10~16岁以后减至成人水平；成年男子总体水约为体重的60%，女子为50%~55%；40岁以后随肌肉组织含量的减少，总体水也逐渐减少，一般60岁以上男性为体重的51.5%、女性为45.5%。总体水还随机体脂肪含量的增多而减少，因为脂肪组织含水量较少，仅10%~30%，而肌肉组织含水量较多，可达75%~80%。水在体内主要分布于细胞内和细胞外。细胞内液约占总体水的2/3，细胞外液约占1/3。各组织器官的含水量相差很大，以血液中最多，脂肪组织中较少。女性体内脂肪较多，故水含量不如男性高。各组织器官的含水量见表1.34。

表 1.34 组织器官的含水量（以重量计）

组织器官	水分（%）	组织器官	水分（%）
血液	83.0	脑	74.8
肾	82.7	肠	74.5
心	79.2	皮肤	72.0
肺	79.0	肝	68.3
脾	75.8	骨骼	22.0
肌肉	75.6	脂肪组织	10.0

二、生理功能

（一）构成细胞和体液的重要组成成分

成人体内水分含量约占体重的65%，血液中含水量占80%以上，水广泛分布在组织细胞内外，构成人体的内环境。

（二）参与人体内新陈代谢

水的溶解力很强，并有较大的电解力，可使水溶物质以溶解状态和电解质离子状态存在；水具有较大的流动性，在消化、吸收、循环、排泄过程中，可协助加速营养物质的运送和废物的排泄，使人体内新陈代谢和生理化学反应得以顺利进行。

（三）调节人体体温

水的比热值大，1g水升高或降低1℃需要约4.2J的能量，大量的水可吸收代谢过程中产生的能量，使体温不至于显著升高。水的蒸发热大，在37℃体温的条件下，蒸发1g水可带走2.4kJ的能量。因此，在高温下，体热可随水分经皮肤蒸发散热，以维持人体体温的恒定。

(四) 润滑作用

在关节、胸腔、腹腔和胃肠道等部位，都存在一定量的水分，对器官、关节、肌肉、组织能起到缓冲、润滑、保护的作用。

三、水的缺乏与过量

(一) 水的缺乏

水摄入不足或丢失过多，可引起机体失水，亦称脱水。根据水与电解质丧失的比例不同，分为高渗性脱水、低渗性脱水、等渗性脱水三种类型。机体脱水导致细胞外液电解质浓度改变，细胞水分外流，造成细胞缺水，临床表现为口渴、尿少、烦躁、眼球内陷、皮肤失去弹性、乏力、体温升高、心率加快、血压下降。一般情况下，失水达体重的2%时，可感到口渴、食欲降低、消化功能减弱，出现少尿；失水达体重10%以上时，可出现烦躁、眼球内陷、皮肤失去弹性、全身无力、体温脉搏增加、血压下降；失水超过体重20%以上时，会导致死亡。

(二) 水的过量

如果水摄入量超过水排出的能力，可出现体内水过量或引起水中毒。这种情况多见于疾病（如肾、肝、心脏疾病），当严重脱水且补水方法不当时也可发生。水摄入和排出均受中枢神经系统控制，水排出经肾、肺、皮肤及肠等多种途径调节，正常人一般不会出现水中毒。

四、水的需要量

水的需要量主要受代谢情况、年龄、体力活动、温度、膳食等因素的影响，故水的需要量变化很大。

美国1989年第10版RDAs提出：成人每消耗4.184kJ能量，水需要量为1mL，考虑到发生水中毒的危险性极小，以及由于体力活动、出汗及溶质负荷等的变化，水需要量常增至1.5mL/4.184kJ。婴儿和儿童体表面积较大，身体中水分的百分比和代谢率较高，肾脏对调节因生长所需摄入高蛋白时的溶质负荷的能力有限，易发生严重失水，因此以1.5mL/4.18kJ为宜。孕妇因怀孕时细胞外液间隙增加，加上胎儿（和羊水）的需要，水分需要量增多，估计每日需要额外增加30mL，哺乳期妇女乳汁中87%是水，产后6个月内平均乳汁的分泌量约750mL/d，故需额外增加1000mL/d。

2016年，随着第四版《中国居民膳食指南》和《中国居民膳食宝塔》的出台，中国营养学会建议成年人每天饮水1500~1700 mL（7~8杯），提倡饮用白开水和茶水，不喝或少喝含糖饮料。

五、人体水的来源及平衡

正常人每日水的来源和排出处于动态平衡。水的来源和排出量每日维持在2900mL左右。体内水的来源包括饮水、食物中的水及内生水三大部分。通常每人每日饮水约1500~1700mL，食物中含水约1000mL，内生水约300mL。内生水主要来源于蛋白质、脂肪和碳水化合物代谢时产生的水。每克蛋白质产生的代谢水为0.42mL，脂肪为1.07mL，碳水化合物为0.6mL。成人每日水的出入见表1.35。

表1.35 成人每日水的出入平衡量

来源	摄入量（mL）	排除器官	排出量（mL）
饮水或饮料	1600	肾脏（尿）	1750
食物	1000	皮肤（蒸发）	550
内生水	300	肺（呼气）	400
		大肠（粪便）	200
合计	2900	合计	2900

体内水的排出以经肾脏为主，约占60%，其次是经肺、皮肤和粪便排出。一般成人每日尿量为500~4000mL，最低量为300~500mL，低于此量，可引起代谢产生的废物在体内堆积，影响细胞的功能。皮肤以出汗的形式排出体内的水，出汗分为非显性和显性两种，前者为不自觉出汗，很少通过汗腺活动产生；后者是汗腺活动的结果。一般成年人经非显性出汗排出的水量为300~550mL，婴幼儿体表面积相对较大，非显性失水也较多。显性出汗量与运动量、劳动强度、环境温度和湿度等因素有关，特殊情况下，每日出汗量可达10L以上。经肺和粪便排出水的比例相对较小，但在特殊情况下，如高温、高原环境以及胃肠道炎症引起的呕吐、腹泻时，可造成大量失水。

生活链接

我国居民饮用水的种类

一、自来水
自来水是最常见的生活饮用水，其水源一般来自江河湖泊，是属于加工处理后的天然水，为暂时硬水。

二、纯净水
纯净水是蒸馏水、太空水的合称，是一种安全无害的软水。纯净水是以符合生活饮用水卫生标准的水为水源，采用蒸馏法、电解法、逆渗透法及其他适当的加工方法制得，纯度很高，不添加任何添加物，可直接饮用。

三、矿泉水

我国对饮用水天然矿泉水的定义是：从地下深处自然涌出的或经人工开发的、未受污染的地下矿泉水，含有一定量的矿物盐、微量元素或二氧化碳气体，在通常情况下，其化学成分、流量、水温等动态指标在天然波动范围内相对稳定。与纯净水相比，矿泉水含有丰富的锂、锶、锌、溴、碘、硒和偏硅酸等多种微量元素，饮用矿泉水有助于人体对这些微量元素的摄入，并调节肌体的酸碱平衡。但饮用矿泉水因人而异。由于矿泉水的产地不同，其所含微量元素和矿物质成分也不同，不少矿泉水含有较多的钙、镁、钠等金属离子，是永久性硬水。

四、活性水

活性水包括磁化水、矿泉水、高氧水、离子水、自然回归水、生态水等。这些水均以自来水为水源，一般经过过滤、精制和杀菌、消毒处理制成，具有特定的活性功能，并且具有相应的渗透性、扩散性、溶解性、代谢性、排毒性、富氧化和营养性功效。

五、净化水

净化水是通过净化器对自来水进行二次终端过滤处理制得的。净化原理和处理工艺一般包括粗滤、活性炭吸附和薄膜过滤等三级系统，能有效地清除自来水管网中的红虫、铁锈、悬浮物等成分，降低浊度，达到国家饮用水卫生标准。但是，净水器中的粗滤装置要经常清洗，活性炭也要经常换新，时间一久，净水器内胆易堆积污物，繁殖细菌，形成二次污染。净化水极易取得，是经济实惠的优质饮用水。

六、天然水

天然水包括江、河、湖、泉、井及雨水。饮用这些天然水应注意水源、环境、气候等因素，判断其洁净程度。取自天然的水经过过滤、臭氧化或其他消毒过程的简单净化处理，既保持了天然性又达到洁净。在天然水中，泉水杂质少，透明度高、污染少，属暂时硬水，加热后，呈酸性碳酸盐状态的矿物质被分解，释放出碳酸气，口感特别微妙。然而，由于各种泉水的含盐量及硬度有较大的差异，也并不是所有泉水都是优质的，有些泉水含有硫磺，不能饮用。

任务八　膳食纤维认知

问题导入

1. 膳食纤维的作用有哪些？
2. 膳食纤维的生理功能有哪些？
3. 膳食纤维的缺乏和过量对人体有哪些影响？
4. 膳食纤维每天的需要量是多少？
5. 膳食纤维的食物来源有哪些？

膳食纤维的定义有两种：一是从生理学角度将膳食纤维定义为哺乳动物消化系统内未被消化的植物细胞的残存物，包括纤维素、半纤维素、果胶、树胶、抗性淀粉和木质素等；另一种是从化学角度将膳食纤维定义为植物的非淀粉多糖加木质素。

膳食纤维可分为可溶性膳食纤维与非可溶性膳食纤维。前者包括部分半纤维素、果胶和树胶等，后者包括纤维素、木质素等。

一、主要特性

（一）吸水作用

膳食纤维有很强的吸水能力或与水结合的能力。此作用可使肠道中粪便的体积增大，加快其转运速度，减少其中有害物质接触肠壁的时间。

（二）黏滞作用

一些膳食纤维具有强的黏滞性，能形成黏液性溶液，包括果胶、树胶、海藻多糖等。

（三）结合有机化合物作用

膳食纤维具有结合胆酸和胆固醇的作用。

（四）阳离子交换作用

其作用与糖醛酸的羧基有关，可在胃肠内结合无机盐，如 K^+、Na^+、Fe^{2+} 等阳离子，形成膳食纤维复合物，影响其吸收。

（五）细菌发酵作用

膳食纤维在肠道易被细菌酵解，其中可溶性膳食纤维可完全被细菌所酵解，而不溶性膳食纤维则不易被酵解。酵解后产生的短链脂肪酸如乙酯酸、丙酯酸和丁醋酸均可作为肠道细胞和细菌的能量来源。

二、生理功能

(一) 有利于食物的消化过程

膳食纤维能增加食物在口腔咀嚼的时间,可促进肠道消化酶分泌,同时加速肠道内容物的排泄,这些都有利于食物的消化吸收。

(二) 降低血清胆固醇

膳食纤维可结合胆酸,故有降血脂、预防冠心病的作用。此作用以可溶性纤维如果胶、树胶、豆胶的降脂作用较明显,而非水溶性纤维无此种作用。

(三) 预防胆石形成

大部分胆石是由于胆汁内胆固醇过度饱和所致,当胆汁酸与胆固醇失去平衡时,就会析出小的胆固醇结晶而形成胆石。膳食纤维可降低胆汁和胆固醇的浓度,使胆固醇饱和度降低,而减少胆石症的发生。

(四) 维护结肠功能,预防结肠癌

肠道厌氧菌大量繁殖会使中性或酸性类固醇,特别是胆酸、胆固醇及其代谢物降解,产生的代谢产物可能是致癌物。膳食纤维可抑制厌氧菌,促使嗜氧菌的生长,使具有致癌性的代谢物减少;同时膳食纤维还可借其吸水性来扩大粪便体积,缩短粪便在肠道的时间,防止致癌物质与易感的肠黏膜之间的长时间接触,从而减少产生癌变的可能性。

(五) 防止能量过剩和肥胖

膳食纤维有很强的吸水能力或结合水的能力,可增加胃内容物容积而增加饱腹感,从而减少摄入的食物和能量,有利于控制体重,防止肥胖。

(六) 维持血糖正常平衡,防治糖尿病

可溶性膳食纤维可降低餐后血糖升高的幅度,降低血胰岛素水平或提高机体胰岛素的敏感性。

此外,食物纤维尚有防止习惯性便秘,预防食道裂孔疝、痔疮等作用。

三、缺乏与过量

研究表明,膳食纤维的摄入与人体健康密切相关,膳食纤维摄入不足会引起肥胖、心血管疾病、癌症、糖尿病等疾病,虽然过多摄入膳食纤维会影响矿物质和维生素的吸收,以及发生缺铁、缺锌和缺钙等营养问题,但目前随着人们生活水平的提高,动物性食物摄取比例增高,而植物性食物摄取出现减少的现象,因此更应该注意适宜的膳食纤维的摄取,预防相关疾病发生。

四、食物来源与膳食参考摄入量

(一) 食物来源

膳食纤维主要存在于谷薯、豆类、蔬菜、水果中，其中谷物含膳食纤维最多，全麦粉含6%，精面粉2%，糙米1%，蔬菜3%，水果2%左右，但加工方法、食入部位和品种不同，膳食纤维的含量也不同。

(二) 膳食参考摄入量

成人以每日摄入30g膳食纤维为宜。摄入过多可能会产生一些副作用，如腹泻、腹胀，也可能会影响对营养素的吸收，这是因为膳食纤维可与钙、铁、锌等结合，从而影响这些元素的吸收利用。另外，患有急慢性肠炎、肠道肿瘤的疾病的病人，要控制膳食纤维的摄入。

生活链接

膳食纤维食用误区

误区一：蔬菜的筋里面才有纤维

错。每个植物细胞都有细胞壁，而细胞壁的主要成分就是纤维素、半纤维素和果胶，它们都属于膳食纤维。所以，只要吃植物性的食品，必然会获得纤维。蔬菜筋并非蔬菜中纤维的唯一来源，而没有筋的食物很可能纤维含量更高。比如说，红薯（甘薯）中不含有蔬菜中的那种筋，但它的纤维素含量远高于有筋的大白菜。

此外，主食当中的纤维，也不仅仅是小麦麸皮那种"剌口"的东西。豆类的纤维含量比粗粮还要高，而人们却并不感觉到其中含有麸皮那样的东西。小杏仁的膳食纤维含量极高，却没人吃得出任何纤维的感觉。

误区二：把菜切碎，就会失去纤维的健康作用

错。包括白菜筋在内的蔬菜纤维属于不溶性纤维。不溶性膳食纤维的健康作用在于它不能在小肠中被人体吸收，会带着少量胆固醇、脂肪和重金属离子进入大肠，同时发挥增大食物残渣体积、刺激肠道蠕动的作用。白菜的筋是否切碎，和它的健康作用毫无关系。即便吃白菜剁成的馅，也一样有这种健康作用。

实际上，蔬菜中的纤维如果能够细小一些，对于部分人反而是有利的。比如说患有胃肠疾病的人，吃过硬的纤维对发炎、受损的胃肠黏膜有刺激作用。把难嚼的蔬菜切细，也能让牙齿不好的老年人得到纤维的好处。

误区三：纤维素会因为加热而被破坏

错。很多人看到蔬菜烹调之后变软了，就以为其中的纤维素被破坏了。其实，纤维素的化学性质非常稳定，加热到100度是根本不能让它破坏、分解的。棉布的纤维就是纤维素，蔬菜中的纤维素在化学本质上和它是一样的，只是外表不同而已。难道说棉布煮一会儿就会分解了么？

除了纤维素之外，其他膳食纤维和各种矿物质也一样能够耐受烹调加热。真正会在煮沸加热时被破坏的，只有部分维生素和部分植物化学物；油炸加热时，蛋白质和脂肪也会发生变化。

项目情景链接

欧美国家居民改进膳食的几条建议

欧美等经济发达国家膳食结构属于以动物性食物为主的"三高型"膳食结构。其膳食结构的主要特点是：膳食以鱼畜禽肉蛋乳及其制品等动物性食品为主，蔗糖和酒类的消费量比较大，淀粉摄入量非常少，即被称之为"高脂肪、高蛋白、高能量、低纤维"的膳食结构。由于动物性食物食品摄入量大，植物性食物摄入量少，长期下去造成的后果就是营养过剩，最终导致营养慢性病发病率持续上升。为此，美国政府提出的膳食指南建议要求，每人每天需要食用25克左右的膳食纤维，多吃些谷类、豆类食品以及水果蔬菜等，此外还建议少饮酒和控制适宜体重。近年来美国的营养决策单位提出下列改进膳食的建议：

一、增加谷类食物碳水化合物的摄入量，使其所供给的能量达到总能量的55%~60%，其中，由食糖所供给的能量由24%降至15%。

二、减少脂肪的摄入量，由占总能量的42%降至30%。

三、减少饱和脂肪酸的摄入量，由占总能量的16%降至10%，增加不饱和脂肪酸的摄入量，使其占脂肪产能量的20%。

四、胆固醇的摄入量降至每日300毫克。这个建议的膳食结构实际上是向我国的传统膳食构成靠近，与日本的膳食结构相似。

项目二　食物营养基础

项目学习目标

1. 了解并掌握动植物性食品的营养价值，以充分利用食物资源。
2. 掌握强化食品和保健食品的概念以及各自对人体的功能性作用。

项目学习关键词

植物性食品　动物性食品　强化食品　保健食品

项目情景导读

人体所需要的能量和营养素主要是靠食物获得。自然界供人类食用的食物种类繁多，根据其来源可分为植物性食物和动物性食物两大类。前者包括谷类、薯类、豆类、蔬菜、水果等，后者包括肉类、蛋类、乳类等。

各类食物由于所含的营养素的种类和数量能够满足人体营养需要的程度不同，故营养价值有高低之分。营养价值的高低取决于食物中所含营养素的种类是否齐全、数量是否充足、营养素的比例是否合理以及是否易被人体消化吸收利用。食品中所提供的营养素的种类和营养素的相对含量，越接近于人体需要或组成，则该食品的营养价值就越高。

随着社会经济的快速发展，我国在改善居民的食物与营养状况方面取得了巨大的成就。但是，食品营养摄入的不合理以及生活规律的不科学造成目前我国较为严重的营养不良问题和国民身体素质处于"亚健康"状态。因此，研制生产各种营养强化食品和保健品解决以上问题，都是行之有效的措施。

那还能开发哪些强化食品和保健食品呢？

请认真学习本项目，找到答案。

任务一 植物性食物营养价值分析

问题导入

1. 植物性食物包括哪几类及各自的营养成分有哪些？
2. 植物性食物的营养的优势和不足表现在哪些方面？

植物性食物主要包括谷类、豆类、蔬菜、水果和菌藻类等。植物性食物是人类获取营养素的主要来源。因品种、生长地区、环境与条件等不同，每类食物的营养素含量和质量特点各不相同，了解它们各自的营养价值，就可以从中合理选择、合理利用，组成平衡膳食。

一、谷物类

（一）概述

谷物类是人类的主要食物之一，特别是在我国膳食构成中占有重要地位，也是重要的烹饪原料。谷物类包括禾本科的稻、麦、玉米、莜麦及其他杂粮，也包括蓼科作物——荞麦。主要给中国人提供碳水化合物、蛋白质、膳食纤维及 B 族维生素等。谷物类的营养成分随种类、品种、地区、气候、土壤及施肥、灌溉等耕作措施的不同而不同，也与加工方法和精度有密切关系。谷物经过加工、烹饪可制成各式主食制品，同时谷物类也是酿造业及养殖业的重要原料和饲料。

（二）谷类的结构和营养特点

1. 结构

谷类种子都有相似的结构，包括谷皮、胚乳和胚芽三部分，分别占谷粒质量的 13%~15%、83%~87% 和 2%~3%，各部分营养成分的分布很不均匀。谷皮在谷粒的外部，是谷粒的外壳，主要由纤维素、半纤维素等组成，含较高的矿物质和脂肪。糊粉层含无机盐（较多的磷）和丰富的 B 族维生素，但在碾磨加工时，易与谷皮同时脱落而混入糠麸中。胚乳是谷类的主要部分，含大量的淀粉和一定量的蛋白质。整个子粒所含的淀粉基本上都集中在胚乳中，而蛋白质居第二位。胚芽位于谷粒的一端，富含蛋白质、脂肪、无机盐、B 族维生素和维生素 E。胚芽质地比较软而有韧性，不易粉碎，但在加工时因易与胚乳分离而损失掉。

2. 谷类的营养特点

（1）蛋白质

谷粒中蛋白质含量在 7%~12% 之间，品种间有较大的差异。谷粒外层的蛋白质含量较里层高，精制的大米和面粉因过多地除去了外皮，使得蛋白质的含量较粗制的米和面低。

蛋白质的生物价：大米 77、小麦 67、大麦 64、小米 57、玉米 60、高粱 56。赖氨酸是谷类的第一限制氨基酸，色氨酸和苏氨酸的含量也偏低，与少量的豆类、蛋类和肉类同食，其营养价值将被大大提高。

（2）碳水化合物

谷粒中碳水化合物的含量很高，平均达 70%以上。谷类碳水化合物主要是淀粉，此外还有一部分糊精、果糖和葡萄糖等。

谷类淀粉有两种：直链淀粉和支链淀粉。直链淀粉约为 20%~25%，易溶于水，较黏稠，易消化；支链淀粉则相反。研究认为，直链淀粉使血糖升高的幅度较小，目前已培育出直链淀粉达 70%的玉米品种。

谷粒中的膳食纤维含量在 2%~12%之间，主要存在于谷壳、谷皮和糊粉层中，胚乳几乎不含膳食纤维。因此，精米、精面中膳食纤维含量极低。

（3）脂肪

谷类的脂肪主要集中在糊粉层和胚芽，含量很少，约为 2%，玉米和小米中的含量比较高，可达 4%。谷物油脂中含丰富的亚油酸、卵磷脂和植物固醇，并含有大量维生素 E。玉米胚油中不饱和脂肪酸的含量达 85%（亚油酸含量占 60%），含 6%~7%的磷脂，主要是卵磷脂和脑磷脂。谷胚油常常被作为营养补充剂使用，并具有防止动脉硬化的效果。

谷类粮食经长期储存后，脂肪会发生氧化酸败现象，产生令人不快的脂肪氧化味。因此，游离脂肪酸值作为粮食陈化的一个指标。

（4）矿物质

谷类矿物质含量约为 1.5%~3.0%，其中磷的含量最为丰富，占矿物质总量的 50%左右；其次是钾，约为 25%~33%；镁、锰的含量也较高，但钙含量低。铁的含量不等，大米 1.5~3.0mg/100g，面粉含 4.2mg 左右/100g。

由于一般谷物中都含有植酸，能和钙、铁等生成人体无法吸收的植酸盐，对钙、铁等元素的吸收有不利影响，所以人体对谷类中的矿物质吸收利用率较低。植酸是磷的一种储存形式，在种子发芽时由植酸酶水解，可被幼芽利用。小麦粉在发酵过程中，其中的植酸可被水解消除，因此小麦粉发酵制成馒头、面包后可提高铁、钙等矿物质的吸收率。

谷类的矿物质大部分集中在谷皮和麸皮中，粗制的米和面由于保留了部分皮层，矿物质的含量较精制米、面高。所以，为保留各种营养成分，谷类的加工精度不宜过高。我国 20 世纪 50 年代初加工的标准米（九五米）和标准面（八五面）保留了一部分皮层和米胚，矿物质的损失也不太多，比较合理。

（5）维生素

谷类是膳食中 B 族维生素的重要来源，特别是维生素 B_1 和烟酸含量较高，而维

生素 B_2 含量普遍较低。此外，尚含一定数量的泛酸和维生素 B_6，在小米和黄玉米中还含有较多的类胡萝卜素，在小麦胚粉中含有丰富的维生素 E。但是，谷类不含维生素 A 和维生素 D，干种子中也不含维生素 C，而发芽的种子中维生素 C 含量较多。

谷类中的维生素主要集中在谷胚和谷皮中。在精制的大米和面粉中，由于谷胚和谷皮被碾磨掉，使维生素含量明显减少。谷类加工的精度越高，保留的胚芽和谷皮就越少，维生素损失就越多。

(6) 水

含量一般 ≤14%。如果水分含量>14%，酶类活动增强，使营养素分解，导致霉菌、昆虫等生长繁殖，降低了食用价值。

(三) 谷物加工、烹调对营养价值的影响

1. 加工

谷物加工的目的是经适当碾磨除去谷皮，便于烹饪和利于人体消化吸收。由于谷粒的营养素分布不均匀，在加工时会因加工程度不同而导致产物的营养素含量不同。

谷物类加工精细，出粉（米）率低，感官性状好，消化吸收率高，但有些维生素和无机盐等重要的营养素进入麸糠中；谷物类加工粗糙，出粉（米）率高，营养素损失少，但感官性状差，且消化吸收率也相应降低，由于植酸和纤维素含量较多，还将影响其他营养素的吸收，如植酸与钙、铁、锌等螯合成植酸盐，不能被机体利用，也不易存放。

近年来，随经济水平快速发展，中国居民对精米、白面的食用比例加大，因而在有些人群中出现 B 族维生素缺乏。为保障人民的健康，应采取对米面的营养强化措施，提倡粗细粮混食等方法来克服精米、精面的营养缺陷。可研究改良谷类加工工艺与设备，在保持良好感官性状的同时尽可能最多保留糊粉层，从而最大限度地防止营养素流失。在发达国家，全麦粉的加工食品拥有更多的受众，谷物加工的副产品米糠也被进一步开发应用。

2. 烹调

谷物烹调的目的是让谷物更易于人体消化吸收利用，不同的烹调方式对营养素损失的程度不同，主要是对 B 族维生素的影响，用高温油炸时损失较大。如油条制作，因加碱及高温油炸会使维生素 B_1 全部损失，维生素 B_2 和尼克酸仅保留一半。

面食在焙烤时，还原糖与氨基化合物发生褐变反应（又称美拉德反应）产生的褐色物质，在消化道中不能水解，故无营养价值而且使赖氨酸失去效能。因此，焙烤温度和食糖的用量是影响焙烤食品营养价值的因素之一。

洗涤过程可使一些营养素损失。如大米淘洗过程中，维生素 B_1 可损失 30%~60%，维生素 B_2 和烟酸可损失 20%~25%，矿物质损失 70%。淘洗次数愈多、浸泡时间愈长、水温愈高，损失愈多。

3. 合理贮存

谷类在一定条件下可以贮存很长时间，而质量不会发生变化。当环境条件发生改变，如水分含量高、环境湿度大、温度较高时，谷粒内酶的活性增大，呼吸作用加强，使谷粒发热，促进霉菌生长，导致蛋白质、脂肪分解产物积聚，酸度升高，最后霉烂变质，失去食用价值。故粮谷类食品应保持在避光、通风、阴凉和干燥的环境中贮存。

4. 合理搭配

谷类食物蛋白质中的赖氨酸含量普遍较低，宜与含赖氨酸多的豆类和动物性食物混合食用，以提高谷类蛋白质的营养价值。

二、豆类

（一）分类

豆类种类繁多，包括大豆（黄豆、黑豆、青豆）、豌豆、蚕豆、豇豆、绿豆、赤豆等。按食用种子的营养成分划分，可分成两大类：一类含高蛋白（35%～40%）、中等脂肪（15%～20%）、较少碳水化合物（35%～40%），如大豆；另一类含高碳水化合物（55%～70%）、中等蛋白质（20%～30%）、低脂肪（<5%），如豌豆、绿豆等。豆类加工成各式制品，有豆腐、豆浆、豆芽、腐竹等。它们是植物蛋白的主要来源，主要提供蛋白质、脂肪、膳食纤维、矿物质和B族维生素。豆类深加工可生产出分离蛋白、浓缩蛋白、组织蛋白、油料粕粉等产品，在食品加工业中有极广泛的应用。

（二）豆类的结构特点与营养分布

1. 结构

豆科作物的结构基本相同，属于双子叶植物，由种皮、子叶和胚构成。种皮位于种子的外层，约占豆粒的5%，成分主要是粗纤维、核黄素、少量无机盐。种皮的颜色有黄、黑、红、青绿、褐及杂色，以此可区别豆类的不同品种。豆类的子叶肥厚，是储存营养物质的部位，约占豆粒的90%，富含蛋白质、脂肪和碳水化合物。豆类的胚占豆粒的5%，是豆粒发芽形成植株的部位，含丰富的蛋白质、脂肪、维生素A、维生素E、维生素B_2和尼克酸，矿物质主要有钙、磷和铁等。

2. 谷类的营养特点

（1）蛋白质

豆类是蛋白质含量较高的食品，蛋白质含量为20%～36%，其中大豆类最高，其蛋白质含量在30%以上。

（2）脂肪

豆类脂肪含量以大豆类为高，在15%以上；其他豆类较低，在1%左右，其中绿豆、赤小豆、扁豆在1%以下。脂肪组成以不饱和脂肪酸居多，其中油酸占32%～

36%,亚油酸占 51.7%~57%,亚麻酸占 2%~10%,此外尚有 1.64%左右的磷脂。

(3) 碳水化合物

豆类中的碳水化合物以其他豆类为最高,多数含量在 55%以上。豆类碳水化合物几乎完全不含淀粉或含量极微,多为纤维素和可溶性糖,在体内较难消化。其中有些在大肠内成为细菌的营养素来源。细菌在肠道内生长繁殖过程中能产生过多的气体(二氧化碳和氨)而引起肠胀气。

(4) 维生素

豆类含胡萝卜素、维生素 B_1、维生素 B_2、烟酸、维生素 E 等,相对于谷类而言,胡萝卜素含量和维生素 E 较高。

(5) 矿物质

豆类矿物质含量在 2%~4%,包括钾、钠、钙、镁、铁、锌、硒等。大豆类中矿物质含量较高,在 4%左右,其中铁含量较多,每 100g 中含量可达 7~8mg。

(三) 影响大豆营养价值的因素

豆类的组成中有一些成分直接影响豆类食用和消化率,甚至能引起中毒和影响动物发育。

1. 抗胰蛋白酶因素

许多豆科植物都有抗胰蛋白酶物质,主要抑制人体胰蛋白酶、胃蛋白酶、糜蛋白酶等 13 种与蛋白质分解消化相关物质的活性,统称蛋白酶抑制剂,典型代表是胰蛋白酶抑制剂 (TI),可造成生长发育抑制、胰腺肿大。

2. 植物红细胞凝血素 (PHA)

植物红细胞凝血素能凝集动物和人的血红细胞,轻者恶心、呕吐,影响动物生长发育,重者会引起死亡。通常豆类经浸泡后在常压下蒸汽处理 1h,或高压蒸汽处理 15min 可使其失活。

3. 植酸

植酸能与锌、钙、镁、铁等元素结合而影响这些元素的吸收。豆类发芽,植酸酶活性大大升高,植酸被分解,游离的氨基酸、维生素 C 则有所增加,使原来被整合的元素释放出来,变成可被人体利用的状态。把大豆制成豆浆或豆腐,也是同样的道理,提高了豆类食品中钙、锌、铁、镁等无机盐的利用率。

4. 豆腥味

主要是豆类的脂肪氧化酶氧化脂肪产生的中等长链的碳基化合物,如醛、酮类产生豆腥味。脂肪氧化酶的耐热性较低,80℃是其是否有活性的界限。一般采用干热灭酶或 80℃以上温度热处理等方法,即可使脂肪氧化酶灭活。

(四) 豆制品

豆制品包括豆浆、豆腐脑、豆腐、豆腐干、百叶、豆腐乳、豆芽等。豆制品在加工过程中一般要经过浸泡、细磨、加热等处理，使其中所含的抗胰蛋白酶破坏，大部分纤维素被去除，因此消化吸收率明显提高。豆制品的营养素种类在加工前后变化不大，但因水分增多，营养素含量相对较少。豆芽一般是以大豆和绿豆为原料制作的。在发芽前几乎不含维生素C，但在发芽过程中，其所含的淀粉水解为葡萄糖，可进一步合成维生素C。

（五）豆类及其制品的合理利用

不同加工和烹调方法，对大豆蛋白质的消化率有明显的影响。整粒熟大豆的蛋白质消化率仅为65.3%，但加工成豆浆可达84.9%，豆腐可提高到92%~96%。

大豆中含有抗胰蛋白酶的因子，它能抑制胰蛋白酶的消化作用，使大豆难以分解为人体可吸收利用的各种氨基酸。经过加热煮熟后，这种因子即被破坏，消化率随之提高，所以大豆及其制品须经充分加热煮熟后再食用。

豆类中膳食纤维含量较高，特别是豆皮。因此，国外有人将豆皮经过处理后磨成粉，作为高纤维用于烘焙食品。据报道，食用含纤维的豆类食品可以明显降低血清胆固醇，对冠心病、糖尿病及肠癌也有一定的预防及治疗作用。提取的豆类纤维加到缺少纤维的食品中，不仅能改善食品的松软性，还有保健作用。

三、蔬菜

蔬菜是人体维生素和矿物质的主要来源。此外还含有较多的纤维素、果胶和有机酸，能刺激胃肠蠕动和消化液的分泌，因此它们还能促进人们的食欲和帮助消化。蔬菜在体内的最终代谢产物呈碱性，故称"碱性食品"，对维持体内的酸碱平衡起重要作用。

（一）蔬菜分类

蔬菜按其结构及可食部分不同，可分为叶菜类、根茎类、瓜茄类和鲜豆类，所含的营养成分因其种类不同，差异较大。

（二）各类蔬菜的营养价值

1. 叶菜类

主要包括白菜、菠菜、油菜、韭菜、苋菜等，是胡萝卜素、维生素B_2、维生素C和矿物质及膳食纤维的良好来源。绿叶蔬菜和橙色蔬菜营养素含量较为丰富，特别是胡萝卜素的含量较高，维生素B_2含量虽不很丰富，但在我国人民膳食中仍是维生素B_2的主要来源。国内一些营养调查报告表明，维生素B_2缺乏症的发生，往往同食用绿叶蔬菜不足有关。蛋白质含量较低，一般为1%~2%，脂肪含量不足1%，碳水化合物含量为2%~4%，膳食纤维约1.5%。

2. 根茎类

主要包括萝卜、胡萝卜、荸荠、藕、山药、芋芳、葱、蒜、竹笋等。根茎类蛋白质含量为1%~2%，脂肪含量不足0.5%，碳水化合物含量相差较大，低者5%左右，高者可达20%以上。膳食纤维的含量较叶菜类低，约1%。胡萝卜中含胡萝卜素最高，每100g种可达4130μg。硒的含量以大蒜、芋芳、洋葱、马铃薯等中最高。

3. 瓜茄类

包括冬瓜、南瓜、丝瓜、黄瓜、茄子、番茄、辣椒等。瓜茄类因水分含量高，营养素含量相对较低。蛋白质含量为0.4%~1.3%，脂肪微量，碳水化合物为0.5%~3.0%。膳食纤维含量1%左右，胡萝卜含量以南瓜、番茄和辣椒最高，维生素C含量以辣椒、苦瓜较高，番茄是维生素C的良好来源。辣椒中还含有丰富的硒、铁和锌，是一种营养价值较高的植物。

4. 鲜豆类

包括毛豆、豇豆、四季豆、扁豆、豌豆等。与其他蔬菜相比，营养素含量相对较高。蛋白质含量为2%~14%，平均4%左右，其中毛豆和上海出产的发芽豆可达12%以上。脂肪含量不高，除毛豆外，均在0.5%以下；碳水化合物为4%左右，膳食纤维为1%~3%。胡萝卜素含量普遍较高，每100g中的含量大多在200μg左右，其中以甘肃出产的龙豆和广东出产的玉豆较高，达500μg/100g以上。此外，还含有丰富的钾、钙、铁、锌、硒等。铁的含量以发芽豆、刀豆、蚕豆、毛豆较高，每100g中含量在3mg以上。锌的含量以蚕豆、豌豆和芸豆中含量较高，每100g中含量均超过1mg，硒的含量以玉豆、龙豆、毛豆、豆角和蚕豆较高，每100g中的含量在2μg以上。维生素B_2含量与绿叶蔬菜相似。

5. 菌藻类

菌藻类食物包括食用菌和藻类食物。食用菌是指供人类食用的真菌，有500多个品种，常见的有蘑菇、香菇、银耳、木耳等品种。藻类是无胚、自养，以孢子进行繁殖的低等植物，供人类食用的有海带、紫菜、发菜等。

菌藻类食物富含蛋白质、膳食纤维、碳水化合物、维生素和微量元素。蛋白质含量以发菜、香菇和蘑菇最为丰富，在20%以上。蛋白质氨基酸组成比较均衡，必需氨基酸含量占蛋白质总量的60%以上。脂肪含量低，约1.0%左右。碳水化合物含量为20%~35%，银耳和发菜中的含量较高，达35%左右。胡萝卜素含量差别较大，在紫菜和蘑菇中含量丰富，其他菌藻中较低。维生素B_1和维生素B_2含量也比较高。微量元素含量丰富，尤其是铁、锌和硒，其含量约是其他食物的数倍甚至十余倍。在海产植物中，如海带、紫菜等中还含丰富的碘，每100g海带（干）中碘含量可达36mg。

(三) 蔬菜的合理利用

1. 合理选择

蔬菜含丰富的维生素，除维生素C外，一般叶部含量比根茎部高，嫩叶比枯叶高，深色的菜叶比浅色的高。因此在选择时，应注意选择新鲜、色泽深的蔬菜。

2. 合理加工与烹调

蔬菜所含的维生素和矿物质易溶于水，所以宜先洗后切，以减少蔬菜与水和空气的接触面积，避免损失。洗好的蔬菜放置时间不易过长，以避免维生素氧化破坏，尤其要避免将切碎的蔬菜长时间地浸泡在水中。烹调时要尽可能做到急火快炒。有实验表明，蔬菜煮3min，其中维生素C损失5%，10min达30%。为了减少损失，烹调时加少量淀粉，可有效保护维生素C的破坏。

3. 菌藻食物的合理利用

菌藻类食物除了提供丰富的营养素外，还具有明显的保健作用。研究发现，蘑菇、香菇和银耳中含有多糖物质，具有提高人体免疫功能和抗肿瘤作用。香菇中所含的香菇嘌呤，可抑制体内胆固醇的形成和吸收，促进胆固醇分解和排泄，有降血脂作用。黑木耳能抗血小板聚集和降低血凝，减少血液凝块，防止血栓形成，有助于防治动脉粥样硬化。海带因含有大量的碘，临床上常用来治疗缺碘性甲状腺肿。海带中的褐藻酸钠盐，有预防白血病和骨癌作用。

此外，在食用菌藻类食物时，还应注意食品卫生，防止食物中毒。例如：银耳易被酵米面黄杆菌污染，食入被污染的银耳，可发生食物中毒。食用海带时，应注意用水洗泡，因海带中含砷较高，每公斤可达35~50mg，大大超过国家食品卫生标准（0.5mg/kg）。

四、水果

水果类可分为鲜果、干果、坚果和野果。水果与蔬菜一样，主要提供维生素和矿物质。水果也属碱性食品。

（一）水果的主要营养成分

1. 鲜果及干果类

鲜果种类很多，主要有苹果、橘子、桃、梨、杏、葡萄、香蕉和菠萝等。新鲜水果的水分含量较高，营养素含量相对较低。蛋白质、脂肪含量均不超过1%，碳水化合物含量差异较大，低者为6%，高者可达28%。矿物质含量除个别水果外，相差不大。维生素B_1和维生素B_2含量也不高，胡萝卜素和维生素C含量因品种不同而异，其中含胡萝卜素最高的水果为柑、橘、杏和鲜枣；含维生素C丰富的水果为鲜枣、草莓、橙、柑、柿等。水果中的碳水化合物主要以双糖或单糖形式存在，所以食之甘甜。

干果是新鲜水果经过加工晒干制成，如葡萄干、杏干、蜜枣和柿饼等。由于加工的影响，维生素损失较多，尤其是维生素C，但蛋白质、糖类和无机盐的含量相对增加。但干果便于储运并别具风味，并且利于食物的调配，使饮食多样化，有一定的食用价值。

2. 坚果

坚果是以种仁为食用部分，因外覆木质或革质硬壳，故称坚果。按照脂肪含量的不同，坚果可以分为油脂类坚果和淀粉类坚果，前者富含油脂，包括核桃、榛子、杏仁、松子、香榧、腰果、花生、葵花子、西瓜子、南瓜子等，后者淀粉含量高而脂肪很少，包括栗子、银杏、莲子、芡实等。按照其植物学来源的不同，又可以分为木本坚果和草本坚果两类，前者包括核桃、榛子、杏仁、松子、香榧、腰果、银杏、栗子、澳洲坚果，后者包括花生、葵花子、西瓜子、南瓜子、莲子等。

大多数坚果可以不经烹调直接食用，但花生、瓜子等一般经炒熟后食用。坚果仁经常制成煎炸、焙烤食品，作为日常零食食用，也是制造糖果和糕点的原料，并用于各种烹调食品的加香。

坚果是一类营养价值较高的食品，其共同特点是低水分含量和高能量，富含各种矿物质和B族维生素。从营养素含量而言，富含脂肪的坚果优于淀粉类坚果，然而因为坚果类所含能量较高，虽为营养佳品，亦不可过量食用，以免导致肥胖。

富含油脂的坚果蛋白质含量多在12%~22%之间，其中有些蛋白质含量更高，如西瓜子和南瓜子蛋白质含量达30%以上。淀粉类干果中以栗子的蛋白质含量最低，为4%~5%，芡实为8%左右，而银杏和莲子都在12%以上，与其他含油坚果相当。坚果类的蛋白质氨基酸组成各有特点，如澳洲坚果不含色氨酸，花生、榛子和杏仁缺乏含硫氨基酸，核桃缺乏蛋氨酸和赖氨酸。巴西坚果则富含蛋氨酸，葵花子含硫氨基酸丰富，但赖氨酸稍低，芝麻赖氨酸不足。栗子虽然蛋白质含量低，但蛋白质质量较高。总的来说，坚果类是植物性蛋白质的重要补充来源，但其生物效价较低，需要与其他食品营养互补后方能发挥最佳的营养作用。

脂肪是富含油脂坚果类食品中极其重要的成分。这些坚果的脂肪含量通常达40%以上，其中澳洲坚果更高达70%以上，故绝大多数坚果类食品所含能量很高，可达2092~2929kJ/100g（500~700kcal/100g）。坚果类当中的脂肪多为不饱和脂肪酸，富含必需脂肪酸，是优质的植物性脂肪。葵花籽、核桃和西瓜子的脂肪中特别富含亚油酸，不饱和程度很高。其中核桃和松子含有较多的α-亚麻酸，对改善膳食中的n-3和n-6脂肪酸比例有一定贡献。一些坚果脂肪中单不饱和脂肪酸的比例较大，例如榛子、澳洲坚果、杏仁、美洲山核桃和开心果中所含的脂肪酸当中，57%~83%为单饱和脂肪酸；花生、松子和南瓜子所含脂肪酸中，约有40%左右来自单不饱和脂肪酸；巴西坚果、腰果和榛子中约有1/4的脂肪酸为单不饱和脂肪酸。温带所产坚果的不饱和脂肪酸含量普遍高于热带所产坚果，通常达80%以上。然而腰果在热带坚果中不饱和脂肪酸含量最高，达88%。澳洲坚果不仅脂肪含量最高，而且所含脂肪酸种类达10种以上，因而具有独特的风味。

富含油脂的坚果中可消化碳水化合物含量较少，多在15%以下。如花生为5.2%，榛子为4.9%。富含淀粉的坚果则是碳水化合物的好来源，如银杏含淀粉为72.6%，干栗子为77.2%，莲子为64.2%。它们可在膳食中与粮食类主食一同烹调，制成莲子粥、芡实粥、栗子窝头等食品。

坚果类的膳食纤维含量也较高，例如花生膳食纤维含量达6.3%，榛子为9.6%，中国杏仁更高达19.2%。此外，坚果类还含有低聚糖和多糖类物质。栗子、莲子、芡实等虽然富含淀粉，但由于其淀粉结构与大米、面粉不同，其血糖生成指数也远较精制米面为低，如栗子粉的血糖生成指数为65。

坚果类是维生素E和B族维生素的良好来源，包括维生素B_1、维生素B_2、烟酸和叶酸。富含油脂的坚果含有大量的维生素E，淀粉坚果含量低一些，然而它们同样含有较为丰富的水溶性维生素。杏仁中的维生素B_2含量特别突出，无论是美国大杏仁还是中国小杏仁，均是维生素B_1的极好来源。

很多坚果品种含少量胡萝卜素，例如榛子、核桃、花生、葵花子、松子的胡萝卜素含量为0.03~0.07mg/100g，鲜板栗和开心果达0.1mg/100g以上。一些坚果中含有相当数量的维生素C，如栗子和杏仁为25mg/100g左右，可以作为膳食中维生素C的补充来源。

坚果富含钾、镁、磷、钙、铁、锌、铜等营养成分。坚果中钾、镁、锌、铜等元素含量特别高。在未经炒制之前，其中钠含量普遍较低。一些坚果含有较丰富的钙，如美国杏仁和榛子都是钙的较好来源。一般富含淀粉的坚果矿物质含量略低，而富含油脂的坚果矿物质含量更为丰富。

3. 野果

野果在我国蕴藏十分丰富，这类资源亟待开发利用。野果含有丰富的维生素C、有机酸和生物类黄酮，下面简单介绍几种重要野果：

（1）沙棘

又名醋柳，果实含脂肪6.8%，种子含脂肪12%，含有较多的维生素C（每100g含1000~2000mg）、胡萝卜素和维生素E等。

（2）金樱子

又名野蔷薇果，盛产于山区，每100g含维生素C1500~3700mg。

（3）刺梨

盛产于西南诸省，每100g含维生素C 2585mg，比柑橘高50~100倍，含生物类黄酮丰富（6000~12000mg/100g）。

（4）番石榴

每100g含维生素C358mg，并含有胡萝卜素（0.05mg/100g）和维生素B_2（0.44mg/100g）。

(二) 水果的合理利用

水果除含有丰富的维生素和矿物质外，还含有大量的非营养素的生物活性物质，可以防病治病，但也可致病。食用时应予注意。如梨有清热降火、润肺去燥等功能，对于肺结核、急性或慢性气管炎和上呼吸道感染患者出现的咽干、喉疼、痰多而稠等有辅助疗效，但对产妇、胃寒及脾虚泄泻者不宜食用。又如红枣，可增加机体抵抗力，对体虚乏力、贫血者适用，但龋齿疼痛、下腹胀满、大便秘结者不宜食用。在杏仁中含有杏仁苷、柿子中含有柿胶酚，食用不当，可引起溶血性贫血、消化性贫血、消化不良、柿结石等疾病。

鲜果类水分含量高，易于腐烂，宜冷藏。坚果水分含量低而较耐储藏，但含油坚果的脂肪含不饱和脂肪酸的比例较高，易受氧化而酸败变质，故而应当保存于干燥阴凉处，并尽量隔绝空气。

生活链接

植物性食物的优势

植物性食物可以为我们提供人体无法合成的维生素，如维生素C和维生素素B族，同时还有类胡萝卜素，在人体内能合成维生素A，同时也是对人体非常重要的抗氧化剂。植物性食物比如食用油，是人体维生素E的主要来源，同时也是人体不能合成的必需不饱和脂肪酸的主要来源。另外，植物性食物能为人体提供膳食纤维，动物性食物就不能，没有膳食纤维，人就会出现便秘、膳道菌群失调、肠癌高发等症状。植物性食物也是人体内矿物质的主要来源，钙、镁、磷、钾等还有各种微量元素如锌、硒。植物性食物为我们提供的碳水化合物是人体的主要能量来源，吃大米、白面主要是为了摄取能量。

任务二 动物性食物营养价值分析

问题导入

1. 动物性食物包括哪几类及各自的营养成分有哪些？
2. 动物性食物的营养的优势和不足表现在哪些方面？

动物性食物包括畜禽肉、禽蛋类、水产类和奶类。动物性食物是人体优质蛋白、脂类、脂溶性维生素、B族维生素和矿物质的主要来源。

一、畜禽肉

(一) 肉的定义及分类

从食物角度讲，肉类是指来源于热血动物且适合人类食用的所有部分的总称，它不仅包括动物的骨骼肌肉，实际上还包括许多可食用的器官和脏器组织，如心、肝、肾、胃、肠、脾、肺、舌、脑、血、皮和骨等。

畜禽肉则是指畜类和禽类的肉，前者指猪、牛、羊、兔、马、骡、驴、犬、鹿、骆驼等牲畜的肌肉、内脏及其制品，后者包括鸡、鸭、鹅、火鸡、鹌鹑、鸵鸟、鸽等的肌肉及其制品。

畜禽肉的营养价值较高，饱腹作用强，可加工烹制成各种美味佳肴，是一种食用价值很高的食物。

(二) 畜禽肉的主要营养成分及组成特点

1. 水分

肌肉中的水分含量约为75%，以结合水、不易流动的水和自由水的形式存在。结合水约占肌肉总水分的5%，与蛋白质分子表面借助极性集团与水分子的静电引力紧密结合，形成水分子层；不易流动的水约占肌肉总水分的80%，以不易流动水状态存在于肌原丝、肌原纤维及肌膜之间；自由水约占肌肉总水分的15%，存在于细胞外间隙，能自由流动。

2. 蛋白质

畜禽肉中的蛋白质含量为10%~20%，因动物的种类、年龄、肥瘦程度以及部位而异。

在畜肉中，猪肉的蛋白质含量平均在13.2%左右；牛肉高达20%；羊肉介于猪肉和牛肉之间；兔肉、马肉、鹿肉和骆驼肉的蛋白质含量也达20%左右；狗肉约17%。在禽肉中，鸡肉的蛋白质含量较高，约20%；鸭肉约16%；鹅肉约18%；鹌鹑的蛋白质含量也高达20%。

动物不同部位的肉，因肥瘦程度不同，其蛋白质含量差异较大。例如：猪通脊肉蛋白质含量约为21%，后臀尖约为15%，肋条肉约为10%，奶脯仅为8%；牛通脊肉的蛋白质含量为22%左右，后腿肉约为20%，腑肋肉约为18%，前腿肉约为16%；羊前腿肉的蛋白质含量约为20%，后腿肉约为18%，通脊和胸脯肉约为17%；鸡胸肉的蛋白质含量约为20%，鸡翅约为17%。

一般来说，心、肝、肾等内脏器官的蛋白质含量较高，而脂肪含量较少。不同内脏的蛋白质含量也存在差异。家畜不同的内脏中，肝脏含蛋白质较高，心、肾含蛋白质14%~17%；禽类的内脏中，肫的蛋白质含量较高，肝和心含蛋白质13%~17%。

畜禽肉的蛋白质为完全蛋白质，含有人体必需的各种氨基酸，并且必需氨基酸的构成比例接近人体需要，因此易被人体充分利用，营养价值高，属于优质蛋白质。

畜禽的皮肤和筋腱主要由结缔组织构成。结缔组织的蛋白质含量为35%~40%，而其中绝大部分为胶原蛋白和弹性蛋白。例如：猪皮含蛋白质28%~30%，其中85%是胶原蛋白。由于胶原蛋白和弹性蛋白缺乏色氨酸和蛋氨酸等人体必需氨基酸，为不完全蛋白质，因此以猪皮和筋腱为主要原料的食品（如膨化猪皮、猪皮冻、蹄筋等）的营养价值较低，需要和其他食品配合，补充必需的氨基酸。

骨是一种坚硬的结缔组织，其中的蛋白质含量约为20%，骨胶原占有很大比例，为不完全蛋白质。骨可被加工成骨糊添加到肉制品中，以充分利用其中的蛋白质。

畜禽血液中的蛋白质含量分别为：猪血约12%、牛血约13%、羊血约7%、鸡血约8%、鸭血约8%。畜血血浆蛋白质含有8种人体必需氨基酸和组氨酸，营养价值高，其赖氨酸和色氨酸含量高于面粉，可以作为蛋白强化剂添加在各种食品和餐菜中；血细胞部分可应用于香肠的生产，其氨基酸组成与胶原蛋白相似。用胶原蛋白酶水解时，可得到与胶原蛋白水解物同样的肽类。

3. 脂肪

脂肪含量因动物的品种、年龄、肥瘦程度、部位等不同有较大差异，低者为2%，高者可达89%以上。在畜肉中，猪肉的脂肪含量最高，羊肉次之，牛肉最低。例如：猪瘦肉中的脂肪含量为6.2%，羊瘦肉为3.9%，而牛瘦肉仅为为2.3%。兔肉的脂肪含量也较低，为2.2%。在禽肉中，火鸡和鹌鹑的脂肪含量较低，在3%以下；鸡和鸽子的脂肪含量类似，在14%~17%之间；鸭和鹅的脂肪含量达20%左右。

畜肉脂肪组成以饱和脂肪酸为主，主要由硬脂酸、棕榈酸和油酸等组成，熔点较高。禽肉脂肪含有较多的亚油酸，熔点低，易于消化吸收。胆固醇含量在瘦肉中较低，每100g含70mg左右，肥肉比瘦肉高90%左右，内脏中更高，一般约为瘦肉的3~5倍，脑中胆固醇含量最高，每100g可达2000mg以上。

必需脂肪酸的含量与组成是衡量食物油脂营养价值的重要方面。动物脂肪所含有的必需脂肪酸明显低于植物油脂，因此其营养价值低于植物油脂。在动物脂肪中，禽类脂肪所含必需脂肪酸的量高于家畜脂肪；家畜脂肪中，猪脂肪的必需脂肪酸含量又高于牛、羊等反刍动物的脂肪。总的来说，禽类脂肪的营养价值高于畜类脂肪。

4. 碳水化合物

碳水化合物含量为0%~9%，多数在1.5%，主要以糖原的形式存在于肌肉和肝脏中。动物在宰前过度疲劳，糖原含量下降，宰后放置时间过长，也可因酶的作用，使糖原含量降低，乳酸相应增高，pH值下降。

5. 矿物质

矿物质的含量一般为0.8%~1.2%，瘦肉中的含量高于肥肉，内脏高于瘦肉。铁的含量为5mg/100g左右，以猪肝最丰富。畜禽肉中的铁主要以血红素形式存在，消化吸收率很高。在内脏中还含有丰富的锌和硒。牛肾和猪肾的硒含量是其他一般食品的数十倍。此外，畜禽肉还含有较多的磷、硫、钾、钠、铜等。钙的含量虽然不高，但吸收利用率很高。

禽类的肝脏中富含多种矿物质，且平均水平高于禽肉。肝脏和血液中铁的含量十分丰富，高达 10~30mg/100g 以上，可称铁的最佳膳食来源。禽类的心脏和胗也是含矿物质非常丰富的食物。

6. 维生素

畜禽肉可提供多种维生素，主要以 B 族维生素和维生素 A 为主。内脏含量比肌肉中多，其中肝脏的含量最为丰富，特别富含维生素 A 和维生素 B_2，维生素 A 的含量以牛肝和羊肝为最高，维生素 B_2 含量则以猪肝中最丰富。在禽肉中还含有较多的维生素 E。

(三) 畜禽肉的合理利用

畜禽肉的蛋白质营养价值较高，含有较多的赖氨酸，宜与谷类食物搭配食用，以发挥蛋白质的互补作用。为了充分发挥畜禽肉的营养作用，还应注意将畜禽肉分散到每餐膳食中，防止集中食用。

畜肉的脂肪和胆固醇含量较高，脂肪主要由饱和脂肪酸组成，食用过多易引起肥胖和高脂血症等疾病，因此膳食中的比例不宜过多。但是禽肉的脂肪含不饱和脂酸较多，因此老年人及心血管疾病患者宜选用禽肉。内脏含有较多的维生素、铁、锌、硒、钙，特别是肝脏，维生素 B_2 和维生素 A 的含量丰富，因此宜经常食用。

二、水产类

水产动植物种类繁多，如鱼类、甲壳类、软体类、海兽类和海藻类等。全世界仅鱼类就有 2.5 万~3.0 万种，海产鱼类超过 1.6 万种。水产食用资源与人类饮食关系密切。从巨大的鲸鱼到游动的小虾，许多都具有丰富的营养价值。这些丰富的海洋资源作为高生物价的蛋白、脂肪和脂溶性维生素来源，在人类的营养领域具有重要作用。

(一) 鱼类

1. 分类

按照鱼类生活的环境，可以把鱼分为海水鱼（如鲱鱼、鳕鱼、狭鳕鱼等）和淡水鱼（如鲤鱼、鲢鱼）；根据生活的海水深度，海水鱼又可以分为深水鱼和浅水鱼。按体形分，可以把鱼简单地分为圆形（如鳕鱼、狭鳕鱼）或扁形（如普鲷、大菱鲆、太平洋鲽鱼）两种。

2. 鱼类主要营养成分及组成特点

(1) 蛋白质

鱼类蛋白质含量约为15%~22%，平均18%左右，分布于肌浆和肌基质。肌浆主要含肌凝蛋白、肌溶蛋白、可溶性肌纤维蛋白、肌结合蛋白和球蛋白；肌基质主要包括结缔组织和软骨组织、含有胶原蛋白和弹性蛋白质。

除了蛋白质外，鱼还含有较多的其他含氮化合物，主要有游离氨基酸、肽、胺类、胍、季铵类化合物、嘌呤类和脲等。

（2）脂类

脂肪含量约为1%~10%，平均5%左右，呈不均匀分布，主要存在于皮下和脏器周围，肌肉组织中含量甚少。不同鱼种含脂肪量有较大差异，如鳕鱼含脂肪在1%以下，而河鳗脂肪含量高达10.8%。

鱼类脂肪多由不饱和脂肪酸组成，一般占60%以上，熔点较低，通常呈液态，消化率95%左右。不饱和脂肪酸的碳链较长，其碳原子数多在14~22之间，不饱和双键有1~6个，多为ω-3系列。鱼类中的ω-3不饱和脂肪酸存在于鱼油中，主要是二十碳五烯酸（EPA）和二十二碳六烯酸（DHA）。EPA与DHA可以在动物体内由亚麻酸转化而来，但是非常缓慢。而在一些海水鱼类和藻类中却可以大量转化。EPA与DHA的研究起源于20世纪70年代流行病学调查。调查中发现，爱斯基摩人通过吃生鱼摄食大量EPA与DHA，其心血管发病率远低于丹麦人；同时发现，爱斯基摩人一旦流鼻血，流血时间远长于丹麦人。研究还发现，EPA具有抑制血小板形成作用；EPA与DHA不仅可以降低低密度脂蛋白、升高高密度脂蛋白，还具有抗癌作用。EPA和DHA在鱼体内的合成很少，主要是由海水中的浮游生物和海藻类合成的，经过食物链进入鱼体内，并以甘油三酯的形式贮存。二者低温下呈液体状态，因此冷水鱼中含量较高。研究发现，大型回游性鱼的眼窝脂肪中DHA含量高，其含量占总脂肪酸的30%~40%。与不饱和脂肪酸的高含量相反，抗氧化物质维生素E的含量很低，因此鱼油在贮藏过程中易于氧化。

（3）碳水化合物

碳水化合物的含量较低，约1.5%左右。有些鱼不含碳水化合物，如鲳鱼、鲢鱼、银鱼等。碳水化合物的主要存在形式是糖原。鱼类肌肉中的糖原含量与其致死方式有关，捕即杀者糖原含量最高；挣扎疲劳后死去的鱼类，体内糖原消耗严重，含量降低。除了糖原之外，鱼体内还含有黏多糖类。这些黏多糖类按有无硫酸基分为硫酸化多糖和非硫酸化多糖，前者如硫酸软骨素、硫酸乙酰肝素、硫酸角质素；后者如透明质酸、软骨素等。

（4）矿物质

鱼类矿物质含量为1%~2%，其中锌的含量极为丰富，此外，钙、钠、氯、钾、镁等含量也较多，其中钙的含量多于禽肉，但钙的吸收率较低。海产鱼类富含碘，有的海产鱼每公斤含碘500~1000μg，而淡水鱼每公斤含碘仅为50~400μg。

(5) 维生素

鱼油和鱼肝油是维生素 A 和维生素 D 的重要来源，也是维生素 E（生育酚）的一般来源。多脂的海鱼肉也含有一定数量的维生素 A 和维生素 D。维生素 B_1、维生素 B_2、烟酸等的含量也较高，而维生素 C 含量则很低。一些生鱼制品中含有硫胺素酶和催化硫胺素降解的蛋白质，因此大量食用生鱼可能造成维生素 B_1 的缺乏。

3. 鱼类的合理利用

(1) 防止腐败变质

鱼类因水分和蛋白质含量高，结缔组织少，较畜禽肉更易腐败变质，特别是青皮红肉鱼，如鲐鱼、金枪鱼，组氨酸含量高，所含的不饱和双键极易氧化破坏，能产生脂质过氧化物，对人体有害。因此打捞的鱼类需及时保存或加工处理，防止腐败变质。保存处理一般采用低温或食盐来抑制组织蛋白酶的作用和微生物的生长繁殖。低温处理有冷却和冻结两种方式。冷却是用冰冷却鱼体使温度降到-1℃左右，一般可保存 5~15 天。冻结是使鱼体在-25℃~-40℃的环境中冷冻，此时各组织酶和微生物均处于休眠状态，保藏期可达半年以上。以食盐保藏的海鱼，用食盐不应低于 15%。

(2) 防止食物中毒

有些鱼含有极强的毒素，如河豚鱼，虽其肉质细嫩、味道鲜美，但其卵、卵巢、肝脏和血液中含有极毒的河豚毒素，若不会加工处理，可引起急性中毒而死亡。故无经验的人，千万不要"拼死吃河豚"。

(二) 软体动物类

1. 分类

软体动物按其形态不同，可以分为双壳类软体动物和无壳类软体动物两大类。双壳类软体动物包括蛤类、牡蛎、贻贝、扇贝等，无壳类软体动物包括章鱼、乌贼等。

2. 营养成分

软体动物类含有丰富的蛋白质和微量元素，某些软体动物还含有较多的维生素 A 和维生素 E，但脂肪和碳水化合物含量普遍较低。蛋白质中含有全部的氨基酸，其中酪氨酸和色氨酸的含量比牛肉和鱼肉都高。在贝类肉质中还含有丰富的牛磺酸，贝类中牛磺酸的含量普遍高于鱼类，其中尤以海螺、毛蚶和杂色蛤中为最高，每百克新鲜可食部中含有 500~900mg。软体动物微量元素的含量以硒最为突出，其次是锌的含量，此外还含有碘、铜、锰、镍等。水产动物的肉质一般都非常鲜美，这与其中所含的一些呈味物质有关。鱼类和甲壳类的呈味物质主要是游离的氨基酸、核苷酸等；软体类动物中的一部分，如乌贼类的呈味物质也是氨基酸，尤其是含量丰富的甘氨酸。贝类的主要呈味成分为琥珀酸及其钠盐。琥珀酸在贝类中含量很高，干贝中达 0.14%，螺 0.07%，牡蛎 0.05%。此外，一些氨基酸如谷氨酸、甘氨酸、精氨酸、牛磺酸，以及 AMP、Na+、K+、CL-等也为其呈味成分。

3. 合理利用

肉、鱼、禽等动物性食物在加工烹调时除水溶性维生素外，其他营养素含量变化较小，通常的加工方法能提高蛋白质消化吸收率，但若过度加热，则会降低蛋白质的生物价。各种炖、煮的加工方法可增大无机盐、含氮物质、水溶性维生素的丢失，但若与汤汁一起利用则对人体来说除少部分维生素遭破坏外，其余营养素影响不大。冷藏时间、温度对肉、鱼、禽等动物性食物营养成分有影响，时间过长则会丧失原有风味和食用、商用价值。

三、蛋类及蛋制品

（一）分类

蛋类包括鸡蛋、鸭蛋、鹅蛋、鹌鹑蛋、鸽蛋、鸵鸟蛋、火鸡蛋、海鸥蛋及其加工制成的咸蛋、松花蛋等。蛋类的营养素含量不仅丰富，而且质量也很好，是一类营养价值较高的食品。

（二）蛋的结构

蛋类的结构基本相似，主要由蛋壳、蛋清和蛋黄三部分组成。

蛋壳位于蛋的最外层，蛋壳主要由93%~96%的碳酸钙、0.5%~1%碳酸镁、0.5%~2.8%的磷酸钙和磷酸镁以及少量黏多糖组成，其质量和厚度与饲料中的矿物质含量，特别是钙含量关系密切。此外，蛋壳厚度与其表面色素沉积有关，色素含量高则蛋壳厚。在蛋壳最外面有一层水溶性胶状粘蛋白，对防止微生物进入蛋内和蛋内水分及二氧化碳过度向外蒸发起着保护作用。当蛋生下来时，这层膜即附着在蛋壳的表面，外观无光泽，呈霜状，根据此特征，可鉴别蛋的新鲜程度。如蛋外表面呈霜状，无光泽而清洁，表明蛋是新鲜的；如无霜状物，且油光发亮不清洁，说明蛋已不新鲜。由于这层膜是水溶性，在储存时要防潮，不能水洗或雨淋，否则会很快变质腐败。

蛋清位于蛋壳与蛋黄之间，为白色半透明粘性溶胶状物质。蛋清分为三层：外层稀蛋清、中层浓蛋清和内层稀蛋清。外层稀蛋清水分含量为89%，浓蛋清水分含量为84%，内层稀蛋清水分含量为86%，蛋黄系带水分含量为82%。蛋清中主要是卵白蛋白，遇热、碱、醇类发生凝固，根据这种性质，蛋可加工成松花蛋和咸蛋。

蛋黄为浓稠、不透明、半流动粘稠物，由鸡蛋钝端和尖端两侧的蛋黄系带固定在内层稀蛋清和浓蛋清之中，呈球形。系带呈螺旋结构，鸡蛋尖端系带为右旋，钝端系带为左旋。蛋黄系带是一种卵粘蛋白，其中含葡萄糖胺11.4%，并结合较多溶菌酶。随着保管时间的延长和外界温度的升高，系带逐渐变细，最后消失，蛋黄随系带变化，逐渐上浮贴壳。由此也可鉴别蛋的新鲜程度。

蛋黄由无数富含脂肪的球形微胞所组成，外被蛋黄膜。蛋黄膜厚度约为16μm，结构类似蛋白膜，但更为细致严密，具有一定的弹性。蛋黄膜中87%为蛋白质，主要是糖蛋白，10%为糖，其余3%为脂类。蛋黄膜中所含疏水氨基酸较多，因而表现出一定的不溶性。蛋黄内最中心处为白色的卵黄心，周围为互相交替的深色蛋黄层和浅色蛋黄层（胚盘）。蛋黄上侧表面的中心部分有一个2~3mm直径的白色小圆点，称为胚胎。

蛋壳重量约占整个鸡蛋的11%~13%，蛋黄和蛋清的比例因鸡蛋大小而略有差别，鸡蛋大则蛋黄比例较小，一般蛋黄约占可食部分的1/3左右。

新鲜鸡蛋清pH为7.6~8.0，蛋黄pH为6.0~6.6。鲜蛋打开后三层蛋清层次分明，蛋黄系带清晰完整。随着储藏时间的延长，pH渐渐上升，浓蛋清部分渐渐变稀，蛋黄系带消失，蛋黄从中央移开，蛋黄膜弹性减弱甚至破裂。

（三）蛋类的主要营养成分及组成特点

蛋的微量营养成分受到品种、饲料、季节等多方面因素的影响，但蛋中大量营养素含量总体上基本稳定，各种蛋的营养成分有共同之处。

1. 蛋白质

蛋类蛋白质含量一般在10%以上，全鸡蛋蛋白质的含量为12%左右，蛋清中略低，蛋黄中较高，加工成咸蛋或松花蛋后，变化不大。鸭蛋的蛋白质含量与鸡蛋类似。

蛋清当中所含的蛋白质超过40种，其中主要蛋白质包括卵清蛋白、卵伴清蛋白、卵粘蛋白、卵类粘蛋白等糖蛋白，其含量共占蛋清总蛋白的80%左右。卵清蛋白也是一种含磷蛋白。此外，蛋清中还含有卵球蛋白、溶菌酶以及9%左右的其他蛋白质。

蛋黄中的主要蛋白质是与脂类相结合的脂蛋白和磷蛋白，其中低密度脂蛋白占65%，卵黄球蛋白占10%，卵黄高磷蛋白占4%，而高密度脂蛋白占16%。低密度脂蛋白含脂类达89%，比重较低。高密度脂蛋白也称为卵黄磷脂蛋白，与卵黄高磷蛋白形成复合体而存在。卵黄高磷蛋白存在于蛋黄颗粒中，含磷约10%，包含了蛋黄中60%~70%的磷。此外还含有蛋黄核黄素结合蛋白，占0.4%左右，可与核黄素特异性地结合。

蛋黄中的蛋白质均具有良好的乳化性质，故而成为色拉酱的主要原料。蛋黄中的蛋白质也具有受热形成凝胶的性质，因此在煮蛋、煎蛋时成为凝固状态。蛋黄凝固点高于蛋清，凝固速度较慢。因此在烹调时蛋黄似乎较难凝固。蛋黄经过冷冻后，蛋白质发生胶凝作用，解冻后粘度增加，在食品加工中所起的功能性质随之劣变。

蛋白质氨基酸组成与人体需要最接近，因此生物价也最高，达94，是其他食物蛋白质的1.4倍左右。蛋白质中赖氨酸和蛋氨酸含量较高，和谷类和豆类食物混合食用，可弥补其赖氨酸或蛋氨酸的不足。蛋中蛋白质中还富含半胱氨酸，加热过度使半胱氨酸部分分解产生硫化氢，与蛋黄中的铁结合可形成黑色的硫化铁。煮蛋中蛋黄表面的青黑色和鹌鹑蛋罐头的黑色物质来源于此。

鲜鸡蛋蛋白的加热凝固温度为62℃~64℃，蛋黄为68℃~72℃。降低含水量、添加蔗糖均使鸡蛋蛋白质凝固温度提高，pH下降，添加钠盐或钙盐则可降低鸡蛋蛋白质的凝固温度。生蛋清中因含有抗蛋白酶活性的卵巨球蛋白、卵类粘蛋白和卵抑制剂，使其消化吸收率仅为50%左右。烹调后可使各种抗营养因素完全失活，消化率达96%。因此，鸡蛋烹调时应使其蛋清完全凝固。

2. 脂类

蛋清中含脂肪极少，98%的脂肪存在于蛋黄当中。蛋黄中的脂肪几乎全部以与蛋白质结合的良好乳化形式存在，因而消化吸收率高。

鸡蛋黄中脂肪含量约28%~33%，其中中性脂肪含量约占62%~65%，磷脂占30%~33%，固醇占4%~5%，还有微量脑苷脂类。蛋黄中性脂肪的脂肪酸中，以单不饱和脂肪酸油酸最为丰富，约占50%左右，亚油酸约占10%，其余主要是硬脂酸、棕榈酸和棕榈油酸，含微量花生四烯酸。

蛋黄是磷脂的极好来源，所含卵磷脂具有降低血胆固醇的效果，并能促进脂溶性维生素的吸收。鸡蛋黄中的磷脂主要为卵磷脂和脑磷脂，此外尚有神经鞘磷脂。各种禽蛋的蛋黄中总磷脂含量相似。它们使蛋黄具有良好的乳化性状，但因含有较多不饱和脂肪酸，容易受到脂肪氧化的影响。

胆固醇含量极高，主要集中在蛋黄，其中鹅蛋黄含量最高，100g达1696mg，是猪肝的7倍、肥猪肉的17倍，加工成咸蛋或松花蛋后，胆固醇含量无明显变化。

3. 碳水化合物

鸡蛋当中碳水化合物含量极低，为1%~3%，分为两种状态存在：一部分与蛋白质相结合而存在，含量为0.5%左右；另一部分游离存在，含量约0.4%。后者中98%为葡萄糖，其余为微量的果糖、甘露糖、阿拉伯糖、木糖和核糖。这些微量的葡萄糖是蛋粉制作中发生美拉德反应的原因之一，因此生产上在干燥工艺之前采用葡萄糖氧化酶除去蛋中的葡萄糖，使其在加工储藏过程中不发生褐变。

4. 矿物质

蛋中的矿物质主要存在于蛋黄部分，蛋清部分含量较低。蛋黄中含矿物质1.0%~1.5%，其中磷最为丰富，为240mg/100g，钙为112mg/100g。蛋黄是多种微量元素的良好来源，包括铁、硫、镁、钾、钠等。蛋中所含铁元素数量较高，但以非血红素铁的形式存在。由于卵黄高磷蛋白对铁的吸收具有干扰作用，故而蛋黄中铁的生物利用率较低，仅为3%左右。不同禽类所产蛋中矿物质含量有所差别。其蛋黄中铁、钙、镁、硒的含量排序为：鹅蛋、鸭蛋、鸽蛋、洋鸡蛋、草鸡蛋；蛋白中含量排序为鸭蛋、鸽蛋、鹅蛋、洋鸡蛋、草鸡蛋。鹌鹑蛋含锌量高于鸡蛋，而鸵鸟蛋各种矿物元素含量与鸡蛋相近。消费者通常认为草鸡蛋营养素含量更高，然而分析结果表明，洋鸡蛋的微量元素含量略高于草鸡蛋，可能与由于饲料当中所提供的矿物质更为充足有关。

蛋中的矿物质含量受饲料因素影响较大。饲料中硒含量上升，则蛋黄中硒含量增加，添加有机硒更容易在蛋黄中积累。添加有机锰可增加蛋黄当中的锰含量。饲料中锌和硒的含量极显著地影响蛋中硒的沉积，锌和碘也对硒的沉积产生显著影响。添加碘不仅能提高硒的吸收和转化，还能使蛋中碘含量上升。通过添加硒和碘的方法，可生产富硒鸡蛋和富碘鸭蛋。通过调整饲料成分，目前市场上已有富硒蛋、富碘蛋、高锌蛋、高钙蛋等特种鸡蛋或鸭蛋销售。

5. 维生素和其他微量活性物质

蛋中维生素含量十分丰富，且品种较为完全，包括所有的B族维生素、维生素A、维生素D、维生素E、维生素K和微量的维生素C。其中绝大部分的维生素A、维生素D、维生素E和大部分维生素B_1都存在于蛋黄当中。鸭蛋和鹅蛋的维生素含量总体而言高于鸡蛋。此外，蛋中的维生素含量受到品种、季节和饲料中含量的影响。

在0℃保藏鸡蛋一个月对维生素A、维生素D、维生素B_1无影响，但维生素B_2、烟酸和叶酸分别有14%、17%和16%的损失。

煎鸡蛋和烤蛋中的维生素B_1、维生素B_2损失率分别为15%和20%，而叶酸损失率最大，可达65%。煮鸡蛋几乎不引起维生素的损失。

散养禽类摄入含类胡萝卜素的青饲料较多，因而蛋黄颜色较深；集中饲养的鸡饲料当中含有丰富的维生素A，但因为缺乏青叶类饲料，故蛋黄颜色较浅，但其维生素A含量通常高于散养鸡蛋。为了提高鸡蛋的感官性状，目前也使用一些合成类胡萝卜素添加入饲料令蛋黄着色。用不同红黄色调的类胡萝卜素进行配比，可以得到最令人满意的蛋黄色泽。饲料中维生素A和钙含量过高时抑制蛋黄着色。

蛋黄是胆碱和甜菜碱的良好来源，甜菜碱具有降低血脂和预防动脉硬化的功效。鸡蛋壳、蛋清和蛋黄中唾液酸（sialic acid）含量分别为0.0028%、0.01%、0.095%，而蛋白膜和蛋黄膜的含量分别为0.02%和0.153%，该成分具有一定免疫活性，对轮状病毒有抑制作用。

（四）蛋类的合理利用

在生鸡蛋蛋清中，含有抗生物素蛋白和抗胰蛋白酶。抗生物素蛋白能与生物素在肠道内结合，影响生物素的吸收，食用者可引起食欲不振、全身无力、毛发脱落、皮肤发黄、肌肉疼痛等生物素缺乏的症状；抗胰蛋白酶能抑制胰蛋白酶的活力，妨碍蛋白质消化吸收，故不可生食蛋清。烹调加热可破坏这两种物质，消除它们的不良影响。但是不宜过度加热，否则会使蛋白质过分凝固，甚至变硬变韧，形成硬块，反而影响食欲及消化吸收。

蛋黄中的胆固醇含量很高，大量食用能引起高脂血症，是动脉粥样硬化、冠心病疾病的危险因素，但蛋黄中还含有大量的卵磷脂，对心血管疾病有防治作用。因此，吃鸡蛋要适量。据研究，每人每日吃 1~2 个鸡蛋，对血清胆固醇水平既无明显影响，也可发挥禽蛋其他营养成分的作用。

(五) 蛋制品的营养价值

常见的蛋制品有咸蛋、蛋粉、皮蛋、咸蛋、糟蛋等，风味独特，便于储藏和运输。制作咸蛋对营养素的含量影响不大，但增加了钠盐的含量。制作松花蛋需加入氢氧化钠等碱性物质，使维生素 B_1 受到一定程度的破坏。传统松花蛋的制作需要使用黄丹粉，即氧化铅，使产品中的铅含量有所增加，对人体健康不利，若用铜或铸盐代替氧化铅制成"无铅皮蛋"，则可有效降低铅的含量。

制作蛋粉对蛋白质的利用率无影响，B 族维生素有少量损失，但维生素 A、维生素 D 含量不受影响。

(六) 影响蛋类营养价值的因素

一般加工和烹调对蛋类食品的营养素破坏不明显，相反通过加工、烹调会杀灭细菌、破坏抗营养素因子、使蛋白质变性而增加消化吸收率。皮蛋加工需用碱进行处理，因而对 B 族维生素的影响较大，损失较多。

四、乳和乳制品

乳类是指动物的乳汁，经常食用的是牛奶和羊奶。乳类经浓缩、发酵等工艺可制成奶制品，如奶粉、酸奶、炼乳等。乳类及其制品几乎含有人体需要的所有营养素，除维生素 C 含量较低外，其他营养素含量都比较丰富，具有很高的营养价值，不仅是婴儿的主要食物，也是老弱病患者的营养食品。

(一) 牛乳类的组织结构与性质

1. 组织结构

乳类为白色乳状复杂乳胶体，水约占 83%。由乳糖、水溶性盐、维生素呈分子或离子态构成真溶液；乳白蛋白和乳球蛋白呈大分子态构成高分子溶液；酪蛋白在乳中形成酪蛋白钙-磷酸钙复合胶粒，呈胶体悬浮液；乳脂呈细小微粒分散在乳清中，少量的蛋白质和磷脂包裹在脂肪粒周围起乳化作用，维持脂肪粒呈乳胶状态。

2. 性质

(1) 乳的颜色通常是白色微黄，受胡萝卜素和核黄素含量的影响，与季节、饲料有关。

(2) 乳的香气主要来自于低分子化合物，如丙酮、乙醛、二甲硫、短链脂酸和内酯。

(3) 乳类的相对密度为 1.032，相对密度大小与乳中固型物含量有关。

(4) 乳蛋白中酸性氨基酸占有一定比例，因此乳偏酸性。

3. 营养成分

乳类的水分含量为 86%~90%，因此它的营养素含量与其他食物比较时相对较低。

(1) 蛋白质

牛乳中的蛋白质含量比较恒定，约在 3.0%左右，含氮物的 5%为非蛋白氮。

传统上将牛乳蛋白质划分为酪蛋白和乳清蛋白两类。酪蛋白约占牛乳蛋白质的 80%，乳清蛋白约占总蛋白质的 20%。牛乳蛋白质为优质蛋白质，生物价为 85，容易被人体消化吸收。

① 酪蛋白：凡 20℃下于 pH4.6 沉淀的牛乳蛋白被称为酪蛋白，在制酸奶和乳酪时沉淀的蛋白质主要是酪蛋白。牛乳中 4/5 的蛋白质为酪蛋白，它赋予牛乳以独特的性质和营养。酪蛋白的特点是含有大量的磷酸基，能与 Ca^{2+} 发生相互作用，并具有特定的三级和四级结构。

② 乳清蛋白：乳清中的蛋白质属于乳清蛋白，其中主要包括 β-乳球蛋白和 α-乳清蛋白，此外还有少量血清蛋白、免疫球蛋白等。牛奶的乳清蛋白当中，α-乳清蛋白约占 19.7%，β-乳球蛋白占 43.6%，血清蛋白占 4.7%。

在常温下，酪蛋白在 pH4.6 时沉淀，而乳清蛋白仍然能够溶解于乳清之中。如果在 90℃下加热 5 分钟再将 pH 调至 4.6，则乳清蛋白随着酪蛋白而沉淀。

(2) 脂类

牛乳含脂肪 2.8%~4.0%。乳中磷脂含量约为 20~50mg/100ml（磷脂则一半存在于脂肪球膜中，另一半以蛋白质复合物形式存在于脱脂乳中），胆固醇含量约为 13mg/100ml（胆固醇的 3/4 溶于乳脂肪中，1/10 在脂肪球膜中，其他则与蛋白质结合而存在于脱脂乳中）。

随饲料的不同、季节的变化，乳中脂类成分略有变化。

(3) 碳水化合物

乳类碳水化合物含量为 3.4%~7.4%，人乳中含量最高，羊乳居中，牛乳最少。碳水化合物的主要形式为乳糖。由于乳糖可促进钙等矿物质的吸收，也为婴儿肠道内双歧杆菌的生长所必需，对于幼小动物的生长发育具有特殊的意义。但对于部分不经常饮奶的成年人来说，体内乳糖酶活性过低，大量食用乳制品可能引起乳糖不耐受的发生。（摄入体内的牛奶中的乳糖无法转化为半乳糖和葡萄糖供小肠吸收利用，而是直接进入大肠，肠腔渗透压升高，使大肠黏膜吸入大量水分，造成腹胀、腹痛、排气和腹泻等症状，称乳糖不耐症。）用固定化乳糖酶将乳糖水解为半乳糖和葡萄糖，可以解决乳糖不耐受问题，同时可提高产品的甜度。

(4) 矿物质

乳中的矿物质主要包括钠、钾、钙、镁、氯、磷、硫、铜、铁等，大部分与有机酸结合形成盐类，少部分与蛋白质结合或吸附在脂肪球膜上。其中成碱性元素略多，因而牛乳为弱成碱性食品。乳中的矿物质含量因品种、饲料、泌乳期等因素而有所差异，初乳中含量最高，常乳中含量略有下降。牛乳中钠、钾和氯离子基本上完全存在于溶液中，而钙和磷分布在溶液和胶体两相中。

（5）维生素

牛乳中含有几乎所有种类的维生素，包括维生素 A、维生素 D、维生素 E、维生素 K、各种 B 族维生素和微量的维生素 C，只是这些维生素的含量差异较大。总的来说，牛奶是 B 族维生素的良好来源，特别是维生素 B_2。乳中的 B 族维生素主要是瘤胃中的微生物所产生，其含量受饲料影响较小，但叶酸含量受到季节影响，维生素 B_{12} 含量受到饲料中钴含量的影响。维生素 D 的含量与牛的光照时间有关，而维生素 A 和胡萝卜素的含量则与乳牛的饲料密切相关。放牧乳牛所产奶的维生素含量通常高于舍饲乳牛所产奶的含量。脂溶性维生素存在于牛奶的脂肪部分中，而水溶性维生素存在于水相。乳清所呈现的淡黄绿色便是维生素 B_2 的颜色。脱脂奶的脂溶性维生素含量显著下降，需要进行营养强化。由于羊的饲料中青草比例较大，故而羊奶中的维生素 A 含量高于牛奶。羊奶中多数 B 族维生素含量比较丰富，但其中叶酸及维生素 B_{12} 含量低，如果作为婴幼儿的主食，容易造成生长迟缓及贫血，所以不适合 1 岁以下婴儿作为主食。对于成年人来说，由于饮食品种丰富，叶酸及维生素 B_{12} 有其他来源供应，故而可以放心饮用羊奶。

(二) 乳制品

乳制品主要包括炼乳、奶粉、酸奶等。因加工工艺不同，乳制品营养成分有很大差异。

1. 炼乳

炼乳为浓缩奶的一种，分为淡炼乳和甜炼乳。新鲜奶经低温真空条件下浓缩，除去约 2/3 的水分，再经灭菌而成，称淡炼乳。甜炼乳是在鲜奶中加约 15%的蔗糖后按上述工艺制成。

因受加工的影响，维生素遭受一定的破坏，因此常用维生素加以强化，按适当的比例冲稀后，营养价值基本与鲜奶相同。淡炼乳在胃酸作用下，可形成凝块，便于消化吸收，适合婴儿和对鲜奶过敏者食用。

甜炼乳其中糖含量可达 45%左右，利用其渗透压的作用抑制微生物的繁殖。因糖分过高，需经大量水冲淡，营养成分相对下降，不宜供婴儿食用。

2. 奶粉

奶粉是经脱水干燥制成的粉。根据食用目的，可制成全脂奶粉、脱脂奶粉、调制奶粉等。

全脂奶粉是将鲜奶浓缩除去70%~80%水分后,经喷雾干燥或热滚筒法脱水制成。喷雾干燥法所制奶粉粉粒小,溶解度高,无异味,营养成分损失少,营养价值较高。热滚筒法生产的奶粉颗粒较大不均,溶解度小,营养素损失较多,一般全脂奶粉的营养成分约为鲜奶的8倍左右。

脱脂奶粉是将鲜奶脱去脂肪,再经上述方法制成的奶粉。此种奶粉含脂肪仅为1.3%,脱脂过程使脂溶性维生素损失较多,其他营养成分变化不大。脱脂奶粉一般供腹泻婴儿及需要少油膳食的患者食用。

调制奶粉又称"母乳化奶粉",是以牛奶为基础,参照人乳组成的模式和特点,进行调整和改善,使其更适合婴儿的生理特点和需要。调制奶粉主要是减少了牛乳粉中酪蛋白、甘油三酯、钙、磷和钠的含量,添加了乳清蛋白、亚油酸和乳糖,并强化了维生素A、维生素D、维生素B_1、维生素B_2、维生素C、叶酸和微量元素铁、铜、锌、锰等。

3. 酸奶

酸奶是在消毒鲜奶中接种乳酸杆菌并使其在控制条件下生长繁殖而制成。牛奶经乳酸菌发酵后游离的氨基酸和肽增加,因此更易消化吸收。乳糖减少,使乳糖酶活性低的成人易于接受。维生素A、维生素B_1、维生素B_2等的含量与鲜奶含量相似,但叶酸含量却增加了1倍,胆碱也明显增加。此外,酸奶的酸度增加,有利于维生素的保护。乳酸菌进入肠道可抑制一些腐败菌的生长,调整肠道菌相,防止腐败胺类对人体的不良作用。

4. 干酪

干酪也称奶酪,为一种营养价值很高的发酵乳制品,是在原料乳中加入适当量的凝乳酶,使蛋白质发生凝固并加入霉菌和乳酸菌,并加盐、压榨排除乳清之后再经长时间发酵的产品。

干酪中的蛋白质大部分为酪蛋白,经凝乳酶或酸作用而形成凝块。但也有一部分白蛋白和球蛋白被机械地包含于凝块之中。此外,经过发酵作用,奶酪当中还含有肽类、氨基酸和非蛋白氮成分。除少数品种之外,蛋白质中包裹的脂肪成分多占干酪固形物的45%以上,而脂肪在发酵中的分解产物使干酪具有特殊的风味。奶酪制作过程中大部分乳糖随乳清流失,少量乳糖在发酵当中起到促进发酵的作用,对抑制杂菌的繁殖有意义。

奶酪中含有原料中的各种维生素,其中脂溶性维生素大多保留在蛋白质凝块当中,而水溶性的维生素部分损失了,但含量仍不低于原料牛奶。原料乳中微量的维生素C几乎全部损失。干酪的外皮部分B族维生素含量高于中心部分。

硬质干酪是钙的极佳来源,软干酪含钙较低。镁在奶酪制作过程中也得到浓缩,硬质干酪中约为原料乳含量的5倍。钠的含量因品种不同而异,农家干酪因不添加盐，钠含量仅为0.1%；而法国羊奶干酪中的盐含量可达4.5%~5.0%。

此外，成熟奶酪中含有较多的胺类物质。它们是在后熟过程中游离氨基酸脱羧作用形成的产物，包括酪胺、组胺、色胺、腐胺、尸胺和苯乙胺等。其中以酪胺含量最高，例如切达干酪中的酪胺含量达35~109mg/100g。

5. 乳饮料

包括乳饮料、乳酸饮料、乳酸菌饮料等，严格来说不属于乳制品范畴，其主要原料为水和牛乳。

乳饮料、乳酸饮料和乳酸菌饮料均为蛋白质含量≥1.0%的含乳饮料。其中配料为水、糖或甜味剂、果汁、有机酸、香精等。乳酸饮料中不含活乳酸菌，但添加有乳酸使其具有一定酸味；乳酸菌饮料中应含有活乳酸菌，为发酵乳加水和其他成分配制而成。

总的说来，乳饮料的营养价值低于液态乳类产品，蛋白质含量约为牛奶的1/3。但因其风味多样、味甜可口，受到儿童和青年的喜爱。

（三）影响乳和乳制品营养价值的因素

1. 加热

乳类营养丰富，但是加热消毒时煮的时间太久，可使某些营养素被大量破坏。如牛乳，当温度达到60℃时，呈胶体状的蛋白微粒由溶胶变成凝胶状态。其中的磷酸钙也会由酸性变为中性而发生沉淀；加热到100℃时，乳中的乳糖开始焦化，并逐渐分解为乳酸，产生少量甲酸，降低了色、香、味，故牛乳不宜久煮。

2. 贮存

研究发现新鲜牛乳经日光照射1min后，乳中的B族维生素会很快消失，维生素C也所剩无几；即使在微弱的阳光下，经6h照射后，其中B族维生素也仅剩一半；而在避光器皿中保存的牛乳，不仅维生素没有消失，还能保持牛乳特有的鲜味。

3. 杀菌工艺处理

乳加工杀菌有两种方式：一种是巴氏法杀菌，另一种是超高温瞬间杀菌。

（1）巴氏法杀菌

以85℃以下温度经过15s杀菌。特点是杀菌温度低，对营养物质破坏少，保持了鲜奶独有的口感，保质期在7天左右。巴氏奶需要冷藏保存，在仓储、运输和销售过程中，必须保持"冷链"不能断——在运输中，需要专用的冷藏车或配备相应的冷藏设备；商店出售时，要放在冷柜中，而不能置于常温下；更不能被太阳照射，否则维生素容易被破坏，牛奶开始变质。巴氏杀菌既能保全鲜乳中的营养成分，也能杀灭牛乳中的有害菌，使加工出来的牛乳鲜美纯正，但牛奶中的部分细菌保留下来，因此保质期短。

（2）超高温瞬间杀菌（UHT）

即经130℃~150℃高温，3~4s内瞬间杀菌，以达到无菌的目的。常温牛奶的保质期可达6~9个月，由于采用无菌包装，在保质期内饮用一般没有质量问题。但超高温杀菌在杀灭牛乳中的有害菌的同时也会破坏牛乳中的一部分营养成分。

> **生活链接**
>
> **动物性食物的优势**
>
> 动物性食物比如肉蛋奶，含有的蛋白质是完全蛋白，含有所有人体不能合成的必需氨基酸，植物性食物虽然也含有蛋白质，但是不能像动物性食物那样提供足够的必需氨基酸（人体自身无法合成）。以大豆为例，大豆蛋白与肉类蛋白相比，蛋氨酸的含量极低，而蛋氨酸恰恰又是极重要的必需氨基酸。所以，动物性食物提供的蛋白质是植物性食物无法代替的。另外，植物性食物是不含胆固醇的，而胆固醇虽然多吃对人体有害，但绝对不能一点不吃，因为人体光靠体内合成的胆固醇是无法满足需要的。总之，人体如果要想获得均衡全面的营养，就必须做到动物性、植物性食物兼顾。

任务三　强化食品与保健食品分析

> **问题导入**
>
> 1. 什么是营养强化食品？营养强化的基本要求是什么？
> 2. 什么是保健食品？保健食品都具有哪些功效？

一、营养强化食品

（一）食品营养强化的概念

根据不同人群的营养需要，向食物中添加一种或多种营养素或某些天然食物成分的食品添加剂，用以提高食品营养价值的过程称为食品营养强化，或简称食品强化。这种经过强化处理的食品称为营养强化食品。所添加的营养素（包括天然的和合成的）称为食品强化剂。

目前，我国批准使用的营养强化剂有100多种。各地也不断生产出一些用维生素、矿物质和氨基酸强化的食品，如核黄素面包、高钙饼干和人乳化配方奶粉等。

（二）营养强化的意义

1. 弥补天然食物的营养缺陷

除母乳以外，自然界中没有一种天然食品能满足人体的各种营养素需要。例如，以米、面为主食的地区，除了可能有维生素缺乏外，赖氨酸等必需氨基酸的含量偏低可能影响食物的营养价值。新鲜果蔬含有丰富的维生素 C，但其蛋白质和能源物质欠缺。至于那些含有丰富优质蛋白质的乳、肉、禽、蛋等食物，其维生素含量则多不能满足人类的需要，尤其缺乏维生素 C。对于居住地区不同的人，由于地球化学的关系，食物可能缺碘或者缺硒。因此，有针对性地进行食品强化、增补天然食物缺少的营养素，可大大提高食品的营养价值，改善人们的营养和健康水平。

2. 补充食品在加工、储存及运输过程中营养素的损失

多数食品在消费之前需要储存、运输、加工、烹调，才能到达消费者手中。在这一系列过程中，机械的、化学的、生物的因素均会引起食品部分营养素的损失，有时甚至造成某种或某些营养素的大量损失。例如在碾米和小麦磨粉时有多种维生素的损失，而且加工精度愈高，损失愈大，有的维生素损失高达 70% 以上。又如在水果、蔬菜的加工过程中，很多水溶性和热敏性维生素均被损失 50% 以上。因此，为了弥补营养素在食品加工、储存等过程中的损失，满足人体的营养需要，在上述食品中适当增补一些营养素是很有意义的。

3. 简化膳食处理，方便摄食

由于天然的单一食物不可能含有人体所需全部营养素，人们为了获得全面的营养就必须同时进食多种食物。例如，婴儿的膳食处理很繁杂，即使母乳喂养的婴儿，在 6 个月以后，也必须按不同月龄增加辅助食品，如肝泥、蛋黄、肉末、米粥或面片、菜泥、菜汤和果泥等，用于补充其维生素等不足。原料的购买及制作均较麻烦，且易忽视，从而影响婴儿的生长、发育和身体健康。若在乳制品中强化多种维生素和矿物元素等供给婴儿食用，可以很方便地满足婴儿的营养需要。

4. 适应不同人群的营养需要

对于不同年龄、性别、工作性质以及处于不同生理、病理状况的人来说，他们所需营养是不同的，对食品进行不同的营养强化可分别满足需要。例如，婴儿是人一生中生长发育最快的时期，需要有充足的营养素供给。婴儿以母乳喂养最好，一旦母乳喂养有问题，则需要有适当的"代乳食品"。此外，随着孩子长大，不论是以人乳或牛乳喂养都不能完全满足孩子的需要，也有必要给以辅助食品。人乳化配方奶粉就是以牛乳为主要原料，以类似人乳的营养素组成为目标，通过强化维生素、添加乳清蛋白、不饱和脂肪酸及乳糖等营养成分，使其组成成分在数量上和质量上都接近母乳，更适合婴儿的喂养。

5. 预防营养不良

营养强化是营养干预的主要措施之一，在改善人群的营养状况中发挥着巨大的作用。从预防医学的角度看，食品营养强化对预防和减少营养缺乏病，特别是某些地方性营养缺乏病具有重要的意义。例如对缺碘地区的人采取食盐加碘，可大大降低甲状

腺肿的发病率（下降率可达40%~95%），用维生素B_1防治食米地区的维生素B_1缺乏病，用维生素C防治维生素C缺乏病等。与营养补充剂或保健食品比较，营养强化食品对于改善营养缺乏不仅效果良好，而且价格低廉，适于大面积推广。在发达国家，营养强化已经具有很长的历史，并取得了很大的成功，积累了很多的先进经验。现在，越来越多的发展中国家也开始重视并采取多种措施，大力推行食品的营养强化。

（三）对食品营养强化的基本要求

1. 有明确的针对性

进行食品营养强化前必须对本国、本地区的食物种类及人们的营养状况做全面细致的调查研究，从中分析缺少哪种营养成分，然后根据本国、本地区人们摄食的食物种类和数量，选择需要进行强化的食物载体以及强化剂的种类和用量。例如，日本居民多以大米为主食，其膳食中缺少维生素B_1，他们根据其所缺少维生素B_1的数量在大米中进行增补。我国南方亦多以大米为主食，而且由于生活水平的提高，人们多食用精白米，致使有的地区维生素B_1缺乏病流行。因此，除了提倡食用标准米以防止维生素B_1缺乏病外，在有条件的地方也可考虑对精米进行适当的维生素强化。

对于地区性营养缺乏症和职业病等患者的强化食品更应仔细调查，针对所需的营养素选择好适当的载体进行强化。

2. 符合营养学原理

人体所需各种营养素在数量之间有一定的比例关系，应注意保持各营养素之间的平衡。食品营养强化的主要目的是改善天然食物存在的营养素不平衡关系，强化的剂量应适当，避免造成某些新的不平衡。这些平衡关系主要有：必需氨基酸之间的平衡，脂肪酸之间的平衡，产能营养素之间的平衡，维生素B_1、维生素B_2、烟酸与能量之间的平衡，以及钙、磷平衡等。对于强化的营养素还需要考虑其生物利用率，尽量选用那些易于被人体吸收和利用的强化剂。

3. 符合国家的卫生标准

食品营养强化剂的卫生和质量应符合国家标准，如GB14880《食品营养强化剂使用卫生标准》；同时还应严格进行卫生管理，切忌滥用。特别是对于那些人工合成的营养素衍生物更应通过一定的卫生评价方可使用。营养素的强化剂量，各国多根据本国人民摄食情况以及每日膳食中营养素推荐摄入量确定。由于营养素为人体所必需，往往易于注意其缺乏的危害，而忽视过多时对机体产生的不良作用。如脂溶性维生素可在体内积累，若用量过大则可使机体发生中毒性反应。每个营养素的适宜剂量和过量的限度都不相同，因此强化剂量应该参照各国居民的营养素推荐摄入量和最高可耐受摄入量确定。

4. 尽量减少食品营养强化剂的损失

许多食品营养强化剂遇光、热和氧等会引起分解、转化而遭到破坏，因此，在食品的加工及储存等过程中会发生部分损失。为减少这类损失，可通过改善强化工艺条件和储藏方法，也可以通过添加稳定剂、保护剂来实现。同时，考虑到营养强化食品在加工、储藏等过程中的损失，进行营养强化食品生产时，需适当提高营养素的添加量。

5. 保持食品原有的色、香、味等感官性状

食品大多有其美好的颜色、气味等感官性状。而食品营养强化剂也多具有本身特有的色、香、味。食品强化的过程，不应损害食品的原有感官性状而影响消费者的接受性。例如，用蛋氨酸强化食品时很容易产生异味，各国实际应用甚少。当用大豆粉强化食品时易产生豆腥味，故多采用大豆浓缩白或分离蛋白。

6. 经济合理、有利于推广

食品营养强化的目的主要是提高人们的营养和健康水平。通常，食品的营养强化需要增加一定的成本，但应注意营养强化食品的销售价格不能过高，否则不易向公众推广普及。要使营养强化食品经济上合理和便于推广，科学地选择载体食品是关键。食品营养强化时，应当选择广大居民普遍食用、经济上能够承受的食品作为载体。

二、保健食品

(一) 保健食品的概念

目前，保健食品在国际上尚不存在广泛接受的、统一的名称和定义。中国称之为"保健食品"，有的国家则称之为健康食品（healthfood）或功能食品（functionalfood）。虽然世界各国对保健食品的定义、称谓或划分范围略有区别，但基本含义是一致的，即这类食品是"医学上或营养学上具有特殊要求的特定功能的食品"。因此，健康食品、功能食品、保健食品是指这样一类食品：除了具备一般食品的营养功能和感观功能（色、香、味、形）外，还具有一般食品所没有的或不强调的调节人体生理活动的功能。1997年5月1日，我国颁布、实施的《中华人民共和国保健（功能）食品通用标准》进一步规范了保健（功能）食品的定义。该标准规定："保健食品是食品的一个种类，具有一般食品的共性，能调节人体功能，适于特定人群食用，不以治疗疾病为目的。"

(二) 保健食品的发展

1. 发展阶段

多数学者认为，根据研发的技术水平和产品的性质，可以把国内外研究开发保健食品的发展历程大体分为三个阶段，也可称之为三代产品。

(1) 第一阶段

研发的保健食品大多数根据古典的医学资料或传统的食用经验研制和生产，例如传统医学组方、某个地区或某些人群的饮食习惯等。其保健功能没有经过现代科学实验予以验证，在安全性方面也仅仅依据"长期食用"或"较多人食用"未发现毒副作

用的实践经验，有待进行深入系统的实验研究。

（2）第二阶段

研发的保健食品在保健功能和安全性方面经过了以现代科学为基础的动物实验和人体验证，证明该产品具有某项生理调节功能的食品，而且长期食用具有较高的安全性。即强调保健食品的真实性和科学性，主要依据就是此类科学研究资料。我国目前为数很多的保健食品属于这一代产品。

（3）第三阶段

研发的保健食品不仅经过人体及动物实验，证明产品具有某些生理调节功能和安全性，而且通过深入的研究发现了这种食品中具有该项保健功能的生物活性因子（或有效成分），对于这种成分的结构及含量、理化性质、在食品中的稳定形态、测定方法，及其在动物和人体内的代谢特点等因素，都得到了比较确切的认识。

2. 科学研究是保健食品发展的基础

保健食品的基本要素是安全、有效。真正能够达到这两项标准需要大量的研究提供科学依据。按照生物医学研究的基本过程，安全性或功能评价一般分为三种类型：体外细胞或组织实验，动物或人体实验，人群流行病学调查或人群干预研究。一般来说，只有经过大规模人群流行病学调查或经过大规模人群长时间的干预研究，才有可能得到比较可信的结论。而体外实验、动物实验或少数志愿者参加的人体实验，其结论只能认为是初步的。

采用严格的科学实验资料，充分论证其保健与疾病预防功能，是保健食品得以正常发展的决定性因素之一。目前发达国家对食品有益健康的说明，大多持谨慎态度。某一种保健食品即使已有几十年的历史，并已被公众认为是有益于身体健康的，但是如果不能提出科学上的依据并取得国家有关部门的认可，同样不能在标签或使用说明书上列出有益健康的宣传。这种严格的审批制度，有利于提高消费者对食品与健康关系的正确理解，有利于保健食品稳步发展。

3. 中国保健食品的发展现状

我国自古就有"药食同源"、"药补不如食补"、"三分治，七分养"之说，初级形态的保健食品在我国有着悠久的历史。保健食品起源于我国食养、食疗、植物药保健，已为世界许多学者所公认。食疗是中医药的宝贵遗产之一，应努力加以发掘。我们在借鉴发达国家保健食品研发经验的同时，应当充分利用现代科学实验手段，研究和阐明有关食疗成分的功能及作用机制，提高我国保健食品的研究和生产水平，发展中国特色的保健食品。

近20年，我国政府对保健食品的管理大体经历了限制、认可、法治三个阶段。20世纪80年代中期以前，国家法规不允许宣传保健食品。随着人们对健康的渴求和国际上功能食品的兴起，我国对保健食品的研究仍在继续，并逐渐被市场接受。1988

年，卫生部发布了《新资源食品管理办法》，使一部分"保健食品"走进市场。1995年，第八届全国人大常委会第十六次会议审议通过了《中华人民共和国食品卫生法》，明文规定："具有特定保健功能的食品，其产品及说明书必须真实，产品的功能和成分必须与说明书相一致，不得有虚假"，确立了保健食品的地位。紧接着，国家卫生部于1996年3月15日发布《保健食品管理办法》。这一系列的文件，使保健食品的管理逐步走上法制轨道。

在20世纪80年代末至90年代初，中国消费者对营养保健品的热情接受和信任推动了整个保健品市场的飞速发展。保健食品生产企业迅速增加，产品规模和数量在食品市场上占有的比重也不断增大。1980年全国保健品厂还不到100家，至1994年已超过3000家，生产保健食品3000余种，年产值300亿元人民币。但是，由于一些产品的科技含量太低，很多产品没有进行过基本的科学研究，致使不科学的甚至伪科学的产品流入市场；还由于缺乏对产品宣传的正确引导和管理，许多产品夸大功能，甚至无中生有、误导消费，使保健食品逐渐失去了消费者的信任；此外，政府对市场的管理不力，保健食品无相应法规、标准可依，都导致了保健食品的无序状态，使保健食品市场元气大伤。1995年，全国有600多家保健食品生产企业相继停产倒闭，全国销售额比上一年减少100多亿。本来很有发展前景的中国保健食品市场面临急剧倒退甚至崩溃的局面。

国家卫生部于1996年3月15日发布《保健食品管理办法》后，有关部门加强了对保健食品审批和生产、销售的监管力度，经常性的科普宣传使人们进行日常保健的意识增强，再加上一些资金雄厚、规模较大、管理正规的企业加入，使得国内保健品行业得到恢复性稳步发展。

如上所述，我国对保健食品的开发和应用有着悠久的历史，近年也出现过蓬勃发展的局面。在此基础上总结历史的经验和教训，借鉴某些发达国家的经验，发挥我国的资源和保健文化传统优势，有可能促进中国保健食品事业得到更快发展。

（三）保健食品常用的功效成分

1. 蛋白质、多肽和氨基酸

（1）超氧化物歧化酶

超氧化物歧化酶（superoxidedismutase，SOD）是一种金属酶，在生物界中分布极广，目前已从细菌、藻类、真菌、昆虫、鱼类、高等植物和哺乳动物等生物体内分离得到SOD。在食物中，超氧化物歧化酶主要存在于肝脏等多种动物组织以及菠菜、银杏、番茄等植物中。

SOD的生物学功能主要包括：抗氧化抗衰老作用；提高机体对疾病的抵抗力。

（2）大豆多肽

大豆多肽是指大豆蛋白质经蛋白酶作用后，再经特殊处理而得到的蛋白质水解产物,通常由3~6个氨基酸组成,水解产物中还含有少量游离氨基酸、糖类和无机盐等成分。大豆多肽水溶性很高,其粘度随着浓度的增高而变化较小,即使在50%的高浓度下也仍富有流动性。大豆多肽还具有抑制蛋白质形成凝胶、调整蛋白质食品的硬度、改善口感和易消化吸收等特性,是生成速溶饮品和高蛋白质保健食品的理想原料。

大豆多肽的生物学功能:增强肌肉运动力、加速肌红蛋白的恢复;促进脂肪代谢、降低血清胆固醇。

(3) 谷胱甘肽

谷胱甘肽(glutathione,GSH)是由谷氨酸、半胱氨酸和甘氨酸组成的三肽化合物,广泛存在于动植物中,在面包酵母、小麦胚芽和动物肝脏中含量较高。谷胱甘肽可从上述富含胱甘肽的天然产物中提取制备,也可通过生物技术途径获得,如选育富含谷胱甘肽的高产酵母菌株、绿藻等,经分离纯化制备。

谷胱甘肽的生物学功能:消除自由基,防止自由基对机体的侵害;对放射线、放射性药物或抗肿瘤药物引起的白细胞减少症,能够起到有力的保护作用;防止皮肤老化及色素沉着,减少黑色素的形成;与进入机体的有毒化合物、重金属离子与致癌物质等结合,并促使其排出体外,起到中和解毒的作用。

(4) 牛磺酸

牛磺酸(taurine)是一种含硫氨基酸,具有广泛的生物学效应,是调节机体正常生理功能的重要物质。它以游离氨基酸的形式普遍存在于动物体内各种组织,海洋生物体内含量很高,哺乳动物的神经、肌肉和腺体组织中的含量也比较高,牛磺酸在脑内的含量显著高于其他脏器组织。在坚果和豆科植物的籽实如黑豆、蚕豆、嫩豌豆、扁豆及南瓜籽中也含有较多的牛磺酸。

牛磺酸的生物学主要功能:促进脑细胞DNA、RNA的合成,增加神经细胞膜的磷脂酰乙醇胺含量和脑细胞对蛋白质的利用率,从而促进脑细胞尤其是海马细胞结构和功能的发育,增强学习记忆能力;改善视神经功能;抗氧化作用;促进脂类物质消化吸收;免疫调节作用。

2. 具有保健功能的碳水化合物

(1) 膳食纤维

膳食纤维(dietaryfiber,DF)一般是指那些不被人体所消化吸收的碳水化合物。按照其溶解性,可分为水溶性膳食纤维(SDF)和水不溶性膳食纤维(IDF)两大类。SDF的组成主要是一些胶类物质,如阿拉伯胶、琼脂、果胶、树胶等。IDF的主要成分是纤维素、半纤维素、木质素和植物蜡等,它们是植物细胞壁的组成成分,存在于禾谷类和豆类种子的外皮及植物的茎和叶中。膳食纤维可来源于多种谷物麸皮,糖甜菜纤维,角豆荚和角豆胶,香菇、木耳等多种食用菌,以及各种水果、蔬菜等。

膳食纤维的生理功能:预防便秘;调节肠内菌群和辅助抑制肿瘤作用;减轻有害

物质所导致的中毒和腹泻；调节血脂、调节血糖、控制肥胖。然而，必须注意膳食纤维与金属阳离子的结合引起的问题，因此可能影响人体内某些矿物质元素的吸收。

（2）低聚糖

低聚糖（oligosaccharide）又称寡糖，是由2~10个单糖通过糖苷键连接形成的直链或分支链的一类低度聚合糖。目前研究较多的功能性低聚糖有低聚果糖、大豆低聚糖、低聚半乳糖、低聚异麦芽糖、低聚木糖、低聚乳果糖等。人类胃肠道内缺乏水解这些低聚糖的酶系统，因此它们不容易被消化吸收，但在大肠内可为双歧杆菌所利用。

低聚糖的主要生物学作用：双歧增殖因子，可改善肠道微生态环境，预防龋齿；增加免疫作用而抑制肿瘤的生长；低能量糖。

（3）活性多糖

多糖（也称多聚糖），指含有10个以上糖基的聚合物。作为保健食品功效成分使用的活性多糖主要是从一些植物和食用真菌中提出，种类很多。

① 植物多糖：真菌多糖、茶多糖、枸杞多糖、魔芋甘露聚糖、银杏叶多糖、海藻多糖、香菇多糖、银耳多糖、灵芝多糖、黑木耳多糖、茯苓多糖等。

主要生理功能有：调节免疫功能；抑制肿瘤；延缓衰老作用；抗疲劳作用；降血糖。

② 动物多糖：海参多糖、壳聚糖、透明质酸等。

主要生理功能有：降血脂；增强免疫、抗肿瘤作用；排除肠道毒素和降低重金属对人体的毒害、抗辐射、防龋齿；壳聚糖含有游离氨基显碱性，在胃里能中和胃酸，形成一层保护膜，可辅助治疗胃酸过多症和预防消化性胃溃疡；透明质酸具有保持皮肤弹性的功能，还能保留量水分子，对皮肤具有保湿作用。

3. 功能性脂类成分

（1）大豆磷脂

大豆磷脂是指以大豆为原料所制的磷脂类物质，是卵磷脂、脑磷脂、肌醇磷脂、游离脂肪酸等成分组成的复杂混合物。

生物学功能：改善大脑功能，增强记忆力；降低胆固醇，调节血脂；延缓衰老，维持细胞膜结构和功能的完整性；保护肝脏。

（2）二十碳五烯酸（EPA）和二十二碳六烯酸（DHA）

EPA和DHA都属于n-3型多不饱和脂肪酸，为无色至淡黄色透明液体，纯品无臭、无味。存在于海洋鱼类、虾类、藻类及微生物中，在回游性大的鱼类及海兽中含量较多。特别是南极磷虾的脂质以及狭鳕鱼肝油、墨鱼肝油、鲐鱼油、远东沙丁鱼油等深海鱼油的EPA和DHA含量较高。

生物学功能：降血脂、防止动脉硬化；抗凝血、预防心脑血管疾病；抗炎作用、健脑作用、保护视力。

(3) 植物甾醇

甾醇是广泛存在于生物体内的一种重要的天然活性物质。植物性甾醇主要为谷甾醇、豆甾醇和菜油甾醇等，植物性甾醇广泛存在于植物的根、茎、叶、果实和种子中，是植物细胞膜的组成部分。

生理学功能：预防心血管系统疾病；抑制肿瘤作用植物。

4. 具有保健功能的微量营养素

微量营养素的保健作用主要分为两大方面：其一是防治微量营养素的缺乏，维护机体正常的生理功能，例如保证体格和智力的正常发育，维持正常的物质代谢，维持免疫和内分泌功能，保持良好体力等；其二是在一些特殊生理条件下，或者为了预防疾病的需要，额外补充适量的微量营养素可以增强人体的某些功能，例如中老年人群增加硒和维生素 E 的摄入量以增强抗氧化功能，有助于预防或延缓一些慢性退行性疾病的发生；增加叶酸、维生素 B_6、维生素 B_{12} 的摄入量可以降低血清同型半胱氨酸水平，预防心脑血管疾病的发生；增加钙、锌或其他二价金属元素的摄入以便促进体内铅的排出等。

5. 功能性植物化学物

植物性食物中除了含有已知的营养素外，近 20 余年来陆续发现一些植物性化学物对人体健康具有非常重要的作用。具有增强免疫力、抗氧化、延缓衰老以及预防一些慢性非传染性疾病如癌症、心血管病等功效。

(1) 酚类化合物

酚类化合物的共同特性是分子中含有酚的基团，因而具有较强的抗氧化功能。根据分子组成的不同，植物性食物中的酚类化合物分为简单酚、酚酸、羟基肉桂酸衍生物及类黄酮。常见的酚类化合物有：

① 简单酚又称一元苯酚，如水果中分离出的甲酚、芝麻酚、桔酸。

② 酚酸主要有香豆酸、咖啡酸、阿魏酸和绿原酸等。

③ 类黄酮，又称黄酮类化合物，包括黄酮、槲皮素、黄酮醇、黄烷醇、黄烷酮等。

④ 异黄酮，广泛存在于豆科植物中，染料木苷元、大豆苷元、大豆苷、染料木苷、大豆黄素苷以及上述三种苷的丙二酰化合物。

(2) 有机硫化合物

有机硫化合物指分子结构中含有元素硫的一类植物化学物，它们以不同的化学形式存在于蔬菜或水果中。其一是异硫氰酸盐，以葡萄糖异硫氰酸盐缀合物形式存在于十字花科蔬菜中，其二是葱蒜中的有机硫化合物（大蒜辣素）。

生物学作用主要是抑癌和杀菌。此外，文献报道大蒜还具有增强机体免疫力、降血脂、减少脑血栓和冠心病发生等多种生物学作用。

(3) 萜类化合物

萜类化合物分子的基本单元是异戊二烯。萜类化合物多存在于中草药和水果、蔬菜以及全谷粒食物中。富含萜烯类的食物有柑橘类水果；芹菜、胡萝卜、茴香等伞形科蔬菜；番茄、辣椒、茄子等茄科蔬菜；葫芦、苦瓜、西葫芦等葫芦科蔬菜以及黄豆等豆科植物。

生物学作用：抑制胆固醇合成；抑制肿瘤。

（4）大豆皂苷

大豆皂苷中的糖链部分是由几种单糖组成，具有辛辣和苦味。

生物学功能：降脂减肥作用；抗凝血、预防血栓形成；抗氧化、抑制过氧化脂质生成；预防肿瘤作用。

（5）食物中的天然色素

食品中的天然色素是指在新鲜食品原料中人的视觉能够感受到的有色物质。

① 多烯类色素，总称类胡萝卜素，是主要分布于生物体中的一类呈现黄、橙、红以至于紫色的色素。β胡萝卜素是维生素 A 元。

② 番茄红素，是膳食中的一种天然类胡萝卜素，广泛存在于自然界的植物中，成熟的红色植物果实中含量较高，其中番茄、胡萝卜、西瓜、木瓜及番石榴等的果实中存在着较多的番茄红素，人体内各组织器官也有较多分布。

番茄红素的生物学功能主要有：抗氧化、延缓衰老；抑制肿瘤；调节血脂；抗辐射。

6. 益生菌及其发酵制品

益生菌是一类微生物，服用足够数量将对人体健康带来有益作用的获得微生物。常见的益生菌有双歧杆菌、乳杆菌、益生链球菌等。

生物学功能：促进消化吸收；调节胃肠道菌群平衡；纠正肠道功能紊乱；调节免疫；抑制肿瘤作用；降低血清胆固醇；防止便秘。

（四）保健食品的功能原理

保健食品最显著的特点是具有特定的人体功能调节作用。通过机体调节，充分调动人体自身的免疫功能，增强机体活力，达到强身健体、预防疾病的目的。其功能性与药品的治疗功能不同，绝不能当成治疗药物。《保健食品管理办法》明确规定保健食品不得宣传疗效，也不得扩大宣传经过审查批准的功能以外的其他功能。

1. 保健食品的大类

目前，中国食品药品管理局（SFDA）受理的保健食品大致可归为以下几类：

（1）增强生理功能的保健食品

由于生活特点、工作性质和特殊环境的需要，人们要求增强某一方面的生理功能，以更大限度地提高工作效率或减轻机体损伤。具有增强免疫、辅助改善记忆、抗氧化、缓解体力疲劳、改善睡眠、调节肠道菌群、促进消化等功用的保健食品即属此类。

（2）预防慢性疾病的保健食品

鉴于高血压病、冠心病、脑卒中、糖尿病、骨质疏松、肥胖等许多慢性病的发生发展与不合理饮食密切相关，因此开发了具有辅助降血脂、辅助降血糖、辅助降血压、减肥、增加骨密度等功用的保健食品。

（3）增强机体对外界有害因素抵抗力的保健食品。针对目前全球环境污染的状况，人们开发了促进排铅、抗辐射等许多能够增强对外界有害因素抵抗力的保健食品。

（4）补充微量营养素的保健食品

即营养补充剂。

2. 保健食品的具体分类

保健食品必须通过功效成分的定性与定量分析以及动物或人群功能实验，证实确实含有有效成分并具有显著、稳定的调节人体机能的作用。其功能实验必须由国家有关部门认定的有资格的保健食品功能学评价单位完成。

（1）改善生长发育的保健食品

目前用于改善儿童生长发育的保健食品主要包括：高蛋白食品、维生素强化食品、赖氨酸食品、补钙食品、补锌食品、补铁食品和磷脂食品、DHA食品等。其作用原理可归纳为以下几个方面：促进骨骼生长；影响细胞分化；促进细胞生长和器官发育。

（2）增强免疫的保健食品

研究表明，蛋白质、氨基酸、脂类、维生素、微量元素等多种营养素，以及核酸、类黄酮物质等某些食物成分具有免疫调节作用。其作用原理：参与免疫系统的构成；促进免疫器官的发育和免疫细胞的分化；增强机体的细胞免疫和体液免疫功能。

（3）抗氧化和延缓衰老的保健食品

人体抗氧化防御系统包括：超氧化物歧化酶、过氧化氢酶、谷胱甘肽过氧化物酶等酶性抗氧化系统和维生素C、维生素E、类胡萝卜素等非酶性抗氧化系统。此外，谷胱甘肽（GSH）、泛醌-10、尿酸盐或胆红素等多种内源性低分子量化合物也参与抗氧化防御。其原理主要包括：保持DNA结构和功能活性；保持多不饱和脂肪酸的结构和功能活性；参与构成机体的抗氧化防御体系。

（4）辅助改善记忆的保健食品

蛋白质和氨基酸、碳水化合物、脂肪酸、锌、铁、碘、维生素C、维生素E、B族维生素，以及咖啡因、银杏叶提取物、某些蔬菜、水果中的植物化学物等。其作用原理包括：参与重要中枢神经递质的构成、合成与释放；影响脑中核酸的合成及基因的转录；减轻氧化应激损伤；对心脑血管病的影响。

（5）降低血糖的保健食品

其作用原理：改善对胰岛素的敏感性；延缓肠道对糖和脂类的吸收；参与葡萄糖耐量因子的组成。

(6) 辅助调节血脂的保健食品

其作用原理：降低血清胆固醇；降低血浆甘油三酯。

(7) 辅助降血压的保健食品

通过低盐、低酒精摄入、避免肥胖以及增加膳食中 K^+/Na^+ 比值等非药物途径可使收缩压下降 8mmHg 左右。辅助血压的保健食品可能的功能原理：不饱和脂肪酸的作用；控制钠、钾的摄入量。

(8) 改善胃肠功能的保健食品

目前，改善胃肠功能的保健食品主要包括调节胃肠道菌群的保健食品、润肠通便的保健食品、保护胃黏膜以及促进消化吸收的保健食品等。其作用原理如下：最佳肠道功能与粪便组成的调节；结肠菌群组成的调节；对肠道相关淋巴组织功能的调节；对发酵产物的控制。

(9) 减肥保健食品

各种膳食纤维、低聚糖、多糖都可作为减肥食品的原料。燕麦、螺旋藻、食用菌、魔芋粉、苦丁茶等都具有较好的减肥效果。其作用原理如下：调节脂类代谢；减少能量摄入；促进能量消耗。

(10) 美容的保健食品

其作用原理：维持皮肤的正常结构，促进新陈代谢，抑制黑色素生成，抑制过氧化脂质的形成。

(11) 增加骨密度的保健食品

其作用原理：直接补充钙质，调整内分泌而促进钙的吸收。

(五) 保健食品管理

我国卫生部在 1996 年发布《保健食品管理办法》，国家食品药品管理局 2005 年制订发布《保健食品注册管理办法（试行）》。这两个"办法"根据《中华人民共和国食品卫生法》的有关规定，对我国境内申请国产或进口保健食品的注册以及生产经营作出了详细的规定。

1. 保健（功能）食品的申报和审批

(1) 对保健（功能）食品的基本要求

经必要的动物和/或人群功能试验证明其具有明确、稳定的保健作用。各种原料及其产品必须符合食品卫生要求，对人体不产生任何急性、亚急性或慢性危害。配方的组成及用量必须具有科学依据，具有明确的功效成分。如在现有技术条件下不能明确功效成分，应确定与保健功能有关的主要原料名称。标签、说明书及广告不得宣传疗效作用。

(2) 保健食品的申请

申请人在申请保健食品注册之前，应当做相应的研究工作并将样品及其有关的资料上报国家食品药品监督管理局。

(3) 保健食品的审查和注册

国家根据保健食品申请人的申请，依照法定程序、条件和要求，对申请注册的保健食品的安全性、有效性、质量可控性以及标签说明书内容等进行系统评价和审查，并决定是否准予其注册。

省、自治区、直辖市（食品）药品监督管理部门受国家食品药品监督管理局委托，负责对国产保健食品注册申请资料的受理和形式审查，对申请注册的保健食品试验和样品试制的现场进行核查，组织对样品进行检验。

国家食品药品监督管理局确定的检验机构负责申请注册的保健食品的安全性毒理学试验、功能学试验（包括动物试验相/或人体试食试验）、功效成分或标志性成分检测、卫生学试验、稳定性试验等；承担样品检验初复核检验等具体工作。

国家食品药品监督管理局组织食品、营养、医学、药学和其他技术人员对申报资料进行技术审评和行政审查，并作出审查决定。准予注册的，向申请人颁发《国产保健食品批准证书》或《进口保健食品批准证书》。

2. 保健食品生产经营

(1) 生产的审批与组织

在生产保健食品前，食品生产企业必须向所在地的省级卫生行政部门提出申请，经省级卫生行政部门审查同意并在申请者的卫生许可证上加注"××保健食品"的许可项目后方可进行生产。未经 SFDA 审查批准的食品，不得以保健食品的名义生产经营；未经省级卫生行政部门审查批准的企业，不得生产保健食品。保健食品生产者必须按照批准的内容组织生产，不得改变产品的配方、生产工艺、企业产品质量标准，以及产品名称、标签、说明书等。保健食品的生产过程、生产条件必须符合相应的食品生产企业卫生规范或其他有关卫生要求。选用的工艺应能保持产品功效成分的稳定性，加工过程中功效成分不损失、不破坏、不转化和不产生有害的的中间体，应采用定型包装，直接与保健食品接触的包装材料或容器必须符合有关卫生标准或卫生要求，包装材料或容器及其包装方式应有利于保持保健食品功效成分的稳定。

保健食品经营者采购保健食品时，必须索取 SFDA 发放的《保健食品批准证书》复印件和产品检验合格证。采购进口保健食品应索取《进口保健食品批准证书》复印件及口岸进口食品卫生监督检验机构的检验合格证。

(2) 产品标签、说明书及广告宣传

保健食品标签和说明书应标明以下内容：保健作用和适宜人群；食用方法和适宜的食用量；储藏方法；功效成分的名称及含量；在现有技术条件下，不能明确功效成分的，则必须标明与保健功能有关的原料名称；保健食品批准文号；保健食品标志；有关标准或要求所规定其他标签内容。

保健食品标签、说明书和广告内容必须真实，符合产品质量要求。不得有暗示可使疾病痊愈的宣传，严禁利用封建迷信逆行保健食品的宣传。

生活链接

我国居民膳食营养状况与健康

据 2015 年发布的《中国居民营养与慢性病状况报告（2015 年）》报告显示，10 年间，我国居民膳食营养状况总体改善，三大营养素供能充足，能量需要得到满足。与 2002 年相比，成人营养不良率为 6.0%，降低 2.5 个百分点。儿童青少年生长迟缓率和消瘦率分别为 3.2%和 9.0%，比 2002 年降低 3.1 和 4.4 个百分点。但农村老年人的营养不良率仍然较高，城市青年女性的营养不良状况有加重趋势。在儿童青少年群体中，消瘦仍然是 6 至 17 岁儿童青少年主要的营养不良问题，大城市、中小城市、普通农村和贫困农村依次加重。

据前瞻产业研究院发布的《2015~2020 年中国健康服务行业市场前瞻与投资规划分析报告》数据显示，中国内地城市白领中有 76%处于亚健康状态，接近六成处于过劳状态，35 岁至 50 岁的高收入人群中，生物年龄平均比实际年龄衰老 10 年，健康状况明显降低。其中，城市的白领亚健康比例 76%，处于过劳状态的接近六成，真正意义上的"健康人"比例较低，不足 3%。

项目情景链接

开发丰富的食物资源

食物资源是指一切可供人们食用，能够满足人们某些营养生理需求的物质。"民以食为天"，一个可耕地面积基本不再扩大的地球，人口数量却在不断增加，人均占有提供食物的土地面积日益减少，人类面临着食物资源日益紧张的巨大威胁。同时，人们对食物结构合理性的要求越来越高，"吃饱"已不再是目标，而是要吃得有营养，食物种类多样。单靠有限的耕地生产食物，已经难以满足人们的多种需求。因此，合理地开发利用食物资源作为人类生存发展的战略问题，应予以关注。

我国幅员辽阔，食物资源丰富。除了广为栽培和食用的粮食类、蔬菜类、水果类等资源外，还有很多食物资源尚未得到有效的开发和利用，如海洋资源、食用菌资源、昆虫资源、药食两用的中草药资源、野生植物资源等。它们具有突出的优点：种类繁多、分布广泛；天然无害；具有独特风味；有特殊的营养价值和医疗功效。同时，通过开发这些资源获得种类丰富的食品，可以增加食物多样性，提高生活质量。

项目三　人群营养

项目学习目标

1. 熟悉按年龄把人群进行分类。
2. 熟悉不同年龄人群的生理特点。
3. 掌握不同年龄人群的营养需求。
4. 掌握不同年龄人群营养缺乏的危害。
5. 熟悉不同年龄人群的膳食指南。
6. 了解不同年龄人群的推荐日常饮食。

项目学习关键词

生理特点　营养需求　营养缺乏症　膳食指南

项目情景导读

有一天，某营养咨询室来了一位母亲，带着即将参加中考的儿子，咨询考试期间儿子的饮食应如何搭配？如果你是一位营养师，你将如何给予这位母亲合理的饮食建议？

请认真学习本项目，找到答案。

任务一　中国居民膳食指南及平衡膳食宝塔须知

问题导入

1. 生活中应该怎么吃才能有利于身体健康呢？
2. 大鱼大肉好吃，又不能多吃，应该吃多少合适呢？
3. 生命在于运动，每天运动量多少才好呢？
4. 蔬菜水果好，可以用来当主食不？

要回答上述问题，我们需学习中国营养学会发布的《中国居民膳食指南》，用以指导我国居民优化饮食结构，改善全民营养与健康状况，减少与膳食失衡有关疾病的发生，为实现中国梦奠定坚实的人口素质基础。《中国居民膳食指南》于1989年发布，曾在1997年、2007年和2016年进行过三次修订。

一、1989版《中国居民膳食指南》

1989年发布的《中国居民膳食指南》主要内容如下：
（一）食物要多样
（二）饥饱要适当
（三）油脂要适量
（四）粗细要搭配
（五）食盐要限量
（六）甜食要少吃
（七）饮酒要节制
（八）三餐要合理

二、1997版《中国居民膳食指南》

（一）一般人群膳食指南

1997版《中国居民膳食指南》的基本内容：
1. 食物多样，谷类为主
2. 多吃蔬菜、水果和薯类
3. 常吃奶类、豆类及其制品
4. 经常吃适量的鱼、禽、蛋、瘦肉，少吃肥肉和荤油
5. 食量与体力活动要平衡，保持适宜体重
6. 吃清淡少盐的膳食
7. 饮酒要适量
8. 吃清洁卫生、不变质的食物

（二）中国居民平衡膳食宝塔

中国居民膳食指南及平衡膳食宝塔

（简要本）

油脂类
25 克（0.5 两）

奶类及奶制品
100 克（2 两）
豆类及豆制品
50 克（1 两）

畜禽肉类
50-100 克
（1 两至 2 两）
鱼虾类
50 克（1 两）
蛋类
25-50 克
（0.5 两至 1 两）

蔬菜类
400-500 克
（8 两至 1 斤）
水果类
100-200 克
（2 两至 4 两）

谷类
300-500 克
（6 两至 1 斤）

中国营养学会

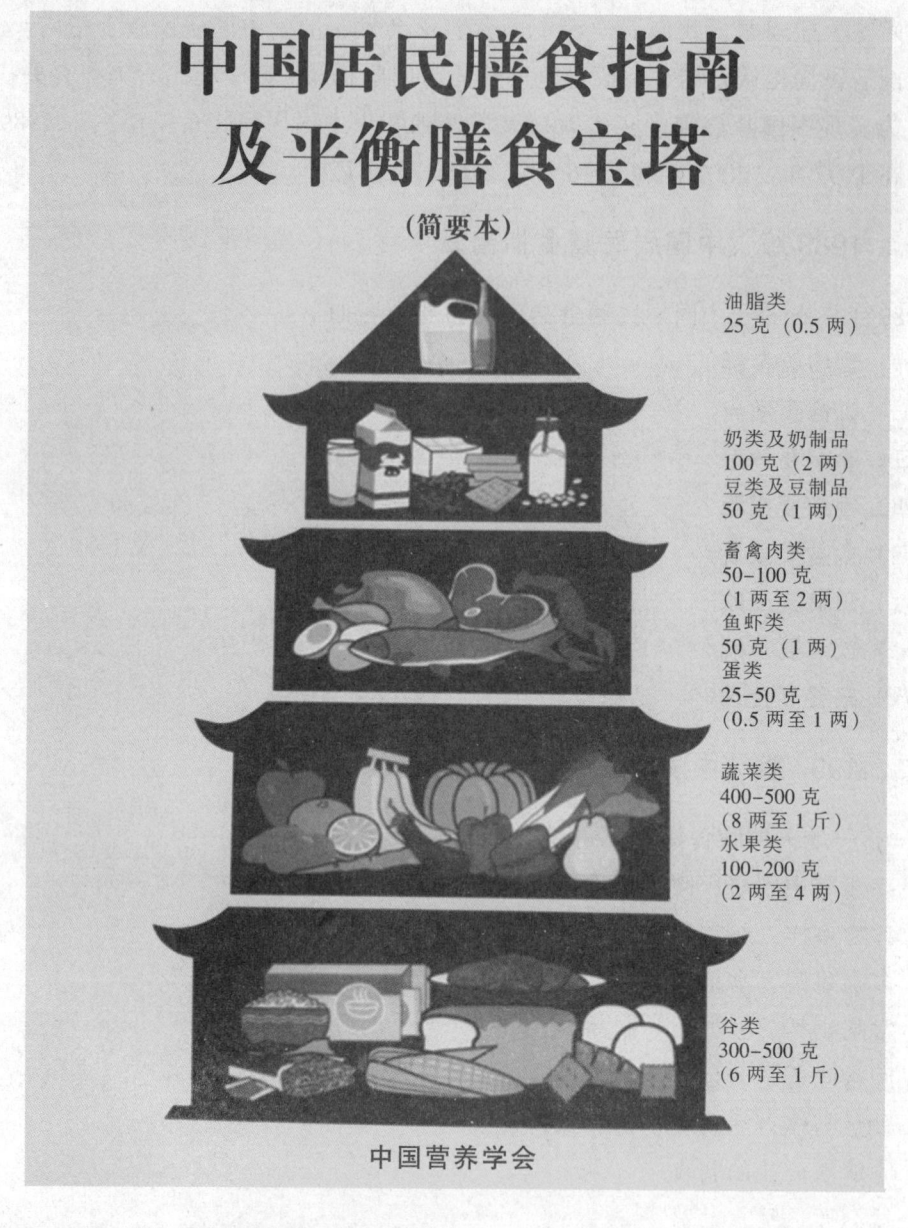

三、2007 版《中国居民膳食指南》

2007 版《中国居民膳食指南》由三部分组成，分别是一般人群膳食指南、特定人群膳食指南和中国居民平衡膳食宝塔。

（一）一般人群膳食指南

一般人群膳食指南共有 10 条，适合于 6 岁以上的正常人群。具体内容如下：

1. 食物多样，谷类为主，粗细搭配
2. 多吃蔬菜水果和薯类
3. 每天吃奶类、大豆或其制品

4. 常吃适量的鱼、禽、蛋和瘦肉
5. 减少烹调油用量，吃清淡少盐膳食
6. 食不过量，天天运动，保持健康体重
7. 三餐分配要合理，零食要适当
8. 每天足量饮水，合理选择饮料
9. 如饮酒应限量
10. 吃新鲜卫生的食物

和1997年相比较，新指南增加了每天足量饮水，合理选择饮料，强调了加强身体活动、减少烹调用油和合理选择零食等内容。

（二）特定人群膳食指南

特定人群膳食指南是根据各人群的生理特点及其对膳食营养需要而制定的。特定人群包括孕妇、乳母、婴幼儿、学龄前儿童、儿童青少年和老年人群。

（三）中国居民平衡膳食宝塔

平衡膳食宝塔以直观的形式告诉居民每日应摄入的食物种类、合理数量及适宜的身体活动量。

中国居民膳食指南及平衡膳食宝塔
（2007）

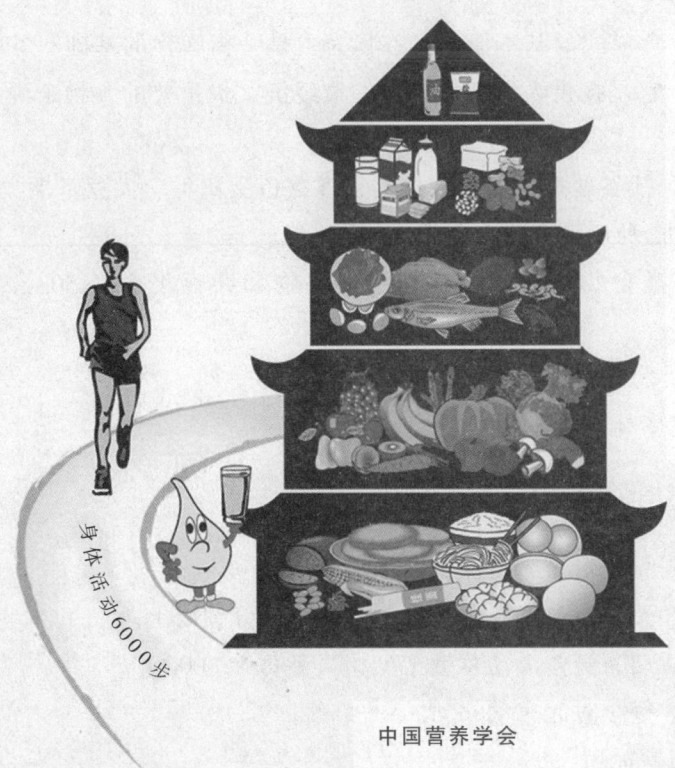

油 25~30 克
盐 6 克

奶类及奶制品
300 克
大豆类及坚果
30~50 克
畜禽肉类
50~75 克
鱼虾类
75~100 克
蛋类
25~50 克

蔬菜类
300~500 克
水果类
200~400 克

谷类薯类及杂豆
250~400 克

水 1200 毫升

身体活动6000步

中国营养学会

与 1997 版膳食宝塔相比较，2007 版膳食宝塔增加了饮水和身体活动的图像，以强调其重要性。另外，在膳食宝塔第 5 层增加了食盐的内容，进一步提醒消费者注意食盐的限量。在膳食宝塔的使用说明中增加了食物同类互换的品种以及各类食物量化的图片，以便为居民合理调配膳食提供可操作性的指导。

四、2016 版《中国居民膳食指南》

2016 版《中国居民膳食指南》由三部分组成，分别是一般人群膳食指南、特定人群膳食指南和中国居民平衡膳食实践。

（一）一般人群膳食指南

1. 具体内容

（1）食物多样，谷类为主

（2）吃动平衡，健康体重

（3）多吃蔬果、奶类、大豆

（4）适量吃鱼、禽、蛋、瘦肉

（5）少盐少油，控糖限酒

（6）杜绝浪费，兴新食尚

2. 内容解释

（1）食物多样，谷类为主

食物多样是平衡膳食模式的基本原则，谷物为主是平衡膳食的基础。谷类食物含有丰富的碳水化合物，它是提供人体所需能量的最经济、最重要的食物来源。

关键推荐：

① 每天的膳食应包括谷薯类、蔬菜水果类、畜禽鱼蛋奶类、大豆坚果类等食物。

② 平均每天摄入 12 种以上食物，每周 25 种以上。

③ 每天摄入谷薯类食物 250~400g，其中全谷物和杂豆类 50~150g，薯类 50~100g。

④ 食物多样、谷类为主是平衡膳食模式的重要特征。

（2）吃动平衡，健康体重

关键推荐：

① 各年龄段人群都应天天运动、保持健康体重。

② 食不过量，控制总能量摄入，保持能量平衡。

③ 每周至少进行 5 天中等强度身体活动，累计 150 分钟以上。

④ 坚持日常身体活动，身体活动总量至少相当于每天 6000 步。

⑤ 减少久坐时间，每小时起来动一动。

判断肥胖病的常用指标：

① 体质指数（BMI）

体质指数是世界卫生组织推荐的国际统一使用的肥胖判断方法，计算公式为：体质指数（BMI）=体重/身高^2（kg/m^2）

判断标准:18.5~24.9 为正常，25~29.9 为超重，大于 30 为肥胖。我国提出了适合中国居民的判断标准：18.5~23.9 为正常，大于或等于 24 为超重，大于或等于 28 为肥胖。

② 腰围（WC）

腰围用来测定脂肪分布异常的指标，腹部脂肪过度集聚危害性最强，称"腹型肥胖"（中心性肥胖）。判断标准为：男性 > 85cm，女性 > 80cm。

③ 腰臀比（WHR）

WHR=腰围（cm）/臀围（cm）

其评价标准为：男性大于 0.9，女性大于 0.8，可诊断为中心性肥胖。

④ 理想体重和肥胖度

理想体重（kg）=身高（cm）-105

肥胖度=（实测体重-理想体重）/理想体重×100%

肥胖的判断标准:体重超过理想体重的 10% 为超重，超过 20% 以上即认为是肥胖。其中超过 20%~30% 为轻度肥胖，超过 30%~50% 为中度肥胖，超过 50% 以上为重度肥胖，超过 100% 为病态肥胖。

(3) 多吃蔬果、奶类、大豆

关键推荐：

① 蔬菜水果是平衡膳食的重要组成部分，奶类富含钙，大豆富含优质蛋白质。

② 餐餐有蔬菜，保证每天摄入 300~500g 蔬菜，深色蔬菜应占 1/2。

③ 天天吃水果，保证每天摄入 200~350g 的新鲜水果，果汁不能代替鲜果。

④ 吃各种各样的奶制品，相当于每天液态奶 300g。

⑤ 经常吃豆制品，适量吃坚果。

(4) 适量吃鱼、禽、蛋、瘦肉

关键推荐：

① 鱼、禽、蛋和瘦肉摄入要适量。

② 每周吃鱼 280~525g，畜禽肉 280~525g，蛋类 280~350g，平均每天摄入总量 120~200g。

③ 优先选择鱼和禽。

④ 吃鸡蛋不弃蛋黄。

⑤ 少吃肥肉、烟熏和腌制肉制品。

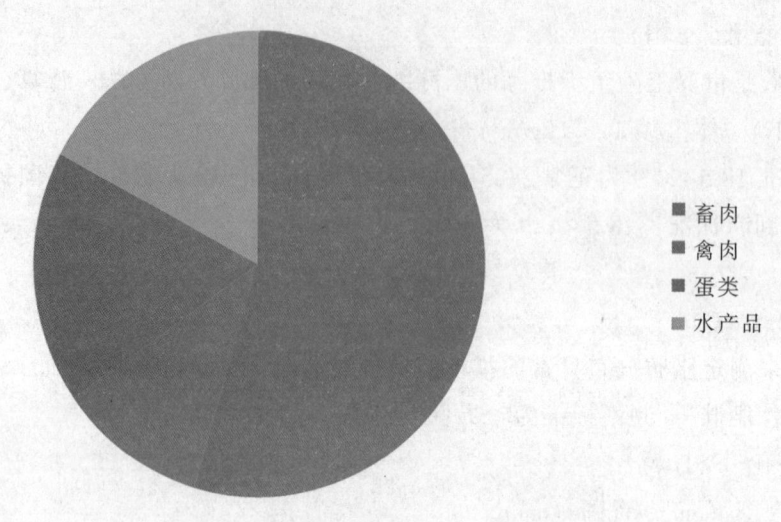

图 2012年居民动物性食物摄入来源组成（%）

由图可见，居民畜肉摄入太多，而水产品和禽肉摄入太少。应改变目前的膳食习惯。

(5) 少盐少油，控糖限酒

关键推荐：

① 培养清淡饮食习惯，少吃高盐和油炸食品。成人每天食盐不超过6g，每天烹调油25~30g。

② 控制添加糖的摄入量，每天摄入不超过50g，最好控制在约25g以下。

③ 每日反式脂肪酸摄入量不超过2g。

④ 足量饮水，成年人每天7~8杯（1500~1700mL），提倡饮用白开水和茶水；不喝或少喝含糖饮料。

⑤ 儿童、少年、孕妇、乳母不应饮酒。成人如饮酒，男性一天饮用酒的酒精量不超过25g，女性不超过15g。

(6) 杜绝浪费，兴新食尚

我国人口众多，食物浪费问题比较突出，食源性疾病状况也时有发生。减少食物浪费、注重饮食卫生、兴饮食新风对我国社会可持续发展、保障公众健康、促进家庭亲情具有重要意义。

关键推荐：

① 珍惜食物，按需备餐，提倡分餐不浪费。

② 选择新鲜卫生的食物和适宜的烹调方式。

③ 食物制备生熟分开，熟食二次加热要热透。

④ 学会阅读食品标签，合理选择食品。

⑤ 多回家吃饭，享受食物和亲情。

⑥ 传承优良文化，兴饮食文明新风。

3. 六大变化

（1）建议更精简

指南的内容由2007年的10条营养建议变成6条，每个建议8个字，共计48个字。

（2）覆盖人群更广

膳食指南把人群分为一般人群和特定人群两类。一般人群年龄由大于6岁扩至大于2岁，涵盖的人群更大。

（3）突出强调"平衡膳食"概念

如果研究了以往的三版指南就会发现，每一版的膳食指南都有其侧重点，比如1997年版就强调了大家应该多吃一些奶类、豆类、注意补钙。而在最新版的指南中，更加强调和突出"平衡膳食、均衡营养"这个概念，以往强调的牛奶、大豆、蔬菜、水果的消费问题等，仍继续强调。

（4）新版指南新增素食人群膳食

膳食指南把人群分为一般人群和特殊人群两类。特定人群在原来孕妇、乳母、婴幼儿、儿童青少年、老年人的基础上增加了素食人群。

（5）"健康体重"概念提到建议前列

近十年来中国肥胖率不降反增，而与之相关的慢病发生率也在逐年上升。健康体重的概念更需国人重视，在新版指南中更加强调了这个概念，这一次将它放在了建议的第二条。

（6）首次提及控制糖分摄入

新版指南首次于建议正文中加入"控糖"，提出对添加糖摄入量进行限制，每日不超过50g，最好限制在25g以内。

（二）特定人群膳食指南

特定人群膳食指南是根据各人群的生理特点及其对膳食营养需要而制定的。特定人群包括孕妇、乳母、婴幼儿、学龄前儿童、儿童青少年、老年人和素食人群。具体内容详见本项目的其他任务。

（三）中国居民平衡膳食宝塔、中国居民平衡膳食餐盘、中国儿童平衡膳食算盘

为了更加形象、实用，容易理解和操作，新版指南设计了中国居民平衡膳食宝塔、中国居民平衡膳食餐盘和中国儿童平衡膳食算盘，各有针对，而且互为补充。

中国居民膳食宝塔，大家比较熟悉，是膳食指南的主要图形，也体现了中国居民膳食指南的核心思想。新版的膳食宝塔在形式上没做变动，还是宝塔的形式，只是在食物的建议摄入量上做了细微的调整，表现为"四降一升"：水果、动物性食品、大豆和盐的摄入下降，饮水量上升。每天的总能量平均下降200 kcal。

中国居民平衡膳食宝塔（2016）

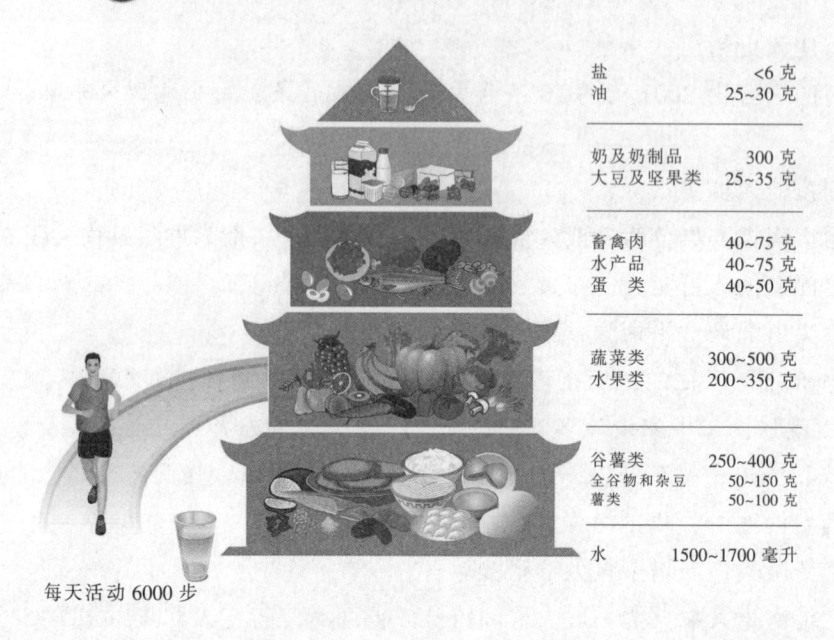

盐	<6 克
油	25~30 克
奶及奶制品	300 克
大豆及坚果类	25~35 克
畜禽肉	40~75 克
水产品	40~75 克
蛋 类	40~50 克
蔬菜类	300~500 克
水果类	200~350 克
谷薯类	250~400 克
全谷物和杂豆	50~150 克
薯类	50~100 克
水	1500~1700 毫升

每天活动 6000 步

平衡膳食餐盘的形式是一个简单的，或者一个人一餐的大致的食物组成和结构比例，这个结构比例也更加直观和简洁、更加清晰，与膳食宝塔相比，它没有强调食物的推荐量，也没有强调很详细的文字，但是更加简洁和容易记忆，强调的是一个构成。

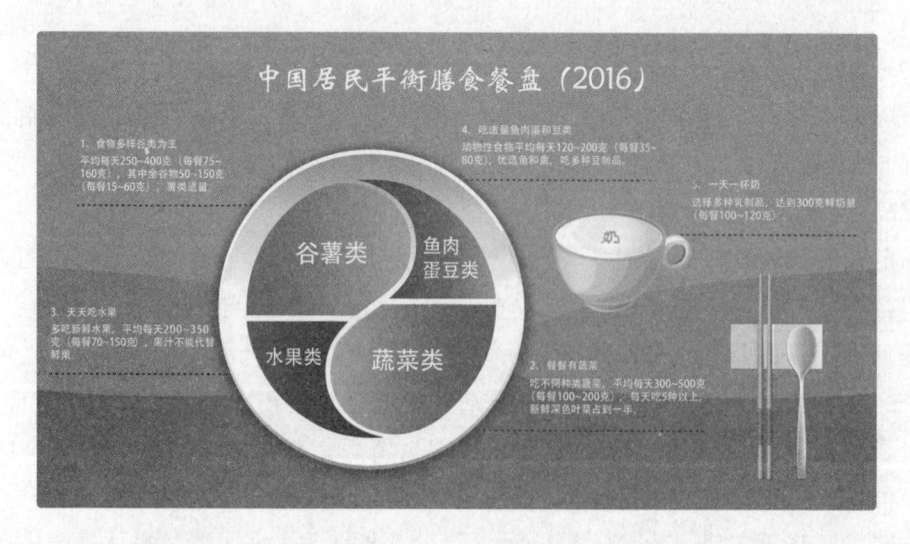

膳食算盘主要是适合儿童使用的，这个图形可以勾画出儿童对于份量的认识，哪种食物份量多，哪种食物份量少，便于他们理解和记忆。希望通过不同的图形，更加让百姓理解平衡膳食的核心思想。

油盐类适量

大豆坚果奶类 2~3 份

畜禽肉蛋水产品类 2~3 份

水果类 3~4 份

蔬菜类 4~5 份

谷薯类 5~6 份

中国儿童平衡膳食算盘

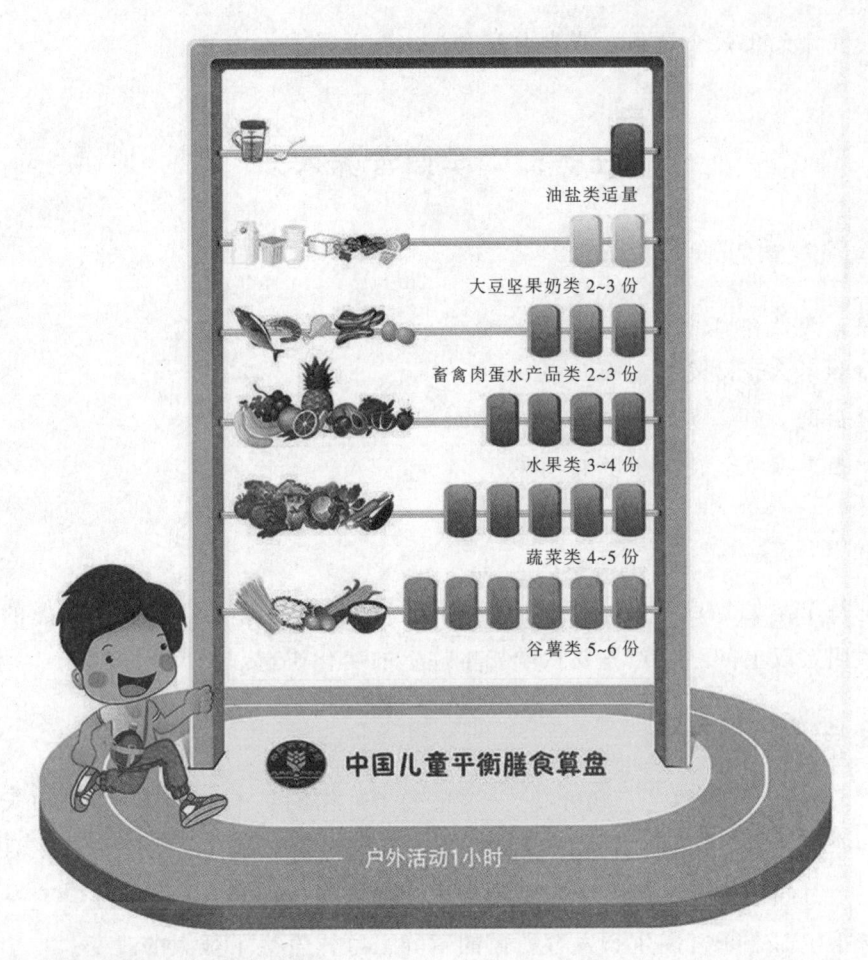

户外活动1小时

(四) 中国居民平衡膳食实践

1. 认识平衡膳食模式和图示

2. 定量估计食物摄入量

标准份量：是按照同等能量或者同等蛋白质计算出来的，不同食物标准份量不同。

3. 制定平衡膳食食谱

4. 膳食指南知识自测表

生活链接

膳食指南的诞生

1968 年，瑞典提出了名为《斯堪的那维亚国家人民膳食的医学观点》的膳食指导原则，产生了积极的社会效果。世界卫生组织（WHO）和联合国粮农组织（FAO）建议各国仿效。至今，全球已有 20 多个国家公布了各自的《膳食指南》。《膳食指南》是根据平衡膳食理论制订的饮食指导原则，是合理选择与搭配食物的陈述性建议，目的在于优化饮食结构，减少与膳食失衡有关的疾病发生。

任务二　孕妇营养须知

问题导入

1. 孕妇为什么容易发生呕吐呢？
2. 孕妇怎么预防发生高血压呢？
3. 孕妇怎么做容易顺产呢？
4. 孕妇怎么吃能使宝宝更聪明呢？
……

这是每个孕妇家庭都迫切想了解的问题，也是公共营养师们应该掌握的重要知识。要想回答以上问题，首先要从孕妇生理上的变化讲起。

一、孕妇生理特点

俗话说："十月怀胎，一朝分娩"。这里的十月指的是十个孕月，共280天，每个孕月含四个周，即28天。若是按自然月份来说，则是怀孕九个月，前三个月叫孕早期，中三个月叫孕中期，后三个月则称为孕晚期。在这期间，孕妇为了孕育一个小生命，储备小生命在子宫内生长发育所需的营养，身体发生了很大的改变。

（一）代谢的升高

孕期在多种激素的影响下，母体的合成代谢增强，基础代谢率增高。怀孕后主要有两方面的合成代谢：一方面是身体合成一个平均重量为3.2kg的胎儿，另一方面是母体代谢上的适应以及生殖系统的进一步发育，这两种的合成都需要一定的营养物质来支持。基础代谢率于中期逐渐增高，到晚期可增高15%~20%。

（二）内分泌系统的变化

妊娠期脑垂体前叶增大1~2倍，性腺激素分泌减少，垂体生乳素增多，促进乳腺发育，为产后泌乳做准备。同时分泌人绒毛膜促性腺激素（HCG）、人绒毛膜生长素（HCS）、雌激素和孕酮，其中人绒毛膜促性腺激素检验试纸就是利用孕妇特有的激素进行验孕的。

（三）消化系统的改变

由于激素与代谢的改变，孕妇常有恶心、呕吐、食欲减退、消化不良等妊娠反应，特别集中表现在孕早期。孕后期随着子宫的增大，胃肠道平滑肌张力的降低，胃酸分泌减少，肠蠕动减弱，常出现胃肠胀气和便秘。

(四) 机体许多器官的负荷增大

孕期身体的许多器官,如心脏、肾、肺、肝脏等的负荷增大。心脏输出量在怀孕中期以后,每分钟的输出量约增加1L。从妊娠第六周开始血容量逐渐增加,至妊娠32~34周达到高峰,此时可能会出现生理性贫血。由于孕妇及胎儿代谢产物增多,肾血浆流量和肾小球滤过率在孕早期增加,在整个孕期均维持较高的水平,肾脏负担增加。肾小球滤过率比非孕期增加50%,肾血浆流量增加35%,由于肾小管对葡萄糖再吸收能力相应不足,故孕妇饭后可能会出现糖尿病。

(五) 体重增长

孕早期增重较少,在此期间子宫及乳房增大,血容量增加。孕中期体重增长迅速,母体开始贮存脂肪及部分蛋白质;孕晚期主要是盆腔及下肢间质液增多。孕中期和孕后期平均每周稳定增重350~400g,整个孕期共增重约11.5~16kg。也可综合考虑身高和体重两个因素,采用体质指数(BMI)来判断孕妇营养是否合适,孕期BMI保持在19.8~26为适中。孕妇体重增加缓慢,延缓了胎儿的生长发育,早产儿发生几率较高;孕妇体重增长过度,易出现巨大儿,增加难产的危险性,且易诱发妊娠并发症。

二、孕期营养需要

孕妇与普通人相比,有两方面的变化:一是自身储备的需要,二是满足胎儿在子宫内生长发育所需。孕期营养需要主要从能量和主要必需营养素的角度来分析,并与非孕妇女做比较,说明孕妇在能量和营养需要上的具体变化。

(一) 能量

因为母体储备和胎儿生长发育所需,孕妇所需能量会有所提高,增长是渐进式的。《中国居民膳食营养素参考摄入量》(2013版,以下同)建议孕期能量的RNI,在非孕基础上,中期平均每天增加300kcal,晚期平均每天增加450kcal。应该注意的是,随着人民生活水平的不断提高,孕妇受到全家人的重点照顾,往往会造成能量摄入过多、营养过剩的现象,反而不利于孕妇和胎儿的健康。

(二) 蛋白质

孕妇对蛋白质的需要量也会增加,《中国居民膳食营养素参考摄入量》建议,孕期蛋白质的RNI值在非孕基础上,孕中期每天增加15g,孕晚期每天增加30g。为保证孕期母体和胎儿发育需要,建议优质蛋白质占到摄入蛋白质总量的1/3以上。

(三) 脂肪

《中国居民膳食营养素参考摄入量》建议孕期膳食脂肪所提供的能量占总能量的比例与非孕期相同,仍为20%~30%,所以脂肪摄入量有所增加,但增加量不大,平均每天增加量在5g左右。但应注意保证所摄入脂肪的质量,膳食中需提供足够的必需脂肪酸，即亚油酸摄入量占总能量的2.4%以上，α-亚麻酸摄入量占总能量的0.5%~1.0%；同时保证脂肪酸的组成比例合适，即饱和脂肪酸（SFA）、单不饱和脂肪酸（MUFA）、多不饱和脂肪酸（PUFA）所提供的能量占总能量的比例分别为<10%、10%、10%。

（四）碳水化合物

2013版的《中国居民膳食营养素参考摄入量》明确提出，孕妇在整个孕期碳水化合物的供能比与非孕期相同，仍为50%~65%，而之前版的《中国居民膳食营养素参考摄入量》都没有明确建议。根据孕期能量和供能营养素蛋白质和脂肪的需要量，可以推断出，孕期碳水化合物的需要量平均每天增加20g以上，即可满足需要。

（五）矿物质

《中国居民膳食营养素参考摄入量》建议，孕期矿物质的RNI或AI值均有所变化，且常量元素和微量元素均有不同程度的变化，且孕早期、中期、晚期各有所不同。部分常量和微量元素的RNI或AI值具体如表3.1所示。

表3.1 孕妇所需部分常量和微量元素的RNI或AI值

摄入量 时间	钙 RNI mg/d	磷 RNI mg/d	钾 AI mg/d	钠 AI mg/d	镁 RNI mg/d	铁 RNI mg/d	碘 RNI ug/d	锌 RNI mg/d	硒 RNI ug/d
非孕期	800	720	2000	1500	330	20	120	7.5	60
孕早期	+0	+0	+0	+0	+40	+0	+110	+2	+5
孕中期	+200	+0	+0	+0	+40	+4	+110	+2	+5
孕晚期	+200	+0	+0	+0	+40	+9	+110	+2	+5

由表3.1可知，与非孕期18~50岁的妇女相比较，孕妇对多数矿物质需要量有明显的增加，如钙，由非孕期的800 mg/d变为孕早、中、晚期分别为800 mg/d、1000 mg/d和1000 mg/d。也有些矿物质需要量几乎没有变化，如磷、钾和钠等。这在实际生活中需特别注意，不要盲目进食或进补各种矿物质，要根据身体的具体需要有针对性地选择膳食。

（六）维生素

《中国居民膳食营养素参考摄入量》建议，孕期维生素的RNI或AI值均有变化，且脂溶性维生素和水溶性维生素均有不同程度的变化，且孕早期、中期、晚期各有所不同。部分脂溶性和水溶性维生素的RNI或AI值具体如表3.2所示。

表 3.2 孕妇所需部分脂溶性和水溶性维生素的 RNI 或 AI 值

摄入量 时间	维生素 A	维生素 D	维生素 E	维生素 B_1	维生素 B_2	维生素 B_6	维生素 B_{12}	维生素 C	泛酸	叶酸	烟酸	胆碱	生物素
	RNI	RNI	AI	RNI	RNI	RNI	RNI	AI	AI	RNI	RNI	AI	AI
	ugRE/d	ug/d	mgα-TE/d	mg/d	mg/d	mg/d	mg/d	mg/d	mg/d	ugDFE/d	mgNE/d	mg/d	mg/d
非孕期	700	10	14	1.2	1.2	1.4	2.4	100	5.0	400	12	400	40
孕早期	+0	+0	+0	+0	+0	+0.8	+0.5	+0	+1.0	+200	+0	+20	+0
孕中期	+0	+0	+0	+0.2	+0.2	+0.8	+0.5	+15	+1.0	+200	+0	+20	+0
孕晚期	+0	+0	+0	+0.3	+0.3	+0.8	+0.5	+15	+1.0	+200	+0	+20	+0

由表 3.2 可知，与非孕期 18~50 岁的妇女相比较，孕妇对多数维生素的需要量有明显的增加，如叶酸、维生素 C 和胆碱，但有些维生素，如维生素 A、D、E、烟酸和生物素的需要量没有变化，这在实际生活中需特别注意，不要盲目地大量补充维生素，否则反而不利于孕妇健康。

三、孕期营养不良的影响

若孕妇没有达到上述的营养需求，则有可能造成孕期营养不良，包括营养不足和营养过剩，均会对母体和子体产生不良的影响。

(一) 孕期营养不良对对母体的影响

1. 妊娠高血压

原因可能母亲体重超标、高钠饮食等。

2. 骨密度下降、骨质软化症

3. 营养性贫血

如缺铁性贫血、巨幼红细胞贫血等。

4. 营养不良性水肿

原因可能是蛋白质摄入严重不足、VB_{12} 严重缺乏等。

(二) 孕期营养不良对胎儿的影响

1. 胎儿和新生儿死亡率高

2. 低出生体重

新生儿体重小于 2.5kg 者为低体重儿。

3. 早产儿及小于胎龄儿

早产儿是指妊娠期小于 37 周出生的婴儿。

小于胎龄儿是指新生儿的体质量为该孕周应有体质量的 10 个百分点以下。

4. 脑发育受损及先天畸形

四、孕妇的合理膳食

若想避免营养不良，达到合理营养，需落实到孕妇的具体膳食之中。2016版《中国居民膳食指南》第二部分特定人群膳食指南中，孕期妇女膳食指南内容如下：

（一）备孕妇女的合理膳食

备孕是指育龄妇女有计划地怀孕并对优孕进行必要的前期准备，是优孕与优生优育的重要前提。备孕妇女的营养状况直接关系着孕育和哺育新生命的质量，并对妇女及其下一代的健康产生长期影响。为保证成功妊娠、提高生育质量、预防不良妊娠结局，夫妻双方都应做好充分的孕前准备。

健康的身体状况、合理膳食、均衡营养是孕育新生命必需的物质基础。准备怀孕的妇女应接受健康体检及膳食和生活方式指导，使健康与营养状况尽可能达到最佳后再怀孕。健康体检要特别关注感染性疾病（如牙周病）以及血红蛋白、血浆叶酸、尿碘等反映营养状况的检测，目的是避免相关炎症及营养素缺乏对受孕成功和妊娠结局的不良影响。

在一般人群膳食指南六条基础上，备孕妇女膳食指南增加以下三条内容：

1. 调整孕前体重至适宜水平。
2. 常吃含铁丰富的食物，选用碘盐，孕前3个月开始补充叶酸。
3. 禁烟酒，保持健康生活方式。

（二）孕期妇女的合理膳食

妊娠期是生命早期1000天机遇窗口的起始阶段，营养作为最重要的环境因素，对母子双方的近期和远期健康都将产生至关重要的影响。孕期胎儿的生长发育、母体乳腺和子宫等生殖器官的发育，以及为分娩后乳汁分泌进行必要的营养储备，都需要额外的营养，妊娠各期妇女膳食应在非孕妇女的基础上，根据胎儿生长速率及母体生理和代谢的变化进行适当的调整。孕早期胎儿生长发育速度相对缓慢，所需营养与孕前无太大差别。孕中期开始，胎儿生长发育逐渐加速，母体生殖器官的发育也相应加快，对营养的需要增大，应合理增加食物的摄入量。孕期妇女的膳食应是由多样化食物组成的营养均衡膳食，除保证孕妇和胎儿的营养外，还潜移默化地影响宝宝日后对辅食的接受和膳食模式的建立。

在一般人群膳食指南六条基础上，孕期妇女膳食指南增加以下五条内容：

1. 补充叶酸，常吃含铁丰富的食物，选用碘盐
2. 孕吐严重者，可少量多餐，保证摄入含必要量碳水化合物的食物
3. 孕中晚期适量增加奶、鱼、禽、蛋、瘦肉的摄入
4. 适量身体活动，维持孕期适宜增重

5. 禁烟酒，愉快孕育新生命，积极准备母乳喂养

生活链接

孕妇饮食

一、准妈妈如何减缓"胃灼热"？

1. 白天少食多餐，使胃部不要过度膨胀，尽量减少胃酸的逆流。
2. 睡前 2 小时不要进食，饭后半小时至 1 小时内避免卧床。
3. 睡觉时，尽量以枕头垫高头部 15 厘米，以防止发生逆流。
4. 孕妇体重若超标，应避免食用高浓度糖分的饮食，控制体重。
5. 孕妇若有抽烟的习惯，必须戒烟，否则会加速胃酸的分泌。
6. 减少或避免食用油腻食物或酸性食物。
7. 减少或避免茶及咖啡的摄入，否则会使食道扩约肌松弛，加剧胃酸的回流。
8. 减少或避免过冷或过热食物及辛辣食物，以免刺激胃部。
9. 多吃富含 β 胡萝卜素和维生素 C 的水果及蔬菜。

二、怎样可以减少兔唇宝宝的出生？

唇裂和腭裂可以单独发生，也可以伴随发生，是最常见的两种婴儿出生缺陷。叶酸摄入不足会增加孕妇生下唇腭裂患儿的危险，所以孕妇应多食用富含叶酸的食物，如绿叶蔬菜、柑桔类水果、全谷类面包和煎豆等，或服用补充叶酸的营养片，每天获取 400mg 叶酸。

三、孕妇补充什么可以帮助自然分娩？

孕妇应注意锌的适量摄入。锌是人体必须的微量元素，对人的许多正常生理功能的完成起着极为重要的作用。锌对分娩的影响主要是可增强子宫有关酶的活性，促进子宫肌收缩，把胎儿驱出子宫腔。当缺锌时，子宫肌收缩力弱，无法自行驱出胎儿，因而需要借助产钳、吸引等外力，才能娩出胎儿，严重缺锌则需剖腹产。

四、怎样降低胎儿大脑发育受损的几率？

每个准妈妈都希望自己未来的宝宝健康聪明，怀孕期间多喝石榴汁可以降低胎儿大脑发育受损的几率。石榴汁里含有丰富的多酚化合物，具有抗衰老、保护神经系统和稳定情绪的作用。

五、孕妇吃鱼的好处有哪些？

鱼类含有丰富的氨基酸、卵磷脂、钾、钙、锌等微量元素，这些是胎儿发育的必要物质，尤其是神经系统。调查研究表明，孕妇多吃鱼有利于胎儿发育，特别是脑部神经系统，这样生出来的宝宝特别聪明。每周吃一次鱼，就可使从来不吃鱼的孕妇早产的可能性从 7.1% 降至 1.9%。

六、孕妇常吃油条的危害有哪些？

在传统油条的制作时，会加入一定量明矾，这些明矾中含的铝通过胎盘，侵入胎儿的大脑，会使其形成大脑障碍，增加痴呆儿的机率。另外，油条属于高温油炸食品，可能会危害孕妇健康。

任务三　乳母营养须知

问题导入

1. 乳母为恢复身体，可以恢复正常饮食或节食吗？
2. 产妇可以吃水果吗？
3. 乳母是一张嘴两人吃，所以应尽量多地进食，对吗？
4. 俗话说：生一子，落一齿，有道理吗？

上述问题是我们在生活中经常会遇到的，为了解答上述问题，更好地指导乳母营养和膳食，我们需详细了解乳母的生理状况、营养需求及膳食特点。

一、乳母的生理特点

随着新生儿的呱呱落地，孕妇的身份也由之变成了乳母。为了使新生儿健康成长，更好地适应外界环境，乳母的生理需求也较孕妇和非孕妇女有所不同。

（一）代谢的提高

乳母最主要的生理特点有两个：一是自身恢复生殖器官及相关组织至非孕时期身体状况的需要，二是每天分泌600~800mL乳汁哺育新生儿的营养所需，所以乳母的基础代谢率会升高。一般而言，产后5天内所分泌的乳汁称为初乳，含大量免疫蛋白，易消化；其后5~10天的乳汁称为过渡乳，乳糖、脂肪含量增多，免疫蛋白含量下降；继而为成熟乳，富含蛋白质、乳糖、脂肪等多种营养素。

（二）内分泌系统的变化

孕妇生完孩子后，体内的激素水平发生一系列的变化，有些激素，如雌激素、胎盘生乳素、孕激素都急剧下降，而催乳素持续升高，主要为产后泌乳产生作用。

二、乳母的营养需要

为保证自身需要和乳汁正常分泌量的维持，乳母需更加注重营养的补充。乳母营养需要主要从能量和六大营养素的角度来分析，并与非孕妇女和孕妇相比较，说明乳母在能量和营养需要上的具体变化。

（一）能量

为满足乳母身体需要，《中国居民膳食营养素参考摄入量》建议乳母能量的RNI在非孕基础上平均每天增加500kcal。也就是说，哺乳期所需能量甚至高于孕期，这应该引起年轻妈妈们的高度重视，不能为了身体快速恢复苗条而盲目减少饮食的摄入。

（二）蛋白质

《中国居民膳食营养素参考摄入量》建议乳母每日膳食中蛋白质摄入量应较非孕妇女增加25g，日常膳食中要注重优质蛋白质的摄入占到蛋白质总量的1/3到1/2。

（三）脂肪

《中国居民膳食营养素参考摄入量》建议乳母膳食脂肪所提供的能量占总能量的比例与非孕期、乳期均相同，仍为20%~30%。因非孕期、孕期、哺乳期所需总能量有别，所以计算可得，脂肪摄入量哺乳期大于孕期，孕期高于非孕期。乳母的脂肪摄入量平均每天增加14g左右，应注意保证所摄入脂肪的质量，多吃鱼类。

（四）碳水化合物

碳水化合物的变化，《中国居民膳食营养素参考摄入量》没有明确建议。根据乳母能量和供能营养素蛋白质和脂肪的需要量，可以推断出，乳母碳水化合物的需要量每天平均增加72g左右，即可满足需要。

（五）矿物质

《中国居民膳食营养素参考摄入量》建议，乳母矿物质的 RNI 或 AI 值均有变化，且常量元素和微量元素均有不同程度的变化，部分常量和微量元素的 RNI 或 AI 值具体如表3.3所示。

表3.3 乳母所需部分常量和微量元素的 RNI 或 AI 值

摄入量 时间	钙 RNI mg/d	磷 RNI mg/d	钾 AI mg/d	钠 AI mg/d	镁 RNI mg/d	铁 RNI mg/d	碘 RNI ug/d	锌 RNI mg/d	硒 RNI ug/d
非孕期	800	720	2000	1500	330	20	120	7.5	60
乳母	+200	+0	+400	+0	+0	+0	+120	+4.5	+18

由表3.3可知，与非孕期18~50岁的妇女相比较，乳母对多数矿物质需要量有明显的增加，如钙，由非孕期的800mg/d变为哺乳期的1000mg/d。也有些矿物质需要量没有变化，如磷、钠、镁和铁；与孕期妇女相比较，乳母对多数矿物质需要量高于孕晚期，但铁和镁的需要量比孕晚期有所降低，而钙、磷、钠需要量则与孕晚期持平。这就要求我们在实际生活中需特别注意，不要盲目进补，也不要盲目减少矿物质的摄入量，要根据身体的具体需要有针对性地选择膳食。

(六) 维生素

《中国居民膳食营养素参考摄入量》建议，乳母维生素的 RNI 或 AI 值均有变化，且脂溶性维生素和水溶性维生素均有不同程度的变化。部分脂溶性和水溶性维生素的 RNI 或 AI 值具体如表 3.4 所示。

表 3.4 乳母所需部分脂溶性和水溶性维生素的 RNI 或 AI 值

摄入量 时间	维生素A	维生素D	维生素E	维生素B_1	维生素B_2	维生素B_6	维生素B_{12}	维生素C	泛酸	叶酸	烟酸	胆碱	生物素
	RNI	RNI	AI	RNI	RNI	RNI	RNI	RNI	AI	RNI	RNI	AI	AI
	ugRE/d	ug/d	mgα-TE/d	mg/d	mg/d	mg/d	mg/d	mg/d	mg/d	ugDFE/d	mgNE/d	mg/d	mg/d
非孕期	700	10	14	1.2	1.2	1.4	2.4	100	5.0	400	12	400	40
乳母	+600	+0	+3	+0.3	+0.3	+0.3	+0.8	+50	+2.0	+150	+3	+120	+10

由表 3.4 可知，与非孕期 18~50 岁的妇女相比较，乳母对多数维生素的需要量有明显的增加，如维生素 A 和维生素 C，但少数维生素的需要量没有变化，如维生素 D；与孕期妇女相比较，乳母对一部分维生素的需要量与孕晚期持平，如维生素 D、维生素B_1、维生素B_2 等，对另一部分维生素的需要量比孕晚期有所增加，如维生素 A、维生素 E、泛酸等。这些营养需求的变化应如实体现在乳母饮食中，需特别注意。

(七) 水分

因需要分泌大量乳汁，乳母膳食中应增加流质食物及汤类，保证乳汁充足。

三、哺乳期营养不良的影响

若哺乳期没有达到上述的营养需求，乳母营养不良，一方面会影响母体健康，另一方面会严重影响乳汁的质和量，从而影响到婴儿。

乳母营养不良，一般短期内泌乳量不会下降，乳汁中的成分也基本恒定，但此时乳汁中的营养成分是通过动用母体储备的营养素，甚至牺牲母体组织来维持的，所以这将会影响到母体的健康；长期营养不良，则会影响到乳汁的质和量，就不能满足婴儿生长发育的需要了，还可能导致婴儿出现营养缺乏病。如乳母膳食中维生素B_1 缺乏导致乳汁中缺乏维生素B_1，从而引起婴儿出现急性脚气病就是典型的例证。如乳母膳食中钙供给不足，首先会动用母体内的钙，用以维持乳汁中钙含量的恒定。

总之，乳母营养状况的好坏将直接影响到乳汁中营养素的含量，进一步影响婴幼儿的生长发育与健康。因此，根据授乳期母体的生理特点及乳汁分泌的需要，合理安排膳食，保证充足的营养供给，对于母亲和婴儿的健康都是非常重要的。

四、乳母的合理膳食

哺乳期是母体用乳汁哺育新生子代使其获得最佳生长发育并奠定一生健康基础的特殊生理阶段。哺乳期妇女（乳母）既要分泌乳汁、哺育婴儿，还需要逐步补偿妊娠、分娩时的营养素损耗并促进各器官、系统功能的恢复，因此比非哺乳妇女需要更多的营养。哺乳期妇女的膳食仍是由多样化食物组成的营养均衡的膳食，除保证哺乳期的营养需要外，还通过乳汁的口感和气味，潜移默化地影响较大婴儿对辅食的接受和后续多样化膳食结构的建立。

基于母乳喂养对母亲和子代诸多的益处，世界卫生组织建议婴儿 6 个月内应纯母乳喂养，并在添加辅食的基础上持续母乳喂养到 2 岁甚至更长时间。乳母的营养状况是泌乳的基础，如果哺乳期营养不足，将会减少乳汁分泌量，降低乳汁质量，并影响母体健康。此外，产后情绪、心理、睡眠等也会影响乳汁分泌。

在一般人群膳食指南六条基础上，哺乳期妇女膳食指南增加以下五条内容：

（一）增加富含优质蛋白质及维生素 A 的动物性食物和海产品，选用碘盐

（二）产褥期食物多样不过量，重视整个哺乳期营养

（三）愉悦心情，充足睡眠，促进乳汁分泌

（四）坚持哺乳，适度运动，逐步恢复适宜体重

（五）忌烟酒，避免浓茶和咖啡

生活链接

产后宜吃的七种食物

一、炖汤类

猪蹄汤、瘦肉汤、鲜鱼汤、鸡汤等肉汤食，含有丰富的水溶性营养成人产妇饮用，不仅利于体力恢复，而且帮助乳汁分泌，可谓最佳营养品了。但产妇喝肉汤也有学问。如果产后乳汁迟迟不下或下得很少，就应早些喝点肉汤，以促使下乳，反之就迟些喝肉汤，以免过多分泌乳汁造成乳汁瘀滞。肉汤过浓，脂肪含量就越高，乳汁中的脂肪含量也就越多。含有高脂肪的乳汁不易被婴儿吸收，往往引起新生儿腹泻，因此，产妇喝肉汤不要过浓。可以喝些有营养的荤汤和素汤，如蛋花汤、鲜鱼汤、豆腐汤、蔬菜汤、面汤、米汤等，以满足母婴对各种营养素的需要。

二、红糖、红枣、红小豆等红色食品

富含铁、钙等，对血色素的提高有利，帮助产妇补血、去寒。

三、鸡蛋

蛋白质、氨基酸、矿物质含量高，消化吸收率高。

四、小米粥

富含维生素B、膳食纤维和铁。可单煮小米或将其与大米合煮，有很好的补养效果。

五、鱼

营养丰富，味道鲜美，蛋白质含量高。鲫鱼和鲤鱼清炖是很好的催奶食品。

六、芝麻

富含蛋白质、铁、钙、磷等营养成分，滋补身体，非常适合产妇的营养要求。

七、蔬菜水果

含有丰富的维生素C和各种矿物质，有助于消化和排泄，增进食欲。但不要吃得过多或太凉。

任务四 婴儿营养须知

问题导入

1. 婴儿期除母乳外，需要喝水吗？
2. 婴儿期可以吃点有滋味的菜汤吗？
3. 婴儿可以外出晒太阳吗？
4. 婴儿吃进口奶粉营养全，可以替代母乳，对吗？

上述问题是婴儿喂养时必然会遇到的问题，让我们带着这些问题一起来学习1岁以内婴儿的生理特点、营养需求和合理膳食，健康从小抓起。

一、婴儿的生理特点

婴儿期是人生发育的第一个高峰，也是一生中生长发育最快的时期。在这个时期，婴儿要从母亲的子宫适应外面的大千世界，要由以母乳为唯一食物来源慢慢过渡到依赖母乳外其他食物。

（一）体格的快速发育

婴儿期是人一生中生长发育的第一个高峰期，也是人一生中生长发育最快的时期。新生儿出生时平均体重为3000g，正常范围为2500~4000g；平均身长为50cm；而到12月龄时，体重可达到出生时的3倍，身长则可达到出生时的1.5倍。

根据儿童体格发育调查结果，国家卫生部妇社司研究制订了《中国7岁以下儿童生长发育参照标准》，该标准已于2009年6月2日由卫生部正式公布。男孩和女孩的发育情况不同，家长可参考表3.5中的数据，看看孩子的身高体重是否正常。需要注意的是，以下数据并非绝对标准，只要孩子的身高体重值在正常范围内，身体无异常病症，家长不必过分担心。

表3.5 7岁以下男童身高(长)标准值(cm)

年龄	月龄	-3SD	-2SD	-1SD	中位数	+1SD	+2SD	+3SD
出生	0	45.2	46.9	48.6	50.4	52.2	54.0	55.8
	1	48.7	50.7	52.7	54.8	56.9	59.0	61.2
	2	52.2	54.3	56.5	58.7	61.0	63.3	65.7
	3	55.3	57.5	59.7	62.0	64.3	66.6	69.0
	4	57.9	60.1	62.3	64.6	66.9	69.3	71.7
	5	59.9	62.1	64.4	66.7	69.1	71.5	73.9
	6	61.4	63.7	66.0	68.4	70.8	73.3	75.8
	7	62.7	65.0	67.4	69.8	72.3	74.8	77.4
	8	63.9	66.3	68.7	71.2	73.7	76.3	78.9
	9	65.2	67.6	70.1	72.6	75.2	77.8	80.5
	10	66.4	68.9	71.4	74.0	76.6	79.3	82.1
	11	67.5	70.1	72.7	75.3	78.0	80.8	83.6
1岁	12	68.6	71.2	73.8	76.5	79.3	82.1	85.0
	15	71.2	74.0	76.9	79.8	82.8	85.8	88.9
	18	73.6	76.6	79.6	82.7	85.8	89.1	92.4
	21	76.0	79.1	82.3	85.6	89.0	92.4	95.9
2岁	24	78.3	81.6	85.1	88.5	92.1	95.8	99.5
	27	80.5	83.9	87.5	91.1	94.8	98.6	102.5
	30	82.4	85.9	89.6	93.3	97.1	101.0	105.0
	33	84.4	88.0	91.6	95.4	99.3	103.2	107.2
3岁	36	86.3	90.0	93.7	97.5	101.4	105.3	109.4
	39	87.5	91.2	94.9	98.8	102.7	106.7	110.7
	42	89.3	93.0	96.7	100.6	104.5	108.6	112.7
	45	90.9	94.6	98.5	102.4	106.4	110.4	114.6
4岁	48	92.5	96.3	100.2	104.1	108.2	112.3	116.5
	51	94.0	97.9	101.9	105.9	110.0	114.2	118.5
	54	95.6	99.5	103.6	107.7	111.9	116.2	120.6
	57	97.1	101.1	105.3	109.5	113.8	118.2	122.6
5岁	60	98.7	102.8	107.0	111.3	115.7	120.1	124.7
	63	100.2	104.4	108.7	113.0	117.5	122.0	126.7
	66	101.6	105.9	110.2	114.7	119.2	123.8	128.6
	69	103.0	107.3	111.7	116.3	120.9	125.6	130.4
6岁	72	104.1	108.6	113.1	117.7	122.4	127.2	132.1
	75	105.3	109.8	114.4	119.2	124.0	128.8	133.8
	78	106.5	111.1	115.8	120.7	125.6	130.5	135.6
	81	107.9	112.6	117.4	122.3	127.3	132.4	137.6

注：表中3岁前为身长，3岁及3岁后为身高

表 3.6　7岁以下女童身高（长）标准值（cm）

年龄	月龄	-3SD	-2SD	-1SD	中位数	+1SD	+2SD	+3SD
出生	0	44.7	46.4	48.0	49.7	51.4	53.2	55.0
	1	47.9	49.8	51.7	53.7	55.7	57.8	59.9
	2	51.1	53.2	55.3	57.4	59.6	61.8	64.1
	3	54.2	56.3	58.4	60.6	62.8	65.1	67.5
	4	56.7	58.8	61.0	63.1	65.4	67.7	70.0
	5	58.6	60.8	62.9	65.2	67.4	69.8	72.1
	6	60.1	62.3	64.5	66.8	69.1	71.5	74.0
	7	61.3	63.6	65.9	68.2	70.6	73.1	75.6
	8	62.5	64.8	67.2	69.6	72.1	74.7	77.3
	9	63.7	66.1	68.5	71.0	73.6	76.2	78.9*
	10	64.9	67.3	69.8	72.4	75.0	77.7	80.5
	11	66.1	68.6	71.1	73.7	76.4	79.2	82.0
1岁	12	67.2	69.7	72.3	75.0	77.7	80.5	83.4
	15	70.2	72.9	75.6	78.5	81.4	84.3	87.4
	18	72.8	75.6	78.5	81.5	84.6	87.7	91.0
	21	75.1	78.1	81.2	84.4	87.7	91.1	94.5
2岁	24	77.3	80.5	73.8	87.2	90.7	94.3	98.0
	27	79.3	82.7	86.2	89.8	93.5	97.3	101.2
	30	81.4	84.8	88.4	92.1	95.9	99.8	103.8
	33	83.4	86.9	90.5	94.3	98.1	102.0	106.1
3岁	36	85.4	88.9	92.5	96.3	100.1	104.1	108.1
	39	86.6	90.1	93.8	97.5	101.4	105.4	109.4
	42	88.4	91.9	95.6	99.4	103.3	107.2	111.3
	45	90.1	93.7	97.4	101.2	105.1	109.2	113.3
4岁	48	91.7	95.4	99.2	103.1	107.0	111.1	115.3
	51	93.2	97.0	100.9	104.9	109.0	113.1	117.4
	54	94.8	98.7	102.7	106.7	110.9	115.2	119.5
	57	96.4	100.3	104.4	108.5	112.8	117.1	121.6
5岁	60	97.8	101.8	106.0	110.2	114.5	118.9	123.4
	63	99.3	103.4	107.6	111.9	116.2	120.7	125.3
	66	100.7	104.9	109.2	113.5	118.0	122.6	127.25
	69	102.0	106.3	110.7	115.2	119.7	124.4	129.1
6岁	72	103.2	107.6	112.0	116.6	121.2	126.0	130.8
	75	104.4	108.8	113.4	118.0	122.7	127.6	132.5
	78	105.5	110.1	114.7	119.4	124.3	129.2	134.2
	81	106.7	111.4	116.1	121.0	125.9	130.9	136.1

注：表中3岁前为身长，3岁及3岁后为身高

表3.7 7岁以下男童体重标准值（kg）

年龄	月龄	−3SD	−2SD	−1SD	中位数	+1SD	+2SD	+3SD
出生	0	2.26	2.58	2.93	3.32	3.73	4.18	4.66
	1	3.09	3.52	3.99	4.51	5.07	5.67	6.33
	2	3.94	4.47	5.05	5.68	6.38	7.14	7.97
	3	4.69	5.29	5.97	6.70	7.51	8.40	9.37
	4	5.25	5.91	6.64	7.45	8.34	9.32	10.39
	5	5.66	6.36	7.14	8.00	8.95	9.99	11.15
	6	5.97	6.70	7.51	8.41	9.41	10.05	11.72
	7	6.24	6.99	7.83	8.76	9.79	10.93	12.20
	8	6.46	7.23	8.09	9.05	10.11	11.29	12.60
	9	6.67	7.46	8.35	9.33	10.42	11.64	12.99
	10	6.86	7.67	8.58	9.58	10.71	11.95	13.34
	11	7.04	7.87	8.80	9.83	10.98	12.26	13.68
1岁	12	7.21	8.06	9.00	10.05	11.23	12.54	14.00
	15	7.68	8.57	9.57	10.68	11.93	13.32	14.88
	18	8.13	9.07	10.12	11.29	12.61	14.09	15.75
	21	8.61	9.59	10.69	11.93	13.33	14.90	16.66
2岁	24	9.06	10.09	11.24	12.54	14.01	15.67	17.54
	27	9.47	10.54	11.75	13.11	14.64	16.38	18.36
	30	9.86	10.97	12.22	13.64	15.24	17.06	19.13
	33	10.24	11.39	12.68	14.15	15.82	17.72	19.89
3岁	36	10.61	11.79	13.13	14.65	16.39	18.37	20.64
	39	10.97	12.19	13.57	15.15	16.95	19.02	21.39
	42	11.31	12.57	14.00	15.63	17.50	19.65	22.13
	45	11.66	12.96	14.44	16.13	18.07	20.32	22.91
4岁	48	12.01	13.35	14.88	16.64	18.67	21.01	23.73
	51	12.37	13.76	15.35	17.18	19.30	21.76	24.63
	54	12.74	14.18	15.84	17.75	19.98	22.57	25.61
	57	13.12	14.61	16.34	18.35	20.69	23.43	26.68
5岁	60	13.50	15.06	16.87	18.95	21.46	24.38	27.85
	63	13.86	15.48	17.38	19.60	22.21	25.32	29.04
	66	14.18	15.87	17.85	20.18	22.94	26.24	30.22
	69	14.48	16.24	18.31	20.75	23.66	27.17	31.43
6岁	72	14.74	16.56	18.71	21.26	24.32	28.03	32.57
	75	15.01	16.90	19.14	21.82	25.06	29.01	33.89
	78	15.30	17.27	19.62	22.45	25.89	30.13	35.41
	81	15.66	17.73	20.22	23.24	26.95	31.56	37.39

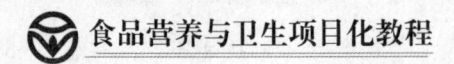

表 3.8 7 岁以下女童体重标准值（kg）

年龄	月龄	-3SD	-2SD	-1SD	中位数	+1SD	+2SD	+3SD
出生	0	2.26	2.54	2.85	3.21	3.03	4.10	4.65
	1	2.98	3.33	3.74	4.20	4.74	5.35	6.05
	2	3.72	4.15	4.65	5.21	5.86	6.60	7.46
	3	4.40	4.90	5.47	6.13	6.87	7.73	8.71
	4	4.93	5.48	6.11	6.83	7.65	8.59	9.66
	5	5.33	5.92	6.59	7.36	8.23	9.23	10.38
	6	5.64	6.26	6.96	7.77	8.68	9.73	10.93
	7	5.90	6.55	7.28	8.11	9.06	10.15	11.40
	8	6.13	6.79	7.55	8.41	9.39	10.51	11.80
	9	6.34	7.03	7.81	8.69	9.70	10.86	12.18
	10	6.53	7.23	8.03	8.94	9.98	11.16	12.50
	11	6.71	7.43	8.25	9.18	10.24	11.46	12.85
1 岁	12	6.87	7.61	8.45	9.40	10.48	11.73	13.15
	15	7.34	8.12	9.01	10.02	11.18	12.50	14.02
	18	7.79	8.63	9.57	10.65	11.88	13.29	14.90
	21	8.26	9.15	10.15	11.30	12.61	14.12	15.85
2 岁	24	8.70	9.64	10.70	11.92	13.31	14.92	16.77
	27	9.10	10.09	11.21	12.50	13.97	15.67	17.63
	30	9.48	10.52	11.70	13.05	14.60	16.39	18.47
	33	9.86	10.94	12.18	13.59	15.22	17.11	19.29
3 岁	36	10.23	11.36	12.65	14.13	15.83	17.81	20.10
	39	10.60	11.77	13.11	14.65	16.43	18.50	20.90
	42	10.95	12.16	13.55	15.16	17.01	19.17	21.69
	45	11.29	12.55	14.00	15.67	17.60	19.85	22.49
4 岁	48	11.62	12.93	14.44	16.17	18.19	20.54	23.30
	51	11.96	13.32	14.88	16.69	18.79	21.25	24.14
	54	12.30	13.71	15.33	17.22	19.42	22.00	25.04
	57	12.62	14.08	15.78	17.75	20.05	22.75	25.96
5 岁	60	12.93	14.44	16.20	18.26	20.66	23.50	26.87
	63	13.23	14.80	16.64	18.78	21.30	24.28	27.84
	66	13.54	15.18	17.09	19.33	21.98	25.12	28.89
	69	13.84	15.54	17.53	19.88	22.65	25.96	29.95
6 岁	72	14.11	15.87	17.94	20.37	23.27	26.74	30.94
	75	14.38	16.21	18.35	20.89	23.92	27.57	32.00
	78	14.66	16.55	18.78	21.44	24.61	28.46	33.14
	81	14.96	16.92	19.25	22.03	25.37	29.42	34.40

说明："中位数"，表示处于人群的平均水平；如果在"-1sd~中位数~+1sd"，即中位数上下一个标准差范围之内，属于"正常范围"，代表了68%的儿童；如果在"（-2sd~-1sd）或者（+1sd~+2sd）"，即中位数上下两个标准差范围之内，则定义为"偏矮（高）"，代表了27.4%的儿童；如果在"（-3sd~-2sd）或者（+2sd~+3sd）"，即中位数上下三个标准差之内，则定义为"矮（高）"，代表了4.6%的儿童。极少儿童在三个标准差（<-3sd>+3sd）之外（比例小于0.5%）。

婴儿期头围和胸围的发育也较快。头围反映了脑及颅骨的发育状态，胸围反映了胸廓及胸肌的发育情况，两者均是反映婴儿发育情况的重要监测指标。新生儿平均头围值为34cm，平均胸围值为32.4cm，头围大于胸围。随着身体发育，到12个月~24个月时，头围和胸围基本相等，称之为胸围交叉。自此以后，小儿的胸围将大于头围。

（二）消化系统的发育

婴儿消化器官发育不成熟，功能不完善，不适当的喂养方式易致消化功能紊乱和营养不良。

1. 口腔及其酶

新生儿口腔黏膜细嫩，血供丰富，但唾液腺发育不全，分泌唾液较少。唾液内含有10%黏液素，有胶体保护作用，能防止乳汁凝固，有利于消化。新生儿期唾液中淀粉酶分解糖类的作用较弱，至4~5个月以后，唾液分泌量才明显增加，淀粉酶的作用才逐渐加强，所以在孩子出生4个月以后适量喂食淀粉类食物，可以促进淀粉酶的分泌。

2. 胃及其酶

新生儿胃容量约为30~60mL，1~3个月时90~150mL，1岁时250~300mL。由于新生儿胃容量小，所以新生儿喂食应当少量多次，按需进行。婴儿胃呈水平位，当开始行走时才呈垂直；且胃平滑肌发育不完善，贲门肌张力低，所以婴儿在喂食后易出现呕吐，此时建议喂食后将婴儿竖抱在大人怀中，轻拍其后背。胃排空时间随食物种类不同而有所不同，水的排空时间为1.5~2h，母乳为2~3h，牛乳为3~4h。

3. 肠及其酶

婴幼儿肠黏膜上皮细胞所分泌的免疫球蛋白A低，所以易患细菌性或病毒性肠炎。婴幼儿肠道长度与身高比例相对地比成人长，这样有利于增加肠道消化和吸收食物的面积，以满足婴幼儿生长发育的需要。但婴幼儿的肠壁薄，黏膜脆弱，肠液中的各种酶含量较成人低，对完成消化吸收功能不利。

（三）神经系统的发育

新生儿脑重约390克，约占出生体重的8%。6月龄时脑重为出生时的2倍（600~700g），1岁时脑重（900~1000g）接近成人的2/3。

二、婴儿的营养需要

婴儿期良好的营养是一生体格和智力发育的基础,要根据其身体发育情况有选择地摄入。

(一) 能量

婴儿的能量消耗包括基础代谢、食物热效应、活动能量、排出能量及储存能量等方面,《中国居民膳食营养素参考摄入量》建议能量 RNI 值,6 月龄以内的婴儿为每天每公斤体重 90kcal,6 月龄~1 岁的婴儿为每天每公斤体重 80kcal。以单位体质量计,6 月龄以内的婴儿需要的热能将近是成年人的 3 倍。

(二) 蛋白质

婴儿所需的必需氨基酸的比例比成人大,除了 8 种必需氨基酸外,组氨酸、半胱氨酸、酪氨酸也是婴儿所需要的。《中国居民膳食营养素参考摄入量》建议蛋白质 AI 值,6 月龄以内的婴儿为 9g/d,6 月龄~1 岁的婴儿为 20g/d,蛋白质供给过多会造成肾脏负担加重。

(三) 脂肪

婴儿期脂肪的主要来源是乳类及合理的代乳品。《中国居民膳食营养素参考摄入量》建议脂肪的供能比,6 月龄以内的婴儿为 48%(AI),6 月龄~1 岁的婴儿为 40%(AI)。

(四) 碳水化合物

婴儿在 3 个月后才有淀粉酶的产生,所以多糖类食物要等到 4~6 个月大才开始慢慢添加。母乳喂养的婴儿碳水化合物平均摄入量约为每天每公斤体重 12g,主要成分是乳糖。《中国居民膳食营养素参考摄入量》建议碳水化合物的供能比,6 月龄以内的婴儿为 60%(AI),6 月龄~1 岁的婴儿为 85%(AI)。

(五) 矿物质

《中国居民膳食营养素参考摄入量》建议,婴儿部分常量和微量元素的 RNI 或 AI 值具体如表 3.9 所示。

表 3.9 婴儿所需部分常量和微量元素的 RNI 或 AI 值

摄入量 月份	钙 AI mg/d	磷 AI mg/d	钾 AI mg/d	钠 AI mg/d	镁 AI mg/d	铁 RNI (AI) mg/d	碘 AI ug/d	锌 RNI (AI) mg/d	硒 AI ug/d
0~6 月	200	100	350	170	20	0.3 (AI)	85	2.0 (AI)	15
6~12 月	250	180	550	350	65	10 (RNI)	115	3.5 (RNI)	20

由表 3.9 可知，有些矿物质需要量会在 6 个月以后快速增加，如磷、钠、镁、铁、锌等，所以 4~6 个月后，应添加相应的含有这些矿物质的辅助食品。

（六）维生素

《中国居民膳食营养素参考摄入量》建议，婴儿部分脂溶性和水溶性维生素的 RNI 或 AI 值具体如表 3.10 所示。

表 3.10 婴儿所需部分脂溶性和水溶性维生素的 RNI 或 AI 值

摄入量\时间	维生素A	维生素D	维生素E	维生素B_1	维生素B_2	维生素B_6	维生素B_{12}	维生素C	泛酸	叶酸	烟酸	胆碱	生物素
	AI	AI	AI	AI	AI	AI	AI	AI	AI	AI	AI	AI	AI
	ugRE/d	ug/d	mgα-TE/d	mg/d	mg/d	mg/d	mg/d	mg/d	mg/d	ugDFE/d	mgNE/d	mg/d	mg/d
0~6月	300	10	3	0.1	0.4	0.2	0.3	40	1.7	65	2	120	5
6~12月	350	10	4	0.3	0.5	0.4	0.6	40	1.9	100	3	150	9

由表 3.10 可知，有些维生素需要量会在 6 个月以后快速增加，如维生素 B_6、胆碱等，所以 4~6 个月后，应添加相应的含有这些维生素的辅助食品。母乳喂养的婴儿维生素 D 含量较低，均需额外补充。

三、婴儿的喂养

（一）母乳喂养

乳母营养正常时，建议母乳喂养，不要剥夺孩子吃母乳的权利。每年的 5 月 20 日是世界母乳喂养日。国际母乳喂养行动联盟确定每年 8 月 1 日至 7 日为"世界母乳喂养周"，使全社会积极鼓励和支持母乳喂养，拓宽母乳喂养的内涵，创造一种爱婴、爱母的社会氛围。母乳喂养的优越性有如下几方面：

1. 营养素齐全

母乳含有新生儿生长所需要的全部营养成分，可全面满足婴儿在出生后 4~6 月内的生长发育需要。母乳含有优质蛋白质，乳白蛋白与酪蛋白的比为 4:1，乳白蛋白可在胃内形成较稀软凝乳，易消化吸收利用。脂肪、乳糖、无机盐、维生素和水分等主要成分的比例，最适合婴儿机体的需要以及宝宝对母乳的消化和吸收，并能诱发宝宝良好的食欲，促进宝宝的生长发育。

2. 含有独特的免疫物质

婴儿免疫系统处于生长发育阶段，免疫功能不完善。母乳中特别含有大量的免疫活性细胞及多种免疫球蛋白，可避免婴儿受各种微生物的侵袭。所以母乳喂养儿在 6 个月以前比人工喂养和混合喂养的小儿不易受各种疾病的威胁。

3. 母乳是最卫生、最安全，也是最适合宝宝的食物

母乳是由母亲的乳腺直接分泌的，温度适宜，对胃、肠道毫无刺激，而且污染机会少，哺乳方便。

4. 母乳喂养是最有利于培养亲子关系的方式

在哺乳过程中母子肌肤密切接触，可以增强母子之间的感情，并且母亲可以及时感觉婴儿体温是否正常，及早发现某些疾病。

5. 及早进行母乳喂养更有利于早产儿或低出生体重儿的生长

对于早产的宝宝和出生体重低的宝宝，其生长发育同足月新生儿一样迅速，但因为体内储存的各种营养素比足月新生儿要少，所以对各种营养素的需求和能量的需求要超过足月新生儿。而早产或低出生体重宝宝的母亲乳汁中蛋白质的含量比足月新生儿母亲乳汁高出近80%，且早产或低出生体重宝宝的母亲乳汁中乳糖含量也比较高，所以早产或低出生体重宝宝更要及早进行母乳喂养，只有这样才能保证宝宝正常的生长发育。

总之，母乳喂养婴儿不但可以使婴儿获得必需的营养，而且可以获取精神上的满足，因而，母乳应是婴儿的最佳食品。

(二) 人工喂养

人工喂养是当母亲因各种原因不能喂哺婴儿时，可选用牛、羊乳等，或其他代乳品喂养婴儿，这些统称为人工喂养。人工喂养需要适量而定，否则不利于婴儿发育。

在没有母乳的情况下，配方乳喂养是较好的选择，特别是母乳化的配方乳。婴儿配方奶粉又称母乳化奶粉，它是为了满足婴儿的营养需要，以奶粉、乳清粉、大豆、饴糖等为主要原料，加入适量的维生素和矿物质以及其他营养物质，经加工后制成的粉状食品。

市场上配方乳种类繁多，有些配方乳中强化了钙、铁、维生素D，在调配配方乳时一定要仔细阅读说明，不能随意冲调。婴儿虽有一定的消化能力，但调配过浓增加消化的负担，冲调过稀则会影响婴儿的生长发育。比起母乳喂养，冲调奶粉显得有些麻烦，尤其是在夜间喂奶，没等冲好，饥饿的孩子就会啼哭不止，这时急急忙忙冲好的奶又很烫，孩子不能立即吃。使用配方乳要妥善保存，否则会影响其质量。应贮存在干燥、通风、避光处，温度不宜超过15℃。

(三) 辅食添加

从4~6个月起，婴儿体质量增加，而母乳分泌量并不随着婴儿的长大而增加，所以应逐步添加婴儿辅助食品作为母乳的补充。

1. 添加原则

(1) 安全、卫生。

(2) 从单一食物开始，过渡到多种食物，从简单开始过渡到复杂。

(3) 粗纤维含量少、脂肪含量低、容易消化吸收的食物。
(4) 供应方式渐进式，从流质、半流质、半固体到固体。

2. 添加内容

(1) 4~5月龄：米糊、粥、水果泥、菜泥、蛋黄、鱼泥、豆腐及动物血。
(2) 6~9月龄：饼干、面条、水果泥、菜泥、全蛋、肝泥和肉糜。
(3) 10~12月龄：稠粥、烂饭、面包、馒头、碎菜及肉末。
(4) 1周岁前避免含盐量或调味品多的家庭膳食。

四、婴儿期营养不良的影响

婴儿期喂养不当，可能会造成常见的婴儿营养缺乏病。如佝偻病，可通过添加强化维生素D的食物和每天晒太阳来缓解；缺铁性贫血，需补充富含铁的食物及维生素C；锌缺乏症及蛋白质-能量营养不良等。

五、婴儿的合理膳食

若想避免营养不良，达到合理营养，需落实到婴儿的具体膳食之中。2016版《中国居民膳食指南》第二部分特定人群膳食指南中，对婴儿期膳食做出具体建议。

（一）0月到6月龄婴儿的合理膳食

出生后6个月内最理想的食品是母乳，只要能坚持母乳喂养，婴儿就能够正常生长发育。对于由于种种原因不能用母乳喂养的婴儿，应首选婴儿配方奶粉喂养，不宜用非婴儿配方奶粉或液态奶直接喂养婴儿。0月~6月龄婴儿喂养指南如下：

1. 产后尽早开奶，坚持新生儿第一口食物是母乳。
2. 坚持6月龄内纯母乳喂养。
3. 顺应喂养，建立良好的生活规律。
4. 生后数日开始补充维生素D，不需补钙。
5. 婴儿配方奶是不能纯母乳喂养时的无奈选择。
6. 监测体格指标，保持健康生长。

（二）6月到12月龄婴儿的合理膳食

婴儿6月龄后，在母乳喂养的基础上，应逐步地、小心地为婴儿添加辅助食品，以补充其营养需要，并且使婴儿逐步适应母乳以外的食物，包括不同的食物性状，接受咀嚼和吞咽的训练等，在这个过程中，母乳仍是主要的。6月~12月龄婴儿喂养指南：

1. 继续母乳喂养，满6月龄起添加辅食。
2. 从富含铁的泥糊状食物开始，逐步添加达到食物多样。
3. 提倡顺应喂养，鼓励但不强迫进食。
4. 辅食不加调味品，尽量减少糖和盐的摄入。

5. 注重饮食卫生和进食安全。
6. 定期监测体格指标，追求健康生长。

生活链接

为什么婴幼儿易发生呕吐

呕吐有三个类型：第一个是溢乳，主要是在吃多的情况下，或吞入了空气，吃完奶从口角流出少量的乳汁，这种情况一般不影响健康。第二种是普通呕吐，吐之前常常有恶心，吐一口奶，不是从嘴角流出来的。如果反复连续呕吐，就是病态的，就得看大夫。第三种类型是喷射性呕吐，没有恶心，有大量的胃内容物突然从口腔或同时从鼻孔喷出来，这种情况一定要看大夫。一个原因是吞咽了大量的空气，也可能是其他的疾病，比如颅内高压、胃扭转、幽门梗阻。

婴幼儿容易发生呕吐主要是因为消化系统不完善。第一个是食管，食管弹力纤维和肌肉发育不全，而且食管下段的贲门括约肌工作状态不佳，是松驰的，容易发生胃内容物向食管返流，返流以后出现呕吐。第二个是胃，胃的出口是幽门，发育不是很好，自主神经调节又不行，常常由紧张变成痉挛，所以胃里的容物排出比较缓慢，容易返流发生呕吐。第三个是新生儿、小婴儿吃奶会咽下一些空气，空气排出是向上活动，经过贲门到食道，形成打嗝，往往会带出一些奶汁，量多会吐出一大口奶。这种情况可以避免，吃完奶以后多拍拍背，打嗝以后，吐奶机会减少，可以避免吐奶时误吸到气道产生窒息，或吸入性肺炎。

任务五　幼儿营养须知

问题导入

1. 幼儿期需要喝牛奶吗？
2. 幼儿可以选用配方奶粉吗？
3. 幼儿乳牙什么时间长全呢？
4. 幼儿可以喝碳酸饮料吗？

带着上述问题，让我们一起来了解1~2岁幼儿的生理特点、营养需求及膳食指南。

一、幼儿的生理特点

幼儿期虽不及婴儿期发育那么迅速，但是也非常旺盛，是人生生长发育的重要阶段。

(一) 体格的快速发育

1 岁后体格继续发育，但较 1 岁前有所减缓。根据儿童体格发育调查结果，国家卫生部妇社司研究制订了《中国 7 岁以下儿童生长发育参照标准》，该标准已于 2009 年 6 月 2 日由卫生部正式公布，男孩和女孩的发育情况不同。

(二) 消化系统的发育

8 个月左右时萌出第一颗乳牙，之后依次萌出门齿、侧门齿、乳磨齿等，大约 2.5 岁时萌出全部 20 颗乳牙，具体萌出情况见表 3.11。胃肠消化功能未健全，消化酶分泌及胃肠道的蠕动能力仍然较成人差，易发生消化不良。

表 3.11　婴幼儿乳牙萌出顺序及数量

种类	数目	出牙时间	总数
下中门齿	2	6~10 个月	2
上中门齿	2	8~10 个月	4
上侧门齿	2	10~13 个月	6
下侧门齿	2	10~14 个月	8
第一乳磨齿	4	13~17 个月	12
尖齿	4	18~24 个月	16
第二乳磨齿	4	20~28 个月	20

(三) 神经系统的发育

出生时脑重量约为 370g，6 个月时脑重 600~700g，2 岁时达到 900~1000g，为成人脑重 75%，至 3 岁时脑重超过出生时的 3 倍。进入幼儿期后，大脑发育速度已显著减慢，但并未结束。

二、幼儿的营养需要

幼儿期营养需求仍然较大，单位体重的营养素需要量高于成人。

(一) 能量

幼儿的能量消耗包括基础代谢、食物热效应、活动能量、生长发育等方面，《中国居民膳食营养素参考摄入量》建议 1~2 岁能量 RNI 值为男孩 900kcal，女孩 800kcal。男女开始出现差异，男孩略高于女孩。

(二) 蛋白质

《中国居民膳食营养素参考摄入量》建议 1~2 岁幼儿蛋白质 RNI 值为 25g。幼儿的蛋白质需要量将近成人的一半，而且要求有一半以上应该是优质蛋白质，以满足幼儿成长发育所需。

（三）脂肪

《中国居民膳食营养素参考摄入量》建议脂肪的供能比为35%（AI）。脂肪是人体内重要的供能物质，适量的脂肪摄取有利于脂溶性维生素的吸收、大脑及神经免疫系统的发育。幼儿期的脂肪代谢十分不稳定，体脂易被消耗，若脂肪供应不足，易引起生长发育迟缓和各种脂溶性维生素缺乏症。

（四）碳水化合物

活动量大的幼儿，身体消耗能量较多，对碳水化合物的需要量也相应会比较多，可适当摄入淀粉，但不应养成爱吃甜食的习惯。

（五）矿物质

《中国居民膳食营养素参考摄入量》建议，幼儿部分常量和微量元素的RNI或AI值具体如表3.12所示。

表3.12 幼儿所需部分常量和微量元素的RNI或AI值

摄入量 年龄	钙 RNI mg/d	磷 RNI mg/d	钾 AI mg/d	钠 AI mg/d	镁 RNI mg/d	铁 RNI mg/d	碘 RNI ug/d	锌 RNI mg/d	硒 RNI ug/d
1~2岁	600	300	900	700	140	9	90	4.0	25

由表3.12可知，与婴儿相比较，大部分矿物质需要量会在1岁后较快的增加，只有铁需要量反而减少。所以1岁后，应注意幼儿的饭食种类的选择，保证提供充足的矿物质。

（六）维生素

《中国居民膳食营养素参考摄入量》建议，幼儿部分脂溶性和水溶性维生素的RNI或AI值具体如表3.13所示。

表3.13 幼儿所需部分脂溶性和水溶性维生素的RNI或AI值

摄入量 年龄	维生素A RNI ugRE/d	维生素D RNI ug/d	维生素E AI mgα-TE/d	维生素B_1 RNI mg/d	维生素B_2 RNI mg/d	维生素B_6 RNI mg/d	维生素B_{12} RNI mg/d	维生素C RNI mg/d	泛酸 AI mg/d	叶酸 AI ugDFE/d	烟酸 AI mgNE/d	胆碱 AI mg/d	生物素 AI mg/d
1~2岁	310	10	6	0.6	0.6	0.6	1.0	40	2.1	160	6	200	17

由表3.13可知，与婴儿相比较，大部分维生素需要量会在1岁以后快速增加，

只有维生素 D 等少量维生素没有明显增加。

三、幼儿营养不良的影响

幼儿期因喂养不当或疾病因素，可能会造成幼儿营养不良，我国幼儿营养不良主要有以下 7 种表现：

（一）糖分不足

孩子容易疲劳，身体发育不如同龄人，经医院检查后，发现血糖极低。

（二）缺乏钙质

牙齿或者骨骼发育异常，骨质差，严重者可因此发生惊厥。

（三）钾不足

这类幼儿四肢没劲，心律失衡，有不容小觑的心脏疾病。

（四）蛋白质不足

这类孩子偏瘦，体重不达标，发育也比同年龄孩子要迟，容易疲劳，常有贫血症状，容易受到传染性疾病的攻击。

（五）磷不足

这类孩子的胃口不佳，口腔和骨骼发育异常，常常发生骨折。

（六）脂肪不足

孩子维生素指数不达标，特别是 VA 和 VD 缺损的相当严重。

（七）食物纤维不足

这类孩子通常在排泄上非常艰难。

四、幼儿的合理膳食

若想避免营养不良，达到合理营养，需落实到幼儿的具体膳食之中。2016 版《中国居民膳食指南》第二部分特定人群膳食指南指出，1~2 岁的幼儿正处在快速生长发育的时期，对各种营养素的需求相对较高，同时幼儿机体各项生理功能也在逐步发育完善，但是对外界不良刺激的防御性能仍然较差，因此对于幼儿膳食安排，不能完全与成人相同，需要特别关照。1~2 岁幼儿喂养指南为：

（一）继续母乳喂养，满 6 月龄起添加辅食

（二）从富含铁的泥糊状食物开始，逐步添加达到食物多样

（三）提倡顺应喂养，鼓励但不强迫进食

（四）辅食不加调味品，尽量减少糖和盐的摄入

（五）注重饮食卫生和进食安全

（六）定期监测体格指标，追求健康生长

> 生活链接

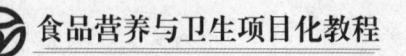

锌影响幼儿胃口

幼儿不好好吃饭，胃口不好，食欲不振，排除了贪玩、偏食和挑食之外，就要警惕孩子是否是锌缺乏惹的祸，可以带孩子去医院测查血清锌。血清锌正常值是每75~150mg/L，如果低于75mg/L，即要及时补锌。

锌是一种机体必须的微量元素，参与50多种酶的代谢过程，对人的能量代谢、蛋白质与核酸代谢以及内分泌激素代谢均有重要作用。当孩子体内锌缺乏时，其体格发育、智力发育和消化功能以及免疫功能都将受到一定影响，最为突出的影响就是引起消化功能障碍，导致出现味觉差、食欲不振、厌食等症状。

1~2岁幼儿一日五餐食谱举例

举例一：

7:00：牛奶200克、稠粥1小碗、肉松或鱼松适量

11:00：软米饭一小碗、瘦肉或肝泥菜泥、肉汤，饭后水果或果汁

15:00：牛奶或糖开水一杯，饼干或面包适量

18:00：馒头50克，蒸蛋糕一小碗，碎菜炒豆腐末

21:00：牛奶200克，蜂蜜一匙

举例二：

8:00：牛奶250克，鸡蛋一个，稠粥一小碗，鱼肉或鱼松适量

10:00：鲜香蕉一根或橘汁150毫升

12:00：软米饭一小碗，炒叶菜，肉末或肝片，鸡蛋菠菜汤

15:00：牛奶180克，面包一片

18:00：稠粥或面条一小碗，瘦肉末炒豆腐或菜叶

任务六 学龄前儿童营养须知

> 问题导入

1. 学龄前儿童可以与大人吃相同的食物吗？
2. 学龄前儿童每日还需喝牛奶或配方奶粉吗？
3. 学龄前儿童可以用水果代替蔬菜吗？
4. 学龄前儿童吃食物越多越好吗？

上述问题是有2~6岁学龄前儿童的家庭经常会遇到的问题，让我们带着这些问题一起来学习学龄前儿童的生理特点、营养需求和合理膳食。

一、学龄前儿童的生理特点

（一）生长发育的一般规律

与婴幼儿期相比，学龄前儿童体格发育速度相对减慢，但仍保持稳步地增长，此期体重增长约5.5kg（年增长约2kg），身高增长约21cm（年增长约5cm）。

体重、身高增长的粗略估计公式为：2岁~青春前期，体重（kg）=年龄×2+7（或8）；身高（cm）=年龄×7+70。

（二）生长发育的个体差异

在评价个体儿童生长时需考虑影响其生长的多种因素，如遗传、性别等内在因素，以及包括营养、教育、训练在内的环境因素等。此外，儿童在生长发育过程中难免会遭遇到这样或那样的疾病，如感冒、发热、咳嗽或腹泻等，出现明显或不明显的生长发育迟缓。

当疾病等障碍其生长发育的不良因素克服后，会出现加速生长，即"赶上生长"（catch growth），也称"生长追赶"。

（三）脑及神经系统发育特点

神经系统的发育期先于其他各系统，1岁时达成人脑重的60%；3岁时神经细胞的分化已基本完成，但脑细胞体积的增大及神经纤维的髓鞘化仍继续进行；4~6岁时，脑组织进一步发育，达成人脑重的86%~90%。

（四）消化功能发育特点

3岁乳牙已出齐，6岁时第一颗恒牙口能萌出，但咀嚼能力仅达到成人的40%，消化能力也仍有限，不能过早进食家庭成人膳食，以免导致消化吸收紊乱，造成营养不良。

（五）心理发育特征

5~6岁儿童具有短暂地控制注意力的能力，时间约15分钟。学龄前儿童个性有明显的发展，生活基本能自理，主动性强，好奇心强。在行为方面表现为独立性和正动性，变得不那么"听话"，什么事都要"自己来"。2~6岁小儿模仿能力极强，家庭成员尤其是父母的行为常是其模仿的主要对象。

二、学龄前儿童的营养需要

（一）能量

《中国居民膳食营养素参考摄入量》建议2~3岁能量RNI值为男孩1100kcal，女孩1000kcal；3~4岁能量RNI值为男孩1250kcal，女孩1200kcal；4~5岁能量RNI值为男孩 1300kcal, 女孩 1250kcal; 5~6 岁能量 RNI 值为男孩 1400 kcal, 女孩1300kcal。

(二) 蛋白质

《中国居民膳食营养素参考摄入量》建议蛋白质 RNI 值: 2~4 岁为 25g, 4~6 岁蛋白质 RNI 值为 30g。饮食中需保证蛋白质的质量, 必需氨基酸需要量占到总氨基酸需要总量的 36%。

(三) 脂肪

《中国居民膳食营养素参考摄入量》建议脂肪的供能比: 2~4 岁为 35% (AI), 4~6 岁为 20%~30%。儿童生长发育所需的能量、免疫功能的维持、大脑的发育和神经的形成均需要脂肪, 特别是必需脂肪酸。

(四) 碳水化合物

学龄前儿童的饮食以谷类为主, 谷类是其能量的主要来源, 但应限制甜味食物和饮料的摄入量。同时, 适量的膳食纤维也是学龄前儿童所必需的, 但不应过量。《中国居民膳食营养素参考摄入量》建议碳水化合物的供能比, 2~6 岁为 50%~65%。

(五) 矿物质

《中国居民膳食营养素参考摄入量》建议, 学龄前儿童部分常量和微量元素的 RNI 或 AI 值具体如表 3.14 所示。

表 3.14　学龄前儿童所需部分常量和微量元素的 RNI 或 AI 值

年龄 \ 摄入量	钙 RNI mg/d	磷 RNI mg/d	钾 AI mg/d	钠 AI mg/d	镁 RNI mg/d	铁 RNI mg/d	碘 RNI ug/d	锌 RNI mg/d	硒 RNI ug/d
2~4 岁	600	300	900	700	140	9	90	4.0	25
4~6 岁	800	350	1200	900	160	10	90	5.5	30

由表 3.14 可知, 与婴幼儿相比较, 大部分矿物质需要量会在 2 岁后较快的增加, 只有铁等少部分矿物质需要量没有明显增加, 所以 2 岁后, 应注意学龄前儿童的合理饭食, 保证提供充足的矿物质。

(六) 维生素

《中国居民膳食营养素参考摄入量》建议, 学龄前儿童部分脂溶性和水溶性维生素的 RNI 或 AI 值具体如表 3.15 所示。

由表 3.15 可知, 与婴幼儿相比较, 大部分维生素需要量会在 2 岁以后快速增加, 只有维生素 D 等少量维生素没有明显增加。

表 3.15 学龄前儿童所需部分脂溶性和水溶性维生素的 RNI 或 AI 值

摄入量 年龄	维生素A RNI ugRE/d	维生素D RNI ug/d	维生素E AI mgα-TE/d	维生素B_1 RNI mg/d	维生素B_2 RNI mg/d	维生素B_6 RNI mg/d	维生素B_{12} RNI mg/d	维生素C RNI mg/d	泛酸 AI mg/d	叶酸 RNI ugDFE/d	烟酸 RNI mgNE/d	胆碱 AI mg/d	生物素 AI mg/d
2~4岁	310	10	6	0.6	0.6	0.6	1.0	40	2.1	160	6	200	17
4~6岁	360	10	7	0.8	0.7	0.7	1.2	50	2.5	190	8	250	20

三、学龄前儿童期营养不良的影响

学龄前儿童期营养不当，可能会造成学龄前儿童消瘦、发育迟缓及贫血等营养缺乏病。为预防这些症状，应注意儿童营养不良的信号，如情绪变化、行为反常、过度肥胖及眼睛近视等，并及时采取相应的措施，将营养不良扼制在萌牙状态。

四、学龄前儿童的合理膳食

与婴幼儿时期相比，学龄前儿童生长速度减慢，各器官持续发育并逐渐成熟。供给其生长发育所需的足够营养，帮助其建立良好的饮食习惯，为其一生建立健康膳食模式奠定坚实的基础，是学龄前儿童膳食的关键。学龄前儿童膳食指南应在一般人群膳食指南基础上增加以下五条：

（一）规律就餐，自主进食不挑食，培养良好饮食习惯

（二）每天饮奶，足量饮水，正确选择零食

（三）食物应合理烹调，易于消化，少调料、少油炸

（四）参与食物选择与制作，增进对食物的认知与喜爱

（五）经常户外活动，保障健康生长

生活链接

学龄前儿童饮食与健康

一、孩子一天应该喝多少奶？多大可以不再喝奶了？

奶是钙的最好来源，每100毫升牛乳中含钙约100毫克左右。1~3岁儿童钙的每日膳食参考摄入量为600毫克，4岁以上儿童钙的每日膳食参考摄入量为800毫克，所以1~3岁建议每天喝奶350~500毫升，4~6岁建议每天喝奶300~400毫升。应坚持

终生喝奶。但是并不是每天喝得越多越好，因为小儿胃容量有限，大量奶的摄入会影响其他食物的摄入，造成营养素摄入不均衡。

二、龋齿是怎样形成的？得了龋齿怎么办？

龋齿俗称"虫牙"，但并不是由一条条肉眼能看到的小虫子咬的。龋齿是牙齿表面的细菌在作怪。我们每个人的口腔里都存在大量的细菌，许许多多的细菌堆积起来，混杂着它们的代谢产物和唾液中的一些成分粘在牙齿的表面就形成了一层菌斑。菌斑中的细菌以糖为养料，能够把糖变成酸。我们的牙齿虽然很硬，但容易受到酸的侵蚀而脱矿，时间长了，牙上就会出现龋洞了。特别是新长出的牙和发育不良的牙，对这种侵蚀的抵抗力更弱，更容易患龋。根据第三次全国口腔健康流行病学抽样调查的结果，5岁儿童乳牙龋齿患病率是66%，12岁的恒牙患龋率为29%，所以，预防"龋齿从小做起"是非常重要的。

一般来说，龋齿不治是不能自愈的，发现龋齿要及时治疗。一个小浅洞，简单补一下就行了，痛苦很小。要是等到牙疼得厉害，甚至肿起来再治，可就麻烦了。有些牙坏得没法再治，只好被拔除。

三、为什么孩子入园后总爱生病？

许多幼儿在刚入园的第一周或更长的时间里，会产生压抑、恐慌、焦躁、不安等心理不适，这时候是生病的一个高峰期。

幼儿来到相对陌生的环境，在吃、住、行等方面都出现了困难，活动的自由度受到了限制，对新环境和新事物产生恐惧。缺少安全感引起心理焦虑，进一步导致生理上的应激反应，必然会导致孩子身体的抵抗力下降。如果父母过分担心、焦虑，孩子能感受到父母的情绪，出现互相影响的情况。由于是集体生活，幼儿园孩子多，接触各种病原体的机会也就多，患病的次数就会相应增多，一个孩子生病，很容易就传染给其他小朋友。

任务七 学龄儿童营养须知

问题导入

1. 学龄儿童偏食对身体健康影响大吗？
2. 学龄儿童为什么容易得寄生虫病呢？
3. 学龄儿童可以吃营养补充剂吗？
4. 学龄儿童不愿意或来不及吃早餐怎么办呢？

带着上述问题，让我们一起来了解6~12岁学龄儿童的生理特点、营养需求及膳食指南。

一、学龄儿童的生理特点

(一) 新陈代谢旺盛

新陈代谢包括同化作用和异化作用两个方面。学龄儿童正处在长身体的时候，同化作用大于异化作用，所以，他们需要从外界摄取更多的营养物质以保证正常生长的需要。

(二) 体格发育在儿童期平稳发育的基础上出现快速增长

6~9岁，体格发育基本上是平稳的，身高平均每年增长 4~5cm，体重平均年增长 2~3.5kg。10岁以后，身高男孩一般每年可增长 7~9cm，个别可长 10~12cm；女孩一般每年可增长 5~7cm，多的可长 9~10cm；体重每年可增长 4~5kg，有的可增加 8~10kg。

(三) 骨逐渐骨化，肌肉力量尚弱

学年龄儿童的各种骨骼正在骨化，但骨化尚未完全。儿童期的骨骼有机物和水分多，钙、磷等无机成分少，所以儿童骨骼的弹性大而硬度小。儿童不易发生骨折，但容易发生变形，不正确的坐、立、行走姿势可引起脊柱侧弯、后凸等变形。

(四) 乳牙脱落，恒牙萌出

儿童一般在6岁左右开始有恒牙萌出。最先萌出的恒牙是第一恒磨牙，俗称六龄齿。接着乳牙按一定的顺序脱落，逐一由恒牙继替。到12、13岁时乳牙即可全部被恒牙替代，进入恒牙期。替牙期是龋病的高发期，尤其是乳磨牙和六龄齿很容易患龋，应该注意口腔卫生。

(五) 心率减慢，呼吸力量增强

学龄儿童的心率约为 80~85 次/min，明显低于新生儿时的约 140 次/min 和学龄前儿童时的 90 次/min 左右。这时儿童的肺活量也明显增加，对各种呼吸道传染病的抵抗力也增强。

二、学龄儿童的营养需要

学龄儿童生长发育较快，所需能量和各种营养素的数量较高，且男生和女生出现较明显的差异。

(一) 能量

学龄儿童的能量处于正平衡状态，《中国居民膳食营养素参考摄入量》建议 6~7 岁能量 RNI 值，轻体力活动男孩为 1400kcal，女孩为 1250kcal；中体力活动男孩为 1600kcal，女孩为 1450kcal；重体力活动男孩为 1800kcal，女孩为 1650kcal。7~8 岁能量 RNI 值，轻体力活动男孩为 1500kcal，女孩为 1350kcal；中体力活动男孩为 1700kcal，女孩为 1550kcal；重体力活动男孩为 1900kcal，女孩为 1750kcal。8~9 岁能量

RNI值，轻体力活动男孩为1650kcal，女孩为1450kcal；中体力活动男孩为1850kcal，女孩为1700kcal；重体力活动男孩为2100kcal，女孩为1900kcal。9~10岁能量RNI值，轻体力活动男孩为1750kcal，女孩为1550kcal；中体力活动男孩为2000kcal，女孩为1800kcal；重体力活动男孩为2250kcal，女孩为2000kcal。10~11岁能量RNI值，轻体力活动男孩为1800kcal，女孩为1650kcal；中体力活动男孩为2050kcal，女孩为1900kcal；重体力活动男孩为2300kcal，女孩为2150kcal。11~12岁能量RNI值，轻体力活动男孩为2050kcal，女孩为1800kcal；中体力活动男孩为2350kcal，女孩为2050kcal；重体力活动男孩为2600kcal，女孩为2300kcal。后期学龄儿童与成年人所需能量相近，要特别注意能量的及时补充和足够获取。

（二）蛋白质

《中国居民膳食营养素参考摄入量》建议6~7岁蛋白质RNI值为30g；7~11岁蛋白质RNI值为40g；11~12岁蛋白质RNI值为男孩60g，女孩55g。后期学龄儿童所需蛋白质与成年人几乎相等，所以要特别注意饮食中提供充足的蛋白质，动物性蛋白质含量丰富。

（三）脂肪

《中国居民膳食营养素参考摄入量》建议脂肪的供能比为20%~30%。学龄儿童可适当获取脂肪，但若过量则可能会增加肥胖及成年后心血管等疾病发生的危险性。

（四）碳水化合物

碳水化合物是学龄儿童膳食中提供能量的主要来源，且容易利用，代谢干净，所以要保证学龄儿童膳食提供适量的碳水化合物，同时注意避免摄入过多的糖或甜味食品。《中国居民膳食营养素参考摄入量》建议碳水化合物的供能比为50%~65%。

（五）矿物质

《中国居民膳食营养素参考摄入量》建议，学龄儿童部分常量和微量元素的RNI或AI值具体如表3.16所示。

表3.16 学龄儿童所需部分常量和微量元素的RNI或AI值

摄入量 年龄	钙 RNI mg/d	磷 RNI mg/d	钾 AI mg/d	钠 AI mg/d	镁 RNI mg/d	铁 RNI mg/d	碘 RNI ug/d	锌 RNI mg/d	硒 RNI ug/d
6~7岁	800	350	1200	900	160	10	90	5.5	30
7~11岁	1000	470	1500	1200	220	13	90	7.0	40
11~12岁男	1200	640	1900	1400	300	15	110	10.0	55
11~12岁女	1200	640	1900	1400	300	18	110	9.0	55

由表 3.16 可知，与学龄前儿童相比较，学龄儿童对大部分矿物质需要量会有较快的增加，所以学龄儿童要合理选择膳食，提供充足的矿物质，但若过量，也会对健康带来危害。

（六）维生素

《中国居民膳食营养素参考摄入量》建议，学龄儿童部分脂溶性和水溶性维生素的 RNI 或 AI 值具体如表 3.17 所示。

表 3.17 学龄儿童所需部分脂溶性和水溶性维生素的 RNI 或 AI 值

摄入量 年龄	维生素 A RNI ugRE/d	维生素 D RNI ug/d	维生素 E AI mgα-TE/d	维生素 B_1 RNI mg/d	维生素 B_2 RNI mg/d	维生素 B_6 RNI mg/d	维生素 B_{12} RNI mg/d	维生素 C RNI mg/d	泛酸 AI mg/d	叶酸 RNI ugDFE/d	烟酸 RNI mgNE/d	胆碱 AI mg/d	生物素 AI mg/d
6~7 岁	360	10	7	0.8	0.7	0.7	1.2	50	2.5	190	8	250	20
7~11 岁男	500	10	9	1.0	1.0	1.0	1.6	65	3.5	250	11	300	25
7~11 岁女	500	10	9	1.0	1.0	1.0	1.6	65	3.5	250	10	300	25
11~12 岁男	670	10	13	1.3	1.3	1.3	2.1	90	4.5	350	14	400	35
11~12 岁女	630	10	13	1.1	1.1	1.3	2.1	90	4.5	350	12	400	35

由表 3.17 可知，与学龄前儿童相比较，学龄儿童对大部分维生素需要量会快速增加，只有维生素 D 的量不变。

三、学龄儿童营养不良的影响

学龄儿童所需的上述营养若得不到满足或过量摄入，则可能会导致缺铁性贫血、维生素 A 缺乏、B 族维生素缺乏、锌缺乏、超重和肥胖等营养不良问题。

四、学龄儿童的合理膳食

儿童时期是一个人体格和智力发育的关键时期，也是一个人行为和生活方式形成的重要时期。根据儿童生长发育的特点及营养需求，在一般人群膳食指南六条基础上还应强调以下五条内容：

（一）认识食物，学习烹饪，提高营养科学素养

（二）三餐合理，规律进餐，培养健康饮食行为

（三）合理选择零食，足量饮水，不喝含糖饮料，禁止饮酒

（四）不偏食节食，不暴饮暴食，保持适宜体重增长

（五）保证每天至少活动60分钟，增加户外活动时间

> **生活链接**

食物的四性五味

一、食物的寒、热、温、凉四性

食物的四性，即寒、凉、温和热。中医认为，能治热证的药物大多性寒或凉；能治疗寒证的药物大多性温或热。《神农本草经》云："疗寒以热药，疗热以寒药。"

凡寒凉性的食品，如绿豆、芹菜、枸杞头、柿子、梨、香蕉、冬瓜、丝瓜、西瓜、鸭肉、螺蛳等都有清热、生津、解暑、止渴的作用，对阳气旺盛、内火偏重者为宜。同样，羊肉、狗肉、雀肉、辣椒、生姜、茴香、砂仁、肉桂、红参、白酒等热性或温性食物，有温中、散寒、补阳、暖胃之功，阳虚畏寒的人食之为宜，热病及阴虚火旺者应忌食之。

二、食物的辛、甘、酸、苦、咸五味

五味，就是食物的辛、甘、酸、苦、咸五种味道，此外还有淡味、涩味，习惯上把淡附于甘味，把涩附于咸味。

辛味宣散，能行气，通血脉，所以辛味食物可促进胃肠蠕动，增强消化液分泌，提高淀粉酶的活性，促进血液循环和新陈代谢，祛散风寒、疏通经络的功能。外感风寒者，宜吃有辛辣味的生姜、葱白、紫苏等食品以宣散外寒；对寒凝气滞的胃痛、腹痛、痛经之人，宜吃辣椒、茴香、荜拨、砂仁、桂皮等有行气、散寒、止痛作用的食物；风寒湿痹患者则宜饮用白酒或药酒，以辛散风寒、温通血脉。

甘味有补益强壮作用，凡气虚、血虚、阴虚、阳虚以及五脏虚羸者比较适宜。甘还能消除肌肉紧张和解毒，但甜食摄入过多容易发胖。

酸味收敛、固涩，能增进食欲、健脾开胃、增强肝脏功能，提高钙、磷的吸收率，适宜久泄、久痢、久咳、久喘、多汗、虚汗、尿频、遗精、滑精等患者食用。但过量食用酸性食物会导致消化功能紊乱。

苦味具有清泄、燥湿的功能，适宜热证、湿证病人食用。苦瓜味苦性寒，用苦瓜佐餐，取其清泄之力，达到清热、明目、解毒、泻火的效果，适宜热病烦渴、中暑、目赤、患疮疡及疖肿者。茶叶苦甘而凉，有清泄之功，能够清利头目、除烦止渴、消食化痰。咸味能软坚散结、润下，凡结核、痞块、便秘者宜食之。

具有咸味的食物，多为海产品和某些肉类。如海蜇味咸，可清热、化痰、消积、润肠，对痰热咳嗽、痰核、痞积胀满、小儿积滞、大便燥结者最宜。海带味咸，软坚化痰。猪肉味咸，滋阴润燥，适宜热病津伤、燥咳、便秘之人食用。

任务八　青少年营养须知

问题导入

1. 青少年个子会突然快速增加，这样会缺钙吗？
2. 青少年喜欢吃路边小吃营养能得到充分满足吗？
3. 青少年学习任务重眼睛近视应该如何调节呢？

带着上述问题，让我们一起来了解 12~18 岁青少年的生理特点、营养需求及膳食指南。

一、青少年的生理特点

青少年期包括青春发育期及少年期，是人一生中身心发展的重要时期，平衡的营养、适量的运动、充足的睡眠、愉快的心情是保证青少年健康成长的重要因素。青少年的生理特征具有突变性，表现为形体形态、内分泌等一系列的生理现象都要发生一个迅速而巨大的变化。其具体表现在：

（一）体格发育

12 岁开始进入青春期，是身体成长的第二个生长高峰，身高每年可增加 5~7cm，体重每年增长 4~5kg。青少年的基础代谢率较成人高，单位体重需要更多的能量；另外青少年期经常参加体育运动，也会消耗一部分能量，所以要每天提供充足的能量，保证身体正常运行。

（二）内分泌机制完善

青少年期人体机能和形体上的巨大变化，是在体内激素的作用下发生的。青少年期间，下丘脑和垂体分泌的激素在体内不断增多，最终与成人接近；生长素、促肾上腺皮质激素、促甲状腺素、促性腺素等的分泌也达到了新的水平。生长素直接作用于全身的组织细胞，促进机体生长；促甲状腺素促进甲状腺生长；促性腺素促进生殖系统的发育成熟；促肾上腺皮质素刺激肾上腺皮质活动，肾上腺皮质主生糖皮质类固醇和性激素。这些激素是人体发育的催化剂，加速了青少年生理上的突变。

（三）性发育

性发育包括性腺、性器官、第二性特征的发育和性功能的具备。第二性征在男性方面表现为：身体肌肉发达、骨骼变硬、身体迅速增长、肩部变宽、睾丸和阴茎变大、长出阴毛和腋毛、精液的分泌（射精、遗精）、胡须变黑、喉结突出、声音变粗而浑厚并出现所谓的男子气；在女性方面表现为：整个身体皮下脂肪增厚、皮肤光泽、体态丰满、臀部变圆、髋部变宽、子宫及卵巢逐步发育、月经开始（初潮）、长出阴毛和腋毛、乳房隆起变大，出现女性特有的体态和征象。

（四）生理机能逐步增强

这主要体现在大脑发育趋向完善上。在此之前，脑的重量及体积与成年人接近，所以在青少年时期，大脑的发展主要在质量上的突破与脑功能的完善方面。这时，大脑的发育主要是脑神经纤维变粗、增长、分支及髓鞘化、脑神经分化机能达到成人水平，第二信号系统的作用显著提高。同时，由于青少年的社会实践活动越来越多，更促进了脑的内部结构和机能的不断分化和迅速发展，这些变化使青少年的记忆力、理解力、思维能力得以实质性的提高。另外，心脏再次迅速增大，心肌壁变厚，心功能极大提高，这又为青少年增加活动量提供了可靠的物质基础。

二、青少年的营养需要

青少年阶段在营养需要上同人生其他阶段有很大的不同，这个阶段营养的供给不仅满足人体正常的新陈代谢，还要满足身体生长发育以及保障高强度的脑力劳动的营养需求。

（一）能量

《中国居民膳食营养素参考摄入量》建议 12~14 岁能量 RNI 值：轻体力活动男孩为 2050kcal，女孩为 1800kcal；中体力活动男孩为 2350kcal，女孩为 2050kcal；重体力活动男孩为 2600kcal，女孩为 2300kcal。14~18 岁能量 RNI 值，轻体力活动男孩为 2500kcal，女孩为 2000kcal；中体力活动男孩为 2850kcal，女孩为 2300kcal；重体力活动男孩为 3200kcal，女孩为 2550kcal。青少年的能量需要量高于一般的成年人，所以家长不要限制孩子的合理进食。

（二）蛋白质

《中国居民膳食营养素参考摄入量》建议 12~14 岁男孩 60g，女孩 55g；14~18 岁男孩 75g，女孩 60g。青少年的蛋白质需要量高于一般的成年人，且需保证充足的优质蛋白质，以满足身体快速发育的需要。

（三）脂肪

《中国居民膳食营养素参考摄入量》建议脂肪的供能比为 20%~30%。青少年膳食中脂肪供能比与成人相同。

（四）碳水化合物

碳水化合物是青少年膳食中提供能量的主要来源，所以青少年三餐应以谷类为主，同时注意摄入充足的膳食纤维，避免摄入过多的糖或甜味食品。《中国居民膳食营养素参考摄入量》建议碳水化合物的供能比为 50%~65%。

（五）矿物质

《中国居民膳食营养素参考摄入量》建议，青少年部分常量和微量元素的 RNI 或

AI 值具体如表 3.18 所示。

表 3.18 青少年所需部分常量和微量元素的 RNI 或 AI 值

摄入量 年龄	钙 RNI mg/d	磷 RNI mg/d	钾 AI mg/d	钠 AI mg/d	镁 RNI mg/d	铁 RNI mg/d	碘 RNI ug/d	锌 RNI mg/d	硒 RNI ug/d
12~14 岁男	1200	640	1900	1400	300	15	110	10	55
12~14 岁女	1200	640	1900	1400	300	18	110	9.0	55
14~18 岁男	1000	710	2200	1600	320	16	120	12	60
14~18 岁女	1000	710	2200	1600	320	18	120	8.5	60

由表 3.18 可知，因为人生第二次发育的需要，青少年对于各种矿物质的需要量都有较大的提高，且部分矿物质的需要量高于成人，是人生中需求的最高值。另外，需要注意的是，绝大部分矿物质需要量男生均高于女生，但铁是一个例外。

（六）维生素

《中国居民膳食营养素参考摄入量》建议，青少年部分脂溶性和水溶性维生素的 RNI 或 AI 值具体如表 3.19 所示。

表 3.19 青少年所需部分脂溶性和水溶性维生素的 RNI 或 AI 值

摄入量 年龄	维生素 A RNI ugRE/d	维生素 D RNI ug/d	维生素 E AI mgα-TE/d	维生素 B_1 RNI mg/d	维生素 B_2 RNI mg/d	维生素 B_6 RNI mg/d	维生素 B_{12} RNI mg/d	维生素 C RNI mg/d	泛酸 AI mg/d	叶酸 RNI ugDFE/d	烟酸 RNI mgNE/d	胆碱 AI mg/d	生物素 AI mg/d
12~14 岁男	670	10	13	1.3	1.3	1.3	2.1	90	4.5	350	14	400	35
12~14 岁女	630	10	13	1.1	1.1	1.3	2.1	90	4.5	350	12	400	35
14~18 岁男	820	10	14	1.6	1.5	1.4	2.4	100	5.0	400	16	500	40
14~18 岁女	620	10	14	1.3	1.2	1.4	2.4	100	5.0	400	13	400	40

由表 3.19 可知，同矿物质的需求相类似，青少年对于各种维生素的需要量都有较大的提高，且部分维生素的需要量高于成人，是人生中需求的最高值，部分矿物质需要量男生均高于女生。

三、青少年营养不良的影响

凡是有明显挑食、偏食，如不爱吃蔬菜或不爱吃荤菜，或只爱吃白饭不爱吃菜，或嗜好大量碳酸饮料，或不爱喝牛奶，或贪吃零食，以零食当正餐，影响一日三餐者都可能会发生营养不良问题。

孩子体重减轻或增重缓慢，身高增长缓慢或较长时期内几乎不增长都是营养不良的表现。头发无光泽、脆而枯，掉头发或者头发稀少；眼睛干燥，经常眨眼，眼结膜干燥，随着眼球的活动出现褶皱，或眼睛容易疲劳；食欲不振，或味觉减退，或有异食癖如吃泥土、纸张或墙壁灰等，或有神经性厌食；嘴唇、眼结膜、口腔黏膜颜色苍白。手指甲血色差，压迫后血色恢复慢。指甲不平整，或有白斑，或出现凹陷；经常头晕，注意力不集中等都是营养不良的表现。

四、青少年的合理膳食

青春期生长速度加快，对各种营养素的需要增加，应给予充分关注。充足的营养摄入可以保证其体格和智力的正常发育，为成人时期乃至一生的健康奠定良好基础。青春期女性的营养状况会影响下一代的健康，应特别予以关注。根据青少年生长发育的特点及营养需求，在一般人群膳食指南六条基础上还应强调以下五条内容：

（一）认识食物，学习烹饪，提高营养科学素养

（二）三餐合理，规律进餐，培养健康饮食行为

（三）合理选择零食，足量饮水，不喝含糖饮料，禁止饮酒

（四）不偏食节食，不暴饮暴食，保持适宜体重增长

（五）保证每天至少活动 60 分钟，增加户外活动时间

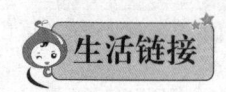

生活链接

以形补形　以脏补脏

中医素有天然食物"以形补形"的理论。核桃仁形状似脑，故补脑；豆类的形状似肾与睾丸，故补肾；中国杏仁形似心脏，故补心；百合形似肺，故补肺；芡实（鸡头米）形似乳房，故对妇女有补益作用。中医认为核桃和芝麻"补五脏，益气力，强筋骨，健脑髓"。

唐代医学家孙思邈利用羊骨粥来治疗肾虚怕冷；肝开窍于目，就以羊肝来治疗夜盲雀目；男子命门火衰，肾阳不足，就用鹿肾医治阳痿。明代李时珍主张"以骨入骨，以髓补髓"，现代医学则认为骨髓是造血器官，江苏名医叶橘泉教授治疗血小板减少性紫癜及再生不良性贫血，就是以生羊胫骨1~2根，敲碎后同红枣、糯米一同煮

粥食用。民间亦有食用猪肚来治疗胃部疾患的食疗办法。

"以脏补脏"的理论，如从动物内脏提取的多酶片，含淀粉酶、胰酶、胃蛋白酶等，能治疗因消化酶缺乏引起的消化不良。

任务九　老年人营养须知

问题导入

1. 老年人要多吃些食物才能保持体格健康吗？
2. 老年人要不要吃保健食品呢？
3. 老年人喜欢荤菜、无肉不欢应该如何调节呢？
4. 老年人怎么合理选择运动量和运动方式呢？

带着上述问题，让我们一起来了解65岁以上老年人的生理特点、营养需求及膳食指南。

一、老年人的生理特点

（一）消化功能的改变

老年人因牙周病、龋齿、牙齿的萎缩性变化，而出现牙齿脱落或明显的磨损，以致影响对食物的咀嚼和消化。舌乳头上的味蕾数目减少，使味觉和嗅觉降低，以致影响食欲。年逾65岁者，其中50%可发生胃黏膜萎缩性变化，胃黏膜变薄、肌纤维萎缩，胃排空时间延长，消化道运动能力降低，尤其是肠蠕动减弱易导致消化不良及便秘。消化腺体萎缩，消化液分泌量减少，消化能力下降。胰岛素分泌减少，对葡萄糖的耐量减退。肝细胞数目减少、纤维组织增多，故解毒能力和合成蛋白的能力下降，致使血浆白蛋白减少，而球蛋白相对增加，进而影响血浆胶体渗透压，导致组织液的生成及回流障碍，易出现浮肿。

（二）神经组织功能的改变

神经细胞数量逐渐减少，脑重减轻。据估计脑细胞数自30岁以后呈减少趋势，65岁以上减少尤其显著，到75岁以上时可降至年轻时的60%左右。脑血管硬化，脑血流阻力加大，氧及营养素的利用率下降，致使脑功能逐渐衰退并出现某些神经系统症状，如记忆力减退、健忘、失眠，甚至产生情绪变化及某些精神症状。

（三）心血管功能的改变

心脏生理性老化主要表现在心肌萎缩，发生纤维样变化，使心肌硬化及心内膜硬化，导致心脏泵效率下降，使每分钟有效循环血量减少。老年人血管对血压的调节作用下降，血管外周阻力增大，使老年人血压常常升高；脏器组织中毛细血管的有效数量减少及阻力增大，使组织血流量减少，易发生组织器官的营养障碍；血管脆性增加，血流速度减慢，使老年人发生心血管意外的机会明显增加，如脑溢血、脑血栓等的发病率明显高于年青人。

（四）呼吸功能的改变

老年人由于呼吸肌及胸廓骨骼、韧带萎缩，肺泡弹性下降，气管及支气管弹性下降，常易发生肺泡经常性扩大而出现肺气肿，使肺活量及肺通气量明显下降，肺泡数量减少，有效气体交换面积减少，静脉血在肺部氧气更新和二氧化碳排出效率下降。

（五）其他方面的改变

因皮下血管发生营养不良性改变，毛发髓质和角质退化可发生毛发变细及脱发；黑色素合成障碍可出现毛发及胡须变白；皮肤弹性减退，皮下脂肪量减少，细胞内水分减少，可导致皮肤松弛并出现皱纹。骨骼中无机盐含量增加，而钙含量减少；骨骼的弹性和韧性减低，脆性增加。故老年人易出现骨质疏松症，极易发生骨折。肾脏萎缩变小，肾血流量减少，肾小球滤过率及肾小管重吸收能力下降，导致肾功能减退。加上膀胱逼尿肌萎缩，括约肌松弛，老年人常有多尿现象。晶状体弹力下降，睫状肌调节能力减退，多出现老花眼，近距离视物模糊。同时听力下降，嗅觉、味觉功能减退。

二、老年人的营养需要

（一）能量

《中国居民膳食营养素参考摄入量》建议65~80岁老年人能量RNI值：轻体力活动的男性为2050kcal，女性为1700kcal；中体力活动的男性为2350kcal，女性为1950kcal。80岁以上高龄老年人能量RNI值：轻体力活动的男性为1900kcal，女性为1500kcal；中体力活动的男性为2200kcal，女性为1750kcal。由此可见，老年人所需能量明显低于成年人，所以应适当限制总能量的摄入，少吃多餐，以利于消化和能量的有效摄入。

（二）蛋白质

《中国居民膳食营养素参考摄入量》建议65岁以上老年人蛋白质RNI值：男性为65g/d，女性为55g/d。老年人需保证充足的优质蛋白质，特别是豆类蛋白质为主。

（三）脂肪

《中国居民膳食营养素参考摄入量》建议脂肪的供能比为20%~30%，老年人的饮食以清淡为主。

（四）碳水化合物

老年人可选择复合碳水化合物的淀粉类为主食，且适当增加粗粮的摄入量，粗细合理搭配。《中国居民膳食营养素参考摄入量》建议碳水化合物的供能比为50%~65%。

(五) 矿物质

《中国居民膳食营养素参考摄入量》建议，老年人部分常量和微量元素的RNI或AI值具体如表3.20所示。

表3.20 老年人所需部分常量和微量元素的RNI或AI值

摄入量 年龄	钙 RNI mg/d	磷 RNI mg/d	钾 AI mg/d	钠 AI mg/d	镁 RNI mg/d	铁 RNI mg/d	碘 RNI ug/d	锌 RNI mg/d	硒 RNI ug/d
65~80岁男	1000	700	2000	1400	320	12	120	12.5	60
65~80岁女	1000	700	2000	1400	320	12	120	7.5	60
80以上男	1000	670	2000	1300	310	12	120	12.5	60
80以上女	1000	670	2000	1300	310	12	120	7.5	60

由表3.20可知，老年人对矿物质的需要量基本与成年人相比，有些降低如磷、镁、钠和氯，有些不变如钾、锌、碘和硒，而钙却增高，以防老年人骨质疏松。

(六) 维生素

《中国居民膳食营养素参考摄入量》建议，老年人部分脂溶性和水溶性维生素的RNI或AI值具体如表3.21所示。

表3.21 老年人所需部分脂溶性和水溶性维生素的RNI或AI值

摄入量 年龄	维生素A RNI ugRE/d	维生素D RNI ug/d	维生素E AI mgα-TE/d	维生素B_1 RNI mg/d	维生素B_2 RNI mg/d	维生素B_6 RNI mg/d	维生素B_{12} RNI mg/d	维生素C AI mg/d	泛酸 RNI mg/d	叶酸 RNI ugDFE/d	烟酸 RNI mgNE/d	胆碱 AI mg/d	生物素 AI mg/d
65~80岁男	800	15	14	1.4	1.4	1.6	2.4	100	5.0	400	14	500	40
65~80岁女	700	15	14	1.2	1.2	1.6	2.4	100	5.0	400	11	400	40
80以上男	800	15	14	1.4	1.4	1.6	2.4	100	5.0	400	13	500	40
80以上女	700	15	14	1.2	1.2	1.6	2.4	100	5.0	400	10	400	40

由表3.21可知，老年人对维生素的需要量基本与成年人持平，但是维生素D和B_6增高了，而烟酸降低了。

三、老年人的合理膳食

人体衰老是不可逆转的发展过程。随着年龄的增加，老年人器官功能逐渐衰退，容易发生代谢紊乱，导致营养缺乏病和慢性非传染性疾病的危险性增加。合理饮食是身体健康的物质基础，对改善老年人的营养状况、增强抵抗力、预防疾病、延年益寿、提高生活质量具有重要作用。针对我国老年人生理特点和营养需求，在一般人群膳食指南六条的基础上补充以下四条内容：

（一）少量多餐细饮，预防营养缺乏

（二）主动足量饮水，积极户外运动

（三）延缓肌肉衰减，维持适宜体重

（四）摄入充足食物，鼓励陪伴进餐

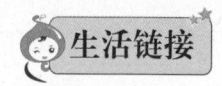

生活链接

更年期妇女饮食

更年期虽然是自然生理过程，也是每个妇女的必经之路，但每个人的症状反应可以或多或少、或轻或重，对待更年期可能出现的种种症状，从营养学角度说，与其用药物治疗，不如注意膳食保健以及心理卫生等。

更年期一定要控制饮食，特别是要控制高脂肪和糖类的摄入，要运用当代的营养学知识，选择与安排合理的平衡膳食，预防早衰，延年益寿。更年期妇女膳食要清淡，忌厚味。这是因为体内雌激素水平下降，常常可以引起高胆固醇血症，更加促进动脉硬化的发生。据统计，青年妇女与男性相比，动脉硬化的发生率低，但到更年期明显增加，因此这段时间更要注意膳食中脂肪和胆固醇的摄入量。要少吃或不吃富含胆固醇和饱和脂肪酸的食物，要选择植物油，如菜籽油、葵花籽油，吃些玉米面及蔬菜、水果、瘦肉、鱼类等少胆固醇食物，多食大豆制品，如豆腐、豆腐脑、豆浆、豆腐干，因为它们是很好的植物性蛋白。许多蔬菜纤维，如豆芽、萝卜、芋头、海藻、叶菜类、土豆、黄瓜、青椒以及苹果、橘子等，有助于消化液分泌，增加胃肠蠕动，促进胆固醇的排泄。

另外，洋葱、大蒜有良好降脂助食作用。木耳、香菇能补气强身，益气助食。近年来报告香菇可降血脂、促进维生素的吸收。鲜枣、酸枣、猕猴桃、山楂、刺梨等富含维生素C，对缓解高胆固醇血症、促进铁的吸收，也有一定作用。

限制食盐，增加钙铁。更年期妇女由于内分泌的改变，可能会出现水肿、高血压，因此每天食盐控制在3~5克。更年期妇女体内雌激素水平降低，骨组织合成代谢下降，因此容易发生骨质疏松，增加骨折的发生率。据专家报道，女性丢失骨质从

40岁左右开始，更年期及绝经以后，骨质丧失进一步增加，身高变短，甚至驼背弯腰等。另外，妇女每天摄入1000毫克的钙，可以使血压的舒张压下降约6%。钙还能维持神经、肌肉的兴奋性。更年期妇女受体内激素影响，情绪不稳定，若体内钙不足，更会加重情绪波动，增加精神痛苦。因此，更年期妇女要经常食用含高钙的食品，如乳类及乳制品、海产品、虾皮、海带、豆芽、豆制品、骨头汤、骨粉、芝麻酱，钙供给量每天不少于1000毫克。

夫妻恩爱，和睦相处。更年期是人生当中的情绪不稳定期，这是一个生理过程。夫妻双方要对这一过程中的生理与心理变化有所了解。夫妻恩爱，和睦相处，即使在缺乏儿女们的爱、尊重和孝敬的情况下，也能保持良好的精神状态。精神状态的好坏，与个人的健康状况有着十分密切的联系。人处在精神状态极佳的情况下，能促进体内分泌出有益于机体的物质，这些物质能把体内血液的流量和神经细胞的兴奋程度调节到最佳的状态，这对人们的身体健康是大有裨益的。相反，如果夫妻感情不和，整天闷闷不乐，充满忧郁，则会造成这些有益物质分泌紊乱，使体内的生物化学平衡发生剧烈的冲突，从而导致高血压动脉硬化、代谢障碍等一系列疾病。所以，更年期夫妻要相互体谅、相互照顾、相敬相爱。

任务十　素食人群营养须知

问题导入

1. 素食人群的涵义是什么？
2. 素食人群的膳食指南有哪些？
3. 素食人群的膳食指南怎么实现呢？

带着上述问题，让我们一起来了解素食人群的膳食指南。

一、素食和素食人群

素食人群是指以不食肉、家禽、海鲜等动物性食品为饮食方式的人群。按照所戒食物种类不同，可分为全素、蛋素、奶素、蛋奶素人群等。

蛋奶素食主义者是指会食用部分源于动物的食品，如蛋和奶类的一般素食主义者。

奶素素食主义者不吃肉，但会食用奶类和其相关产品，像奶酪、奶油或酸奶。

蛋素素食主义者与奶素素食主义者相似，可食用蛋类和其相关产品。

生食主义者的食用方法是将所有食物保持在天然状态，即使加热也不超过摄氏

47℃。生食主义者认为烹调会致使食物中的酵素或营养被破坏。有些生食主义者叫做活化生食主义者，在食用种子类食物前，会将食物浸泡在水中，使其酵素活化。有些生食主义者仅食用有机食物。

半素食主义属于部分肉食者，可能基于道德或信仰或其他原因，不食用某些肉类如牛、羊、猪等哺乳动物的红肉是最普遍的类型，仅食用部分禽类和海鲜。

另外还有纯素食主义，纯素食主义者不食用任何有情众生之肉，也不食用动物分泌或产生的蛋、奶制品，甚至蜂蜜都排斥在外。也就是说，只靠植物类食品维持生命。除了食物之外，纯素食主义者也不使用动物制成的商品，例如皮衣、皮鞋、皮带、皮包等皮制品和含动物性成分的化妆品。

二、素食人群膳食指南

（一）具体内容

1. 谷类为主，食物多样；适量增加全谷物。
2. 增加大豆及其制品的摄入，经常食用发酵豆制品，每天 50~80g（相当于大豆干重）。
3. 常吃坚果、海藻和菌菇。
4. 蔬菜、水果应充足。
5. 合理选择烹调油。

（二）内容解释

1. 谷类

含有丰富的碳水化合物等多种营养成分，是提供人体能量、B族维生素和矿物质、膳食纤维等的重要来源。为了弥补因动物性食物带来的某些营养素不足，素食人群应食物多样，适量增加谷类食物摄入量。全谷物保留了天然谷类的全部成分，提倡多吃全谷物食物。建议全素人群（成人）每天摄入谷类 250~400g，其中全谷类为 120~200g；蛋奶素人群（成人）为 225~350g，全谷类为 100~150g。

2. 大豆

含有丰富的优质蛋白质（35%）、不饱和脂肪酸和B族维生素以及其他多种有益健康的物质，如大豆异黄酮、大豆甾醇以及大豆卵磷脂等，发酵豆制品中含有维生素 B_{12}。因此，素食人群应增加大豆及其制品的摄入，选用发酵豆制品。建议全素人群（成人）每天摄入大豆 50~80g 或等量的豆制品，其中包括 5g 发酵豆制品，蛋奶素人群（成人）每天摄入大豆 25~60g 或等量的豆制品。

3. 坚果、海藻和菌菇

坚果类富含蛋白质、不饱和脂肪酸、维生素和矿物质等，常吃坚果有助于心脏的健康，海藻含有 20 碳和 22 碳 n-3 多不饱和脂肪酸及多种矿物质，菌菇富含矿物质和真菌多糖类，因此素食人群应常吃坚果、海藻和菌菇。建议全素人群（成人）每天摄入坚果 20~30g，藻类或菌菇 5~10g，蛋奶素人群（成人）每天摄入坚果 15~30g。

4. 蔬菜、水果

摄入应充足，食用量同一般人群一致。

5. 植物油

应食用各种植物油，满足必需脂肪酸的需要，α-亚麻酸在亚麻籽油和紫苏油含量最为丰富，是素食人群膳食 n-3 多不饱和脂肪酸的主要来源。因此应多选择亚麻籽油和紫苏油。

三、素食实践应用

（一）如何提高全谷类食物摄入量

1. 主食餐餐不能少

不管是素食者还是其他人群，谷物都是膳食中的关键部分。对于素食者来说，应更好地享用主食如米饭、面食等，每餐不少于 100g。不足部分也可以利用茶点补足。

2. 全谷物天天有

素食者应比一般人群增加全谷物食物的摄入比例。选购食物，应特别注意加工精度，少购买精制米、精白粉；适当选购全谷物食物，如小米、全麦粉、嫩玉米、燕麦等。每天三餐应保证至少一次有全谷物或杂豆类。全谷物食物因加工精度低，口感较差，不易被接受，需要合理烹调或者和其他食物一起搭配食用，从而改善其感官性状。例如：玉米粥，甜糯软绵；荞麦粥，嫩滑绵延。小米和绿豆搭配做成小米绿豆粥，清香可口，为许多人所喜爱。

（二）合理利用大豆食物

1. 如何吃够足量大豆

大豆是素食者的重要食物。大豆类制品多种多样，如豆浆、豆腐、豆干、豆腐皮、黄豆芽等。如果早餐有杯豆浆，午餐有黄豆芽入菜，晚餐有炖豆腐或炒豆干，更可以轻松吃到推荐量的大豆类食品。

家里可以放有泡涨的大豆，蒸米饭或者炒菜就放入一把，不但增加味道，也轻松提高摄入量。不少地区，有把"炒黄豆"作为零食的习惯，这也是素食者的选择之一。

2. 发酵豆制品不能缺

发酵豆制品是以大豆为主要原料，经微生物发酵而成的豆制品。常见有腐乳、豆豉、臭豆腐、酸豆浆、豆瓣酱、酱油等。发酵豆制品制作过程中，由于微生物的生长繁殖，可合成少量的维生素 B_{12}。发酵豆制品维生素 B_{12} 含量的多少，除了与微生物的品种有关外，与微生物生长繁殖的多少有关。微生物生长繁殖的越多，豆制品的固有风味越好，维生素 B_{12} 合成的就越多，在选购时应予注意。

3. 巧搭配

大豆蛋白质含有较多的赖氨酸，谷类蛋白质组成中赖氨酸含量较低，可以大豆类与谷类食物搭配食用，以发挥蛋白质的互补作用，显著提高蛋白质的营养价值。例如北方地区居民常吃的杂合面窝窝头，由玉米、小米粉、豆粉等混合制作，其蛋白质的营养价值堪比猪肉。

(三) 菌菇海藻和新鲜蔬菜水果必不可少

新鲜蔬菜水果对素食者尤为重要，其富含各种营养成分。海藻类和菌菇类食物也应该尽量多食用。

海藻类的碳水化合物中海藻多糖和膳食纤维各约占50%。海藻富集微量元素的能力极强，因而含有十分丰富的矿物质。海藻富含长链 n-3 多不饱和脂肪酸（DHA、EPA、DPA），其可作为素食人群 n-3 多不饱和脂肪酸的来源之一。研究发现，鱼类并非 DHA、EPA 和 DPA 的生产者，它们只不过是摄取藻类中这些脂肪酸并保存于自身。事实上，真正在自己体内合成 DHA、EPA 和 DPA 的是海洋生态系统的生产者们，如海洋藻类。

菌菇类含有丰富的营养成分和有益于人体健康的植物化合物，这些成分大大提升了菌菇的食用价值，如蛋白质、糖类、膳食纤维、维生素、矿物质以及菌多糖等。菌菇中丰富的维生素与矿物质，可作为素食人群维生素（尤其维生素 B_{12}）和矿物质（如铁、锌）的重要来源。

(四) 食用油的选择

不同食用油其不饱和脂肪酸的含量不同。不饱和脂肪酸的含量越高，食用油越不耐热，也就越易氧化。烹饪时根据所需温度和耐热性来正确选择食用油，可很好地避免食用油的氧化。

素食人群易缺乏 n-3 多不饱和脂肪酸，因此建议其在选择食用油时，应注意选择富含 n-3 多不饱和脂肪酸的食用油，如紫苏油、亚麻籽油、菜籽油、豆油等。可用菜籽油或大豆油烹炒，亚麻籽油或紫苏油凉拌，而煎炸可选用调和油。

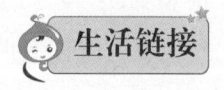

生活链接

素食主义者注意：光吃素食的四大危害

单纯摄入素食会导致食物成分比例失调，引起多种疾病。

据《健康报》报道，许多人对素食情有独钟，有的人甚至终年不吃肉。事实上，单纯摄入素食会导致食物成分比例失调，引起许多疾病。

一、微量元素缺乏症

人体必需的微量元素如锌、钙、铁等主要来自肉食。锌主要来源于动物性食物，饮食中80%的钙来自奶类，80%的铁来自肉类和蛋类。素食中锌、钙、铁含量少，其中含有较多的草酸，会阻碍锌、钙和铁等微量元素的吸收。因此，长期食素者容易发生因缺乏微量元素而引起的一些疾病。

二、维生素缺乏症

长期食素者容易发生因缺乏维生素而引起的一些疾病：缺乏维生素A易患夜盲症和呼吸道感染；缺乏维生素D易患小儿佝偻病和骨质疏松症；缺乏维生素E会引起溶血性贫血、脂溢性皮炎和氨基酸代谢障碍、免疫力下降；缺乏维生素K则易引起各种自发性出血。

三、蛋白质摄入不足

长期缺乏蛋白质对机体的抗病能力影响极大，会使人体碳水化合物、蛋白质、脂肪比例失衡，因而造成贫血、消瘦、消化不良、记忆力下降等。

四、易患结石

素食中植物纤维的成分较多，可使胆酸的吸收率降低，胆盐浓度也降低。素食者往往维生素A、维生素E的摄入不足，这两种维生素缺乏，使胆囊上皮细胞容易脱落，从而导致胆固醇沉积形成结石。

项目情景链接

考试期间学生的营养饮食

临考前许多学生总是临阵磨枪，常常"开夜车"。这加重了机体对维生素、蛋白质和热量的需要，家长要适时适量地给予加餐。

学生临考期间，要适当增加主食的数量，但不可增加糕点、甜食、糖等代替主食。过多的糖会使人烦躁不安、情绪激动。同时，还要注意多给学生选择牛奶、鸡蛋、鸡、鸭、鱼、肉、虾及豆制品等食物，以提供充足的蛋白质，供应机体的超负荷需要。最后，多给孩子吃些新鲜水果，有利于维生素的补充。饮食和生活规律是人心理和精神有条不紊的前提，当人精神高度紧张和疲劳时，就可能导致胃肠功能紊乱、消化酶分泌不足，严重影响营养素的消化和吸收。如饮食不能定时定量，则会加重这些变化，进而造成学生的烦躁不安和心理负担。考试期间，要特别注意以下几种营养的摄取：

一、蛋白质

备考学生应特别注意蛋白质的补充，可从多种动物体中摄取。如鱼肉细腻，蛋白质含量高，又含不饱和脂肪酸；鱼脑是很好的健脑保健食品；豆腐、豆制品也应常食。

二、钙

钙可以帮助人的大脑持续地工作，同时它还可以调节人体的微循环系统，使人体不易疲劳。虾皮、芝麻酱、海带、豆制品等也是很好的补钙食品。将鲫鱼、带鱼等做成酥鱼，连骨带肉一齐吃进去，可以起到补钙的作用。

三、维生素A

维生素A是眼睛的保护神，对大脑和人体其他部位的机能也起到调节作用。食物中的维生素A主要来自动物的肝脏、瘦肉、植物中的红黄色蔬菜、水果中的β-胡萝卜素等。对于食欲差、食量小的学生，可以给他们吃些维生素A含量高又易消化吸收的鸡肝。

四、糖

学生应注意从五谷杂粮等主食中摄取多种复合糖类，保证为大脑提供足够的能量。

五、铁

由于学习紧张、食欲差，学生极易出现缺铁性贫血。而贫血症的直接后果是造成他们精神涣散、注意力难以集中以及听课效果差等。猪、牛、羊的瘦肉、动物内脏和蛋黄都可以补铁，黑木耳的含铁量居所有食物之首。但在吃这些食物时，一定要让学生吃些富含维生素C的蔬菜和水果，食物中的铁必须在维生素C的帮助下才能被人体消化吸收。

六、膳食纤维和B族维生素

饮食中应适量增加粗粮、蔬菜、水果，这样的食物既可以补充B族维生素、调节食物的酸碱平衡，又可以使大便通畅，不致便秘，保证人体摄入与排出平衡，使人体处于一种良好的生理平衡状态。

项目四　食品污染及其预防

项目学习目标

1. 掌握各种食品的污染及其预防。
2. 了解食品农药残留、有害金属对食品的污染。
3. 了解食品容器包装材料设备的卫生。
4. 熟悉食品的放射性污染及其预防。

项目学习关键词

生物性污染　化学性污染　物理性污染　防治

项目情景导读

1. 玉米是肯尼亚人的主食，当地人日常喜欢吃一种用粗玉米粉制成的粥状食物。2003年肯尼亚东部玉米歉收，人们为了防范因粮食短缺而引起的偷盗，都把玉米储存在温暖潮湿的家中。2004年1~6月份，该地区居民有317人因肝脏衰竭而就医，临床主要表现为眼睛发黄、呕吐、水肿、虚弱、昏迷等症状，并最终导致125人死亡，卫生人员检验后排除了病毒性肝脏疾病的可能，试问肯尼亚发生的这个事件可能是由什么引起的？怎么预防？

2. 我国某省某地区为消化系统癌症的高发区，且当地农村和部分城市居民有在冬季食用自家腌制的酸菜的习惯。当地卫生防疫部门调查发现，居民胃癌的发病率和死亡率均与酸菜的摄入量成正比关系。当地居民胃癌的发病和死亡可能与其膳食中可能存在的哪类有害因素有关？怎么预防？

请认真学习本项目，找到答案。

任务一　食品的污染及危害熟知

问题导入

1. 什么是食品的污染？
2. 食品污染的分类有哪些？
3. 食品污染有什么危害？

一、食品污染的定义

食品污染是指人们食用的各种食物，如粮食、蔬菜、水果、鱼、肉、蛋等，在生产、加工、包装、贮存和运输的过程中，被某些有毒有害的物质所污染的过程。

在食品生产（养殖、种植、加工）包装、贮存、运输、销售、烹饪和进食过程中，不经意混入食品中的、外来的、不利于食品质量和卫生安全的物质，称为食品污染物。

二、食品污染的分类

食品在生产、加工、储存、运输和销售的过程中有很多污染的机会，会受到多方面的污染。污染后有可能引起具有急性短期效应的食源性疾病或具有慢性长期效应的长期性危害。一般情况下，常见的主要食品卫生问题均由这些污染物所引起。食品污染的种类按其性质可分为以下三类：

（一）生物性污染

食品的生物性污染包括微生物、寄生虫和昆虫的污染，主要以微生物污染为主，危害较大，主要为细菌和细菌毒素、霉菌和霉菌毒素。

（二）化学性污染

来源复杂，种类繁多。主要有：

1. 来自生产、生活和环境中的污染物

如农药、有害金属、多环芳烃化合物、N-亚硝基化合物、二噁英等。

2. 从生产加工、运输、储存和销售工具、容器、包装材料及涂料等溶入食品中的原料材质、单体及助剂等物质

3. 在食品加工储存中产生的物质

如酒类中有害的醇类、醛类等。

4. 滥用食品添加剂等

（三）物理性污染

主要有：

1. 放射性污染物

包括天然放射性污染物和人工放射性污染物。

2. 杂物

食品杂物污染存在偶然性，近年来，我国的食品杂物污染事件呈现增多趋势。

三、食品污染的危害

食品污染对人体的影响取决于污染物的毒性大小、污染量、人体的摄入量等。

一般对人体的危害可分为三类：急性毒性，慢性毒性，"三致作用"（即致畸、致癌、致突变）。

（一）急性毒性

污染物随食物进入人体在短时间内造成机体损害，出现临床症状（如急性肠胃炎），称为急性中毒。引起的污染物有：细菌及其毒素、霉菌及其毒素、化学毒物（如农药）。

（二）慢性毒性

污染食品含有少量有害物质时，一次食入一般不会引起任何危害，但若长期反复摄入时，可造成慢性中毒。如长期摄入微量受黄曲霉毒素污染的粮食，能引起肝组织病变、坏死甚至发生癌变；还有慢性铅中毒、慢性汞中毒会出现周身乏力等。慢性中毒较难发现，容易被忽视，因此更应给予重视。

（三）"三致作用"——致畸、致癌、致突变

某些食品污染物通过孕妇作用于胚胎，使其发育不能正常进行，出现畸胎或死胎。引起致畸的物质有：DDT等农药、亚硝胺、甲基汞、二噁英、黄曲霉毒素等。在体内可引起癌肿生长的物质有数百种，其中90%以上是化学物质，如六六六、亚硝胺、黄曲霉毒素、芳香胺类、多环芳烃以及砷、镉、镍、铅等。

所谓突变是生物在某些诱变因子作用下，细胞中的遗传物质的结构发生突然的、根本的变化，并在细胞分裂过程中传给后代细胞，使新的细胞获得新的遗传特性。与食品有关的致突变物有：苯并（a）芘、黄曲霉毒素、DDT和烷基汞化合物等。

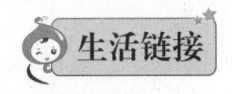

生活链接

世界上最严重的食品污染事故

从2011年5月份开始，德国很多人出现出血性腹泻症状，病情进展凶猛，一些患者很快就进展成溶血性尿毒症，有些患者因此死亡。

医学研究表明，这种症状是由于一种新的大肠杆菌菌株——O104:H4型大肠杆菌所引起。以往这种菌株只会感染牲畜，而这次事件很有可能是因为这种菌株发生了变

异，导致其获得对人类的感染能力。

调查者们最终发现，造成感染的源头可能是下萨克森境内比嫩比特尔一处农场生产的豆芽菜。2009年与2010年从埃及进口的葫芦巴种籽与这次疫情也有可能有关联。

这个事件造成53人死亡，超过3950人受到影响，是目前世界上最严重的微生物所致的食品安全事故。

任务二 生物性污染及其防治熟知

问题导入

1. 食品的细菌性污染有哪些？怎么预防？
2. 食品的霉菌性污染有哪些？怎么预防？
3. 食品的病毒性污染有哪些？怎么预防？

一、食品的腐败变质

食品的腐败变质是指食品在一定环境的影响下，在微生物为主的各种因素作用下，所发生的食品成分与感官性状的各种变化。

(一) 食品腐败变质的原因

1. 微生物的作用

是引起食品腐败变质的重要原因。微生物包括细菌、霉菌和酵母。

2. 食品本身的组成和性质

包括食品本身的成分、所含水分、pH值高低和渗透压的大小。

3. 环境因素

主要有温度、湿度、紫外线和氧等。合适的环境温度可加速食品内的化学反应过程，且有利于微生物的生长繁殖。

(二) 食品腐败变质的化学变化（过程、产物）与鉴定指标

1. 食品中蛋白质的分解

肉、鱼、禽、蛋、奶及豆类等食品，富含蛋白质，故蛋白质分解为腐败变质的特征。

鉴定指标：食品的腐败变质鉴定指标一般是从感官、物理、化学和微生物四个方面确定其适宜指标。

(1) 以蛋白质为主的食品目前仍以感官指标最为敏感可靠，特别是通过嗅觉可以判定极轻微的腐败变质。

（2）物理指标。蛋白质分解时小分子物质增多这一现象，先后研究有食品浸出物量、浸出液电导率、折光率、冰点下降、粘度上升及pH改变等变化。

（3）化学指标。目前认为与食品腐败变质程度符合率较高的化学指标有三个，均为根据蛋白质分解产物的定量测定。分别是：挥发性盐基总氮、二甲胺与三甲胺、K值。

挥发性盐基氮：蛋白质分解产生的小分子含氮化合物具有挥发性，称为挥发性盐基氮。主要用于生鲜肉的鉴定，数值越低，食品越新鲜。

K值：是指ATP分解的低级产物肌苷（HxR）和次黄嘌呤（Hx）占ATP系列分解产物的百分比。主要适用于鉴定鱼类早期腐败：K≤20%说明鱼体绝对新鲜；K≥40%说明鱼体有腐败迹象。

二甲胺与三甲胺：鉴定鱼虾类水产品的新鲜度。

2. 食品中脂肪的酸败

食用油脂和食品中脂肪的酸败程度，受脂肪本身的饱和程度、紫外线、氧、水分、天然抗氧化成分以及铜、铁、镍等金属离子的存在及食品中微生物的解脂酶的影响。鉴定指标有过氧化值、酸价、pH值。

3. 碳水化合物的分解

以碳水化合物为主的分解，通常称为发酵或酵解。鉴定指标：pH值。

（三）防止食品腐败变质的措施

为了防止食品腐败变质，延长食品可供食用的期限，常对食品进行加工处理，即食品保藏。通过食品保藏可以改善食品风味，便于携带运输，但其主要的食品卫生意义是防止食品腐败变质。常用的方法包括低温冷藏、冷冻，高温杀菌，脱水干燥，腌渍和烟熏，食品辐射保藏。

1. 低温保藏

低温保藏包括冷藏和冷冻两种方法。冷藏一般保藏温度为4℃~8℃，适合新鲜的水果蔬菜。冷冻温度一般在-8℃以下。

低温保藏的原理：

（1）低温可以降低或停止食品中微生物的增殖速度

（2）低温还可以减弱食品中一切化学反应过程

2. 高温杀菌保藏

在高温作用下，微生物体内的酶、脂质体和细胞膜被破坏，原生质构造中呈现不均一状态，以致蛋白质凝固，细胞内一切代谢反应停止。常用的加热杀菌技术：

（1）高温灭菌法

（2）巴氏消毒法

（3）超高温消毒法

(4) 波加热杀菌

(5) 一般煮沸法

3. 脱水与干燥保藏

是一种常用的保藏食品的方法。其原理即为将食品中的水分降至微生物繁殖所必需的水分以下，一般微生物均不易生长。

4. 食品腌渍和烟熏保藏

常见的方法有提高酸度、盐腌、糖渍、熏制保藏。

5. 食品的辐射保藏

主要是将放射线用于食品灭菌、杀虫、抑制发芽等，以延长食品的保藏期限。另外也用于促进成熟和改进食品品质等方面。

二、食品的细菌性污染与防治

食品的细菌以及由此引起的腐败变质是食品卫生中最常见的有害因素之一，分三类：致病菌、条件致病菌和非致病菌。致病菌是指能直接引起致病的微生物，有致病力，包括致病性细菌、人畜共患传染菌病原菌、产毒霉菌和霉菌毒素；条件致病菌是指通常情况下不致病，但在一定的特殊条件下有致病力的细菌，如志贺氏菌属、沙门氏菌属、金黄色葡萄球菌、变形杆菌属等；非致病菌可以在食品中繁殖致使食品的色、香、味、形等发生改变，甚至导致食品腐败变质。食品中的细菌，绝大多数是非致病菌。它们对食品的污染程度是间接估测食品腐败变质可能性及评价食品卫生质量的重要指标，同时也是研究食品腐败变质的原因、过程和控制措施的主要对象。

(一) 食品的细菌污染

1. 常见的食品细菌

(1) 假单胞菌属

(2) 微球菌属

(3) 芽孢杆菌属

(4) 肠杆菌科各属

(5) 弧菌属与黄杆菌属

(6) 嗜盐杆菌属与嗜盐球菌属

(7) 乳杆菌属

2. 污染的途径

原材料污染，尤其是原料表面破损者；加工过程中的污染；加工中的交叉污染；从业人员的污染；储藏过程中的污染，贮藏环境、条件等；运输和销售过程中的污染，交通工具、容器具；食品消费中的污染，环境、时间等。

3. 评价食品卫生质量的细菌污染指标与食品卫生学的意义

反映食品卫生质量的细菌污染指标,可分为两个方面:一为细菌总数,二是大肠杆菌。

(1) 食品中的细菌数量及卫生学意义

食品中的细菌数量一般是指单位（g、ml、cm²）食品中细菌的个数,并不考虑细菌的种类,常用菌落总数来表示。

其卫生意义:一是食品清洁状态的标志,利用它起到监督食品清洁状态的作用。二是预测食品的保藏期。

(2) 大肠菌群

① 菌属及来源。包括肠杆菌科的埃希氏菌属、柠檬酸杆菌属、肠杆菌属和克雷伯菌属。

② 食品卫生学意义。大肠菌群一般都是直接或间接来自人与温血动物粪便。其卫生学意义:一是表示食品曾受到人与温血动物粪便的污染;二是作为肠道致病菌污染食品的指示菌。因为大肠菌群与肠道致病菌来源相同,且在一般条件下大肠菌群在外界生存时间与主要肠道致病菌是一致的。

(二) 食品细菌性污染防治要点

1. 宣传教育
2. 合理储藏食品
3. 合理烹调方法
4. 细菌学监测

三、食品的霉菌污染与防治

(一) 概述

1. 霉菌

霉菌是真菌的一部分,不具有分类学上的意义,是菌丝体比较发达而又没有较大子实体的一部分真菌的俗称。

霉菌毒素是霉菌的代谢产物。从广义上讲,凡是霉菌的代谢产物能造成霉菌中毒症的均称为霉菌毒素。从狭义上讲,这种毒素一定要在食品中发生,也就是说在饲料和食品中的霉菌所产生的能直接影响人和动物健康的代谢产物称为霉菌毒素。

产毒霉菌是指具有一株或几株产毒菌株的霉菌。

2. 霉菌产毒特点

(1) 产毒菌种菌株少

(2) 产毒能力的可变性与易变性差异大

(3) 产毒毒素不具有专一性。

3. 霉菌的发育和产毒条件

（1）水分和湿度

（2）温度

大多数霉菌在 20℃~28℃环境均能生长，但是最适宜温度为 25℃~30℃，<10℃和>30℃霉菌生长减弱，0℃几乎不能生长，但个别霉菌能耐受高、低温。

（3）基质

不同的基质对霉菌的生长和产毒有一定的影响，主要是因为基质本身的条件不同（所含的营养成分及其它成分不同），所出现的霉菌菌种也不同，如花生、玉米易被黄曲霉及其毒素污染；大米易被青霉菌污染；小麦、玉米易被镰刀菌及其毒素污染。

4. 霉菌污染食品质量的评定及食品卫生学意义

（1）质量评定

① 制定国家标准。霉菌菌落总数就是食品单位重量或容积中带染霉菌情况，以 cfu/g（mL）来表示。

② 检测霉菌菌相构成。主要看优势菌。

（2）食品卫生学意义

① 引起食品霉变。食品受霉菌污染后，食用价值降低，甚至完全不能食用，造成经济损失。据统计，全世界每年约 2%的粮食因霉变而不能食用。

② 引起人畜的霉菌毒素中毒。中毒表现多样化，有急性的，也有慢性的（致畸、致癌、致突变），与传染性疾病不同，没有流行性，属食源性疾病。食品一旦被霉菌毒素污染，一般烹调温度不能破坏。

（二）黄曲霉毒素（AF）

1. AF 的化学结构和理化性质

黄曲霉毒素是一类结构类似的化合物。目前已分离鉴定出 20 余种，两大系即 B 系和 G 系，其基本结构相似，均有二呋喃环和氧杂萘邻酮（香豆素），其结构中最有意义的是二呋喃末端有双键者是决定毒性的基团，与毒性、致癌性有密切关系。如 AFB_1、AFG、AFM_1，其中 AFB_1 毒性及危害性最大，因此，在食品卫生监测中以 AFB_1 为污染指标。

AFB_1 耐热，一般的烹调加工很难将其破坏，在 280℃时，才发生裂解，毒性破坏。AFB_1 在中性和酸性环境中稳定，在 pH9~10 的氢氧化钠强碱性环境中能迅速分解，形成香豆素钠盐。AFB_1 能溶于氯仿和甲烷，而不溶于水、正己烷、石油醚及乙醚中。现国内检测 AFB_1 采用薄层层析法。

2. 对食品的污染

并不是所有黄曲霉的菌株都能产生黄曲霉毒素。黄曲霉产毒的必要条件为湿度 80%~90%，温度 25℃~30℃，氧气 1%。一般来说，国内长江以南地区黄曲霉毒素污染要比北方地区严重，主要污染的粮食作物为花生、花生油和玉米，大米、小麦、面粉污染较轻，豆类很少受到污染。而在世界范围内，一般高温高湿地区（热带和亚热带地区）食品污染较重，而且也是花生和玉米污染较严重。

3. 毒性

黄曲霉毒素有很强的急性毒性，也有明显的慢性毒性和致癌性。

（1）急性毒性

黄曲霉毒素为一剧毒物，其毒性为氰化钾的10倍，对鱼、鸡、鸭、大鼠、豚鼠、兔、猫、狗、猪、牛、猴及人均有强烈毒性。鸭雏的急性中毒肝脏病变具有一定的特征，可作为生物鉴定方法。一次大量口服后，可出现肝脏病变。国内外亦有黄曲霉毒素引起人急性中毒的报道。

（2）慢性毒性

长期小剂量摄入AFT可造成慢性损害，从实际意义出发，它比急性中毒更为重要。

其主要表现是动物生长障碍，肝脏出现亚急性或慢性损伤。其他症状如食物利用率下降、体重减轻、生长发育迟缓、雌性不育或产仔少。

（3）致癌性

① AFB1可诱发多种动物发生癌症。

② AFB1对动物有强烈的致癌性，并可引起人急性中毒。从肝癌流行病学研究发现，凡食物中黄曲霉毒素污染严重和人类实际摄入量比较高的地区，原发性肝癌发病率高。

4. 预防措施

主要是防霉去毒。

（1）防霉

预防食品被黄曲霉毒素及其他霉菌毒素污染是最根本措施，可采用物理、化学及生物等方法。

田间就要开始防霉，采用良好的农业生产工艺，如防虫、防倒伏等；收获时注意：

① 食颗粒应饱满（减少含水量），去霉变部分。

② 尽快脱粒，并采取减少粮食所含水分的措施，如晾晒、风干、烤干或加入吸湿剂（生石灰）、密封等措施，使粮谷水分在入库时达到安全水分以下。

③ 贮藏时要注意温度（低温，10℃）、湿度（相对湿度70%）、通风。

除上述外，还可采用防腐剂（无毒）、杀虫剂（无毒）以及γ射线照射等；选用和培育抗霉新品种（如花生、玉米等易感食品）；保持粮食颗粒的完整，以防霉菌污染。

（2）去毒

① 拣霉粒法。适于大颗粒的花生、玉米等，适于小单位及家庭使用。
② 碾轧法。适于大米、玉米等，可去除表面和胚中的绝大部分毒素。
③ 加水搓洗法。
④ 植物油加碱炼法。

四、食品的病毒污染与防治

病毒种类繁多，广泛分布于自然界，而且有很多病毒能侵害人、动物和植物。它们往往通过患病动物带毒或其他原因污染食品而引起对人的危害，因此，在食品生物性污染方面，病毒的污染也是不可忽视的。

（一）病毒传播途径

1. 携带病毒的人和动物通过粪便等排泄物传播。
2. 从业人员通过手、生产工具、生活用品等在食品加工、运输、销售等过程中对食品造成污染。
3. 感染或携带病毒的动物，可能导致动物源性食品的病毒污染。
4. 蚊、蝇、鼠、跳蚤等病媒动物可作为某些病毒的传播媒介，造成食品污染。
5. 污染食品的病毒被人和动物摄食，并在体内繁殖后，又可通过生活用品、粪便、唾液、动物尸体等对食品造成再次污染。

（二）食品中存在的主要病毒

引起食品污染的病毒主要有猪瘟病毒、禽流感病毒、口蹄疫病毒、鸡新城疫病毒、肝炎病毒等。

（三）防治措施

1. 讲究个人卫生，饭前便后要洗手，防止病毒污染食品和水源
2. 食用食品时，尽量进行加热处理；对可能污染的食品，食用前一定要彻底加热杀毒
3. 食品加工企业应加强对员工的卫生健康管理，防止带毒人员通过各种途径污染食品

五、寄生虫对食品的污染

寄生虫通过多种途径污染食品和饮水，经口进入人体，引起食源性寄生虫病。寄生虫在食品中或食品表面不能生长和繁殖，其繁殖时需要特定的宿主，不仅蛀蚀和破坏食品，引起食品发热和霉变，而且可携带多种病原体污染食品。

常见寄生虫有绦虫、吸虫、蛔虫、线虫、原虫等。

寄生虫的危害：它们寄生在人体的小肠里，吸取营养，分泌毒素，交配产卵，多随粪便排出，并又能通过肉类食物等传播给其他人，严重危害人体健康。

《食品卫生法》第九条中规定：禁止生产经营含有致病性寄生虫的食品。

六、昆虫的污染

昆虫污染主要有蟑螂、苍蝇、甲虫、螨、蛾等。

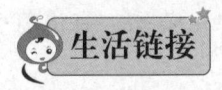

> **生活链接**

李斯特菌

在1985年的美国加州，多名孕妇和婴儿在食用了某公司生产的"墨西哥风味软奶酪"产品后出现了很严重的发热、肺炎、腹泻等的症状。事故最终造成了142个病例，52人死亡，成为了美国历史上死亡人数最多的食品安全事故。

经调查，事故发生的原因是单增李斯特菌污染所致。这是一种环境中广泛存在的食品致病菌，对孕妇、婴儿等免疫力低下人群十分危险。

那么，李斯特菌是怎么跑到奶酪中去的呢？原来，整个事件的原因就是因为一个员工的错误操作。

刚从奶牛身上挤出来的生牛奶含有大量的细菌，其中就有单增李斯特菌。这样的牛奶直接拿来加工是相当危险的。原本，工厂采购的用于做奶酪的生牛奶必须经过巴氏杀菌后才能使用。然而，这个没有经过培训的员工错误地将生牛奶和巴氏杀菌奶混合在一起使用了！

上述案列说明，食品安全不是儿戏，简单的一个误操作，背后就是生命的代价。

任务三　化学性污染及其防治熟知

> **问题导入**

1. 农药残留的来源及控制措施有哪些？
2. 有害金属污染食品的途径、毒作用和控制措施有哪些？
3. 多环芳族化合物污染及其预防有哪些？

一、农药残留

（一）概述

1. 农药的定义与分类

农药是指用于预防、消灭或者控制危害农业、林业的病、虫、草和其他有害生物以及有目的地调节植物、昆虫生长的化学合成或者来源于生物、其他天然物质的一种物质或者几种物质的混合物及其制剂。

按用途可将农药分为杀（昆）虫剂、杀（真）菌剂、除草剂、杀线虫剂、杀螨剂、杀鼠剂、落叶剂和植物生长调节剂等类型。其中使用最多的是杀虫剂、杀菌剂和除草剂三大类。

按化学组成及结构可将农药分为有机磷、氨基甲酸酯、拟除虫菊酯、有机氯、有机砷、有机汞等多种类型。

2. 使用农药的利和弊

使用农药可以减少农作物的损失、提高产量，提高农业生产的经济效益，增加粮食供应；另一方面，由于农药的大量和广泛使用，不仅可通过食物和水的摄入、空气吸入和皮肤接触等途径对人体造成多方面的危害，如急、慢性中毒和致癌、致畸、致突变作用等，还可对环境造成严重污染，使环境质量恶化，物种减少，生态平衡破坏。

（二）食品中农药残留的来源

进入环境中的农药，可通过多种途径污染食品。进入人体的农药据估计约90%是通过食物摄入的。食品中农药残留的主要来源有：

1. 施用农药对农作物的直接污染

包括表面沾附污染和内吸性污染。其污染程度主要取决于：

（1）农药性质

（2）剂型及施用方法

（3）施药浓度和时间及次数

（4）气象条件

2. 农作物从污染的环境中吸收农药

由于施用农药和工业三废的污染，大量农药进入空气、水和土壤，成为环境污染物。农作物便可长期从污染的环境中吸收农药，尤其是从土壤和灌溉水中吸收农药。

3. 通过食物链污染食品

如饲料污染农药而导致肉、奶、蛋的污染；含农药的工业废水污染江河湖海进而污染水产品等。

4. 其他来源的污染

（1）粮食使用熏蒸剂等对粮食造成的污染

（2）禽畜饲养场所及禽畜身上施用农药对动物性食品的污染

（3）粮食储存加工、运输销售过程中的污染

如混装、混放、容器及车船污染等。

（4）事故性污染

如将拌过农药的种子误当粮食吃，误将农药加入或掺入食品中，施用时用错品种

或剂量而致农药高残留等。

(三) 常用农药的残留及毒性

1. 有机磷农药

有机磷农药多为磷酸酯类或硫代磷酸酯类化合物。我国生产的有机磷农药绝大多数为杀虫剂，如常用的对硫磷、内吸磷、马拉硫磷、乐果、敌百虫及敌敌畏等，近几年来已先后合成杀菌剂、杀鼠剂等有机磷农药。

有机磷类农药对人的危害作用从剧毒到低毒不等。能抑制乙酰胆碱酯酶，使乙酰胆碱积聚，引起毒蕈碱样症状、烟碱样症状以及中枢神经系统症状，严重时可因肺水肿、脑水肿、呼吸麻痹而死亡。重度急性中毒者还会发生迟发性猝死。某些种类的有机磷中毒可在中毒后8~14天发生迟发性神经病，有机磷中毒者血胆碱酯酶活性降低。

2. 拟除虫菊酯类

拟除虫菊酯类农药是模拟天然除虫菊素由人工合成的一类杀虫剂，有效成分是天然菊素。由于其杀虫谱广、效果好、低残留、无蓄积作用等优点，近30年来应用日益普遍。除防治农业害虫外，在防治蔬菜、果树害虫等方面也取得了较好的效果；对蚊、蟑螂、头虱等害虫，亦有相当满意的灭杀效果。

拟除虫菊酯在生物体内基本不产生蓄积效应，对哺乳动物的毒性不强，大量动物试验证明，拟除虫菊酯类无致癌、致畸和突变作用。生产性中毒主要通过呼吸道和皮肤吸收，中毒后2~6h发病，口服中毒发病较快，可在10~30min内出现中毒症状。轻度中毒有头痛、头晕、乏力、视力模糊、恶心、呕吐、流涎、多汗、食欲不振和瞳孔缩小。中度中毒除上述症状加重外，尚有肌纤维颤动。重度中毒可有昏迷、肺水肿、呼吸衰竭、心肌损害和肝、肾功能损害，一次接触氨基甲酸酯类杀虫药中毒后，血胆碱酯酶活力在15min后下降至最低水平，30~40min后已可恢复到50%~60%，60~120min后胆碱酯酶基本恢复正常，随着胆碱酯酶活力的恢复，临床症状逐渐好转和消失，反复接触氨基甲酸酯类杀虫药，血胆碱酯酶可抑制到50%，而临床可无中毒症状。

3. 氨基甲酸酯类

氨基甲酸酯类农药是人类针对有机氯和有机磷农药的缺点而开发出的一种新型广谱杀虫、杀螨除草剂，具有高效、残留期短的优点，在农业、林业和牧业等方面得到了广泛的应用。氨基甲酸酯类农药已有1000多种，其使用量已超过有机磷农药，销售额仅次于拟除虫菊酯类农药而位居第二。氨基甲酸酯类农药使用量较大的有速灭威、西维因、涕灭威、克百威、叶蝉散和抗蚜威等。氨基甲酸酯类农药一般在酸性条件下较稳定，遇碱易分解，暴露在空气和阳光下易分解，在土壤中的半衰期为数天至数周。

氨基甲酸酯具有致突变、致畸和致癌作用。

4. 有机氯农药

有机氯农药是用于防治植物病、虫害的组成成分中含有有机氯元素的有机化合物，主要分为以苯为原料和以环戊二烯为原料的两大类。前者如使用最早、应用最广的杀虫剂 DDT 和六六六，以及杀螨剂三氯杀螨砜、三氯杀螨醇等，杀菌剂五氯硝基苯、百菌清、道丰宁等；后者如作为杀虫剂的氯丹、七氯、艾氏剂等。此外以松节油为原料的莰烯类杀虫剂、毒杀芬和以萜烯为原料的冰片基氯也属于有机氯农药。

绝大部分有机氯农药因其残留严重，并具有一定的致癌活性而被禁止使用。

（四）食品储藏和加工过程对农药残留量的影响

1. 储藏

谷物在仓储过程中农药残留量缓慢降低，但部分农药可逐渐渗入内部而致谷粒内部残留量增高。

2. 加工

常用的食品加工过程一般可不同程度降低农药残留量，但特殊情况下亦可使农药浓缩、重新分布或生成毒性更大的物质。

（五）控制食品中农药残留量的措施

1. 加强对农药生产和经营的管理

2. 安全合理使用农药

3. 制定和严格执行食品中农药残留限量标准

4. 制定适合我国的农药政策

二、有害金属对食品的污染

（一）有害金属污染食品的途径、作用特点和控制措施

1. 有害金属污染食品的途径

（1）某些地区特殊自然环境中的高本底含量

（2）由于人为的环境污染而造成有毒有害金属元素对食品的污染

（3）食品加工、储存、运输和销售过程中使用或接触的机械、管道、容器以及添加剂中含有的有毒有害金属元素导致食品的污染

2. 食品中的有害金属污染的毒作用特点

（1）强蓄积性

（2）可通过食物链的生物富集作用而在生物体及人体内达到很高的浓度

（3）金属污染食品对人体造成的危害常以慢性中毒和远期效应为主

3. 影响金属毒物毒作用强度的因素

（1）金属元素的存在形式

(2) 机体的健康和营养状况以及食物中其些营养素的含量和平衡情况

(3) 金属元素间或金属与非金属元素间的相互作用

4. 预防金属毒物污染食品及其对人体危害的一般措施

(1) 消除污染源

(2) 制定各类食品中有毒有害金属的最高允许限量标准，并加强经常性的监督检测工作

(3) 妥善保管有毒有害金属及其化合物，防止误食误用以及或人为污染食品

(4) 对已污染的食品应根据污染物种类、来源、毒性大小、污染方式、程度和范围、受污染食品的种类和数量等不同情况作不同处理

处理原则是在确保使用安全性的基础上尽可能减少损失。

(二) 几种主要有害金属对食品的污染及毒性

1. 汞（Hg）

汞又称水银，广泛应用于制造工业、化学药物、电子或电器产品、农业杀菌剂、防腐剂、电池等领域。

(1) 食品中汞污染的来源

环境中的汞主要来自氯碱、造纸、塑料、电子等工业以及大量使用含汞农药。汞极易通过各种途径对食品造成污染，直接影响人们的饮食安全，危害人体的健康。汞是蓄积作用较强的元素，主要在动物体内蓄积。进入人体的汞主要来自被污染的鱼类。汞经被动吸收作用渗透入浮游生物，鱼类通过摄食浮游生物和鳃摄入汞，因此被污染的鱼贝类是食品中的汞的主要来源。

20世纪五十年代后期，农业上使用含汞杀螨剂以来，汞对土壤、自然水系、大气的污染日益严重。工厂排放含汞的废水，是水体污染的主要来源。我国生活饮用水水质卫生标准规定汞不超过 0.001mg/L。

有机汞对人体危害很大，易被植物吸收，有机汞特别是甲基汞，比无机汞的毒性强得多，甲基汞是在微生物的作用下合成和分解的，在体内半衰期为70d。也多在水产品中富集，在鱼体中甲基汞的浓度比周围水体的浓度高出好多倍。而在农业上使用的大量甲基汞化合物，则会导致植物和动物可吸收此类化合物，结果使食品受到污染，被汞污染的食品虽经加工，也不能将汞除净。日本发生"水俣病"就是由甲基汞引起。

(2) 食品汞污染对人体的危害

汞通过食物链的传递而在人体蓄积，蓄积于体内最多的部位为骨髓、肾、肝、脑、肺、心等。长期食用被污染的食物，在体内可引起慢性汞中毒的一系列不可逆的神经系统中毒病变，还产生致畸性。微量汞在人体内不致引起危害，可经尿、粪和汗液等途径排出体外，如数量过多，即产生神经中毒症状，机理主要是汞离子与巯基结

合，使与巯基有关的细胞色素氧化酶、丙酮酸激酶、琥珀酸脱氢酶等失去活性，对人体的神经系统、肾、肝脏等可产生不可逆的损害。其对组织有腐蚀作用，与蛋白质结合，形成疏松的蛋白化合物。使肾脏受损，出现蛋白尿症状。破坏中枢神经组织，对口、黏膜和牙齿也会产生不利的影响。

中毒后出现的主要症状有：头痛、肝炎、肾炎、尿血、尿毒症、肌肉萎缩、肾衰竭、呕吐、腹痛等。典型病为1954年发生在日本的"水俣病"。

(3) 食品中汞的允许限量

根据我国食品中污染物限量标准（GB2762–2005）规定，食品中汞的MLs含量为：粮食（成品粮）≤0.02mg/kg，肉、蛋（去壳）≤0.05mg/kg，薯类、水果、蔬菜、鲜乳≤0.01mg/kg，鱼及水产品（甲基汞）≤0.5mg/kg。我国生活饮用水水质卫生标准规定汞不超过0.001mg/L。

2. 镉（Cd）

镉是一种银白色有延展性的金属。镉在自然界中常与锌、铜、铅并存，是铅、锌矿的副产品。镉在工业上有广泛的用途，主要用于电容器、电线及其他金属的电镀。

(1) 食品中镉污染的来源

① 自然本底。镉广泛地存在于自然界，但是自然本底值较低，因此食品中的镉含量一般不高。但是，通过食物链的生物富集作用，可以在食品中检出镉。不同食品被镉污染的程度差异很大，海产品、动物内脏，特别是肝和肾、食盐、油类、脂肪和烟叶中的镉含量平均浓度比蔬菜、水果高；海产品中尤其以贝类含镉量较高；植物性食品中含镉量相对较低，其中甜菜、洋葱、豆类、萝卜等蔬菜和谷物镉污染相对较重。

② 工业污染。镉在工业上的用途很广泛，如可以作为原料或者催化剂用于生产塑料、颜料和化学试剂，作为聚氯乙烯稳定剂成分的耗用量占镉总耗量的20%；由于镉的耐腐蚀性和耐摩擦性，常用做生产不锈钢、雷达、电视机荧光屏的原料；镉还是制造原子核反应控制棒的材料之一；电镀生产耗镉量占镉消耗总量的50%。镉污染源主要来自于工业"三废"，如铅锌矿冶炼产生的废弃物、电镀镉排放的废液等，一般重工业比较发达的城市镉污染较严重。

19世纪40年代在日本中部神通川附近区域就曾受到含镉的污染，使得土壤中镉含量平均达到2.27mg/kg，大米中镉含量平均为1.41mg/kg（非污染区仅在0.1mg/kg以下），导致"痛痛病"的发生。"痛痛病"发病的主因是当地居民长期饮用受镉污染的河水和食用含镉的稻米等食品，使镉在体内蓄积而造成肾损害，进而导致骨软化症，表现为患者全身各处易发生骨折，手足疼痛。

③ 食品容器及包装材料的污染。镉是合金、釉彩、颜料和电镀层的组成成分之一。当使用含镉容器盛放和包装食品，特别是酸性食品时，镉从容器或包装材料上迁

移到食品中，从而造成食品的污染。

④ 施用不合格化肥造成的污染。有些化肥如磷肥等含镉量较高，在施用过程中可造成农作物的镉污染。

(2) 食品镉污染对人体的危害

镉进入人体的途径主要是从食品中摄入并蓄积在肾、肝、心等组织器官中。镉化合物的种类、膳食中的蛋白质、维生素 D 和钙、锌的含量等因素均影响食品中镉的吸收。通过消化道进入人体内的镉的吸收率较低，仅为 1%。但研究表明，当动物缺乏蛋白质和钙时，对镉的吸收率可以增加到 10%。镉中毒的病理变化主要发生在肾脏、骨骼和消化道器官三个部分，引起急性或慢性中毒。

(3) 食品中镉的允许限量

我国国家标准 GB 2762-2005《食品中污染物限量》规定了大米、大豆中镉的限量≤0.2mg/kg，花生≤0.5mg/kg，面粉、杂粮等≤0.1mg/kg；畜禽肉类≤0.1mg/kg，肝脏≤0.5mg/kg，而肾脏≤1.0mg/kg。

3. 铅（Pb）

(1) 食品中铅污染的来源

食品容器和包装材料；工业三废和汽油燃烧；含铅农药（如砷酸铅等）的使用：可造成农作物的铅污染；含铅的食品添加剂或加工助剂：如加工皮蛋时加入的黄丹粉（氧化铅）和某些劣质食品添加剂亦可造成食品的铅污染。

(2) 食品中铅污染对人体的危害

铅对生物体内许多器官组织都具有不同程度的损害作用，尤其是对造血系统、神经系统和肾脏的损害尤为明显。食品铅污染所致的中毒主要是慢性损害作用，临床上主要表现为贫血、神经衰弱、神经炎和消化系统症状。

(3) 食品中铅的允许限量

我国食品卫生标准（GB14935-1994）规定食品中铅容许限量为：粮食、薯类≤0.4mg/kg，豆类≤0.8mg/kg，蔬菜、水果≤0.2mg/kg，肉类、鱼虾类≤0.5mg/kg，蛋类≤0.2mg/kg，鲜奶≤0.05mg/kg。

4. 砷（As）

(1) 食品中砷污染的来源

砷在自然界分布很广，动植物机体中都含有微量的砷。主要以硫化物的形式存在，用于印刷合金、黄铜（冷凝器用）、蓄电池栅板、耐磨合金、高强结构钢及耐蚀钢等领域。环境及食品加工中使用不纯的酸、碱类和不纯的食品添加剂、含砷农药（包括除草剂、杀菌剂、杀虫剂、抑制剂等）以及含砷废水灌溉等都是食品中砷的污染源

(2) 食品砷污染对人体的危害

急性砷中毒主要是胃肠炎症状，严重者可致中枢神经系统麻痹而死亡，并可出现七窍出血等症状。慢性中毒主要表现为神经衰弱症候群、皮肤色素异常（白斑或黑皮症）、皮肤过度角化和末梢神经炎症状。

（3）食品中砷的允许限量

我国食品卫生标准（GB4801-1994）规定食品中砷容许限量为：粮食≤0.7mg/kg，蔬菜、水果、肉类、淡水鱼、蛋类、酒类≤0.5mg/kg，鲜奶≤0.2mg/kg。

三、N-亚硝基化合物污染及其预防

N-亚硝基化合物主要来源于食品中亚硝胺的污染，如：鱼、肉制品中的亚硝胺、蔬菜水果中的二甲基亚硝胺、啤酒中的二甲基亚硝胺。N-亚硝基化合物还来自于亚硝基化合物前体物在体内合成。

（一）N-亚硝基化合物的分类、结构特点及理化性质

按其结构可分为两大类，即N-亚硝胺和N-亚硝酰胺。

1. N-亚硝胺

化学性质稳定，通常情况下不易水解，在中性和碱性环境中较稳定，在哺乳动物体内可转化为具有致癌作用的活性代谢物。

2. N-亚硝酰胺

化学性质活泼，在酸性和碱性环境中均不稳定，弱碱性条件下经水解可生成具有致癌作用的烷化重氮烷，为致癌物。

（二）N-亚硝基化合物的前体物来源

1. 环境中的硝酸盐和亚硝酸盐

植物体内硝酸盐含量的与其品种、施肥、地区以及栽培条件等有关。

2. 鱼、肉等食物中的硝酸盐和亚硝酸盐

（1）腌制鱼、肉等动物性食品常用硝酸盐腌制

（2）食品工业用亚硝酸盐作为防腐和发色剂

3. 胺类物质

含氮的有机胺类物质

（三）食品中的亚硝胺及亚硝胺在体内的合成

一般天然食品中很少存在亚硝胺，主要是在人类的生产、烹调等过程中形成。

1. 鱼、肉制品中的亚硝胺

主要来源于食品加工及烹调过程。鱼肉不新鲜，蛋白质腐败会产生胺类物质，经亚硝化作用生成亚硝胺。

2. 乳制品中的亚硝胺

主要指经过高温等工艺处理的制品，如奶酪、奶粉等，含量很低，约0.5~5.2μg/

kg。

3. 蔬菜水果中的亚硝胺

蔬菜水果长期存放，可使亚硝胺含量增多。

4. 啤酒中的亚硝胺

啤酒生产过程中，直火加热大麦芽时亚硝胺增多。

5. 霉变食品中存在亚硝胺

6. 亚硝胺的体内合成影响因素

(1) 进入体内前体物质的量

(2) 与 pH 值有关

人的胃是合成亚硝胺的主要场所。

(3) SCN—的作用

SCN—主要存在口腔中，食物经口腔咀嚼时，在 SCN—（还原剂）的作用下，促进亚硝基化或亚硝基作用。

(四) N-亚硝基化合物的遗传毒性

1. 致癌作用

强致癌物。

N-亚硝基化合物致癌发生的特异性器官和致癌能力取决于其化学结构、动物种属、性别、年龄、给予途径、剂量大小等。

亚硝胺和亚硝酰胺两者致癌机理不完全相同，其机理还不十分清楚。

2. 致畸作用

动物试验证明亚硝胺可使仔鼠的某些器官及部位发生畸形，如：眼、脑、肋骨、脊柱等畸形，且有剂量效应。

3. 致突变作用

亚硝酰胺是直接致突变物，亚硝胺需体内活化后才具有致突变性。

(五) 预防 N-亚硝基化合物危害的措施

1. 防止食品的微生物污染

主要是防止霉菌对食品的污染及某些细菌的污染。

2. 改进食品加工及烹调方法

(1) 控制发色剂的使用　严格按卫生标准执行

(2) 熏制、腌制、泡制食品原料应新鲜

(3) 向食品中添加 VC

3. 增加 VC 摄入量

平常可多吃新鲜蔬果，以阻断亚硝胺合成。

4. 寻找天然物质阻断亚硝胺合成，指导合理膳食，防止体内形成亚硝胺豆类及其制品（尤其大豆）、乳制品、茶、咖啡、槟榔、某些蔬菜（大蒜、大葱、萝卜、十字花科类等）、野菜、野果（猕猴桃、棘梨、沙棘等）。

5. 肥料中增加微量元素含量（Mn、Mo）

6. 制定人体每日容许摄入量 ADI，开展食品中亚硝胺的监测

7. 其他

（1）对易腐食品低温保存，减少产生前体物质；不吃腐烂变质的蔬菜和存放过久的熟菜

（2）以光解破坏食品中亚硝胺

（3）注意口腔卫生，减少唾液中的 SCN—

（4）培育出低硝酸盐蔬菜品种

四、多环芳族化合物污染及其预防

多环芳族化合物是食品化学污染物中一类具有诱癌作用的化合物，它包括多环芳烃（PAH）和杂环胺等。

多环芳烃是煤炭、石油及木炭等不完全燃烧或工业中利用这些燃料进行热加工处理时产生的一类化合物。目前已发现200多种，其中很多具有致癌性，在人类的环境中存在广泛，其中苯并(a)芘简称 B(a)P，是一种强致癌物。

杂环胺是从烹调食品蛋白质的碱性部分中提取的主要成分，为带杂环的伯胺。经高温，特别是190℃以上，使蛋白质食物中的色氨酸、谷氨酸等发生裂解而产生杂环胺。

（一）苯并芘 [B(a)P]

1. 结构与性质

它由5个苯环构成，性质稳定，熔点178℃，沸点310℃~312℃，脂溶性，微溶于水，易发生光氧化作用，与氮氧化物发生硝基化，在苯溶液中呈现蓝色或紫色荧光。

2. 致癌性与致突变性

B(a)P 在体内吸收快，很快入血并分布全身，通过混合功能氧化酶系中的芳烃羟化酶（AHH）作用，代谢活化为多环芳烃环氧化酶与 DNA、RNA 和蛋白质大分子结合而呈现致癌作用，成为终致癌物。如果进一步代谢，一部分 B(a)P 形成羟基化合物，最后与葡萄糖醛酸、谷胱甘肽、硫酸结合从尿排出。

3. B(a)P 对食品的污染

（1）食品在熏制、烘烤时直接接触而受污染（燃料的燃烧）

（2）烹调加工时食品成分的变化（热解、热聚），这是主要原因

（3）植物从环境中吸收（土壤、水等）

（4）食品加工过程的污染（机油、包装材料等）

(5) 水体污染后通过生物蓄积、食物链进入人体
(6) 动植物自身少量合成，等等

4. 防止 B(a)P 污染及危害的措施

(1) 防止污染

工业三废合理排放或处理后排放，减少污染；改变食品的烹调加工过程及方法；不在柏油路上晒粮、油种子，防止沥青污染；在机械化生产中防止润滑油污染食品。

(2) 去毒

精加工，减少 B(a)P 含量；油脂，活性炭吸附；利用日照或紫外光照破坏其结构，降低 B(a)P 含量。

(3) 制定食品中最高允许含量标准

(二) 杂环胺化合物

杂环胺化合物是蛋白质食物（动物食品）在高温（>190℃）下使蛋白质中色氨酸、谷氨酸发生裂解而产生。

杂环胺对啮齿类动物均具有不同程度的致癌性，活化后则具有致突变性，有些甚至较 AFB1 还强。杂环胺环上的氨基在体内代谢成 N-羟基化合物，是致癌、致突变的活性物质。

预防其危害：

1. 改进烹调方法

特别是加热的温度、时间，避免煎、炸、烤的烹调方法。

2. 尽量少吃油炸、煎、烧烤肉类食品

3. 增加蔬菜、水果摄入

膳食纤维能吸附杂环胺，并降低其生物活性，而且蔬果中的很多成分能抑制和破坏其致突变性。

4. 建立和完善杂环胺的检测方法

开展食物中杂环胺含量的监测，尽早制定食品中允许含量标准。

五、食品容器包装材料的食品卫生

(一) 塑料制品的卫生

1. 几种常用的塑料的特性

(1) 聚乙烯（PE）和聚丙烯（PP）

聚乙烯的特性：化学性质稳定，耐腐蚀、不透明、一般无毒或低毒。缺点：有低聚体，易溶于油脂，不宜用来盛油脂。不便高温消毒，时间久了易变色，所以印字和花较难辨认。

使用时应注意的问题：

① 刚出锅的食物（油条、包子、油饼等）易露底，更不能蒸煮。

② 不宜用来长时间包装香料、花椒、茶叶及奶粉等（吸潮）。

③ 对高油脂类食品或肉类会发生"走油"现象。

④ 回收再生制品不宜作食具或食品容具等。

聚丙烯的特性：

① 具有耐热性（100℃以上），熔点 165℃~167℃。

② 能高温消毒。

③ 溶剂性（耐油脂）。

④ 透明度好。

⑤ 耐一般酸碱。

⑥ 耐受曲折。

⑦ 透气性小。

广泛应用于食品包装，主要是制作成型品。其缺点：

① 耐低温差，易老化，所以要添加抗氧化剂、抗老化剂，要求添加剂稳定无毒。

② 长期储存油类和油脂会发生溶胀和软化。

③ 与铜制品接触会发生断裂而老化。

应用时应注意：

① 有可能加入大量颜料，对颜料的限制主要是要求用溶剂强力涂擦不应褪色。

② 回收制品禁用于盛装食品。

这两种塑料组成中 C:H 为 1:2，燃烧时不冒烟，而且比重小（15%NaCl 溶液上浮），以此与其他相鉴别。

（2）聚苯乙烯（PS）

用途：透明盒小餐具或食品包装袋用覆盖薄膜，一次性餐具。

卫生问题：贮存某些食物可产生异味，如牛奶、肉汁、糖液、酱等，存放发酵奶饮料后可有极少量苯乙烯转入饮料。苯乙烯单体有毒。

一次性餐具等造成的白色污染，所以现在用植物纤维纸制品作一次性餐具。因其比重较大，燃烧时冒黑烟，可与前面两者相区别。

（3）聚氯乙烯（PVC）

产量最大的塑料。聚氯乙烯的特性：

① 高温下易分解出 HCl，故必须加稳定剂以防热分解。

② 比重大，较前几种大，可用比重法相区别。

③ 氯亲电子性，使其相容性广泛，可加入多种添加剂。

主要卫生问题：

① 聚合体本身是无毒的，主要是氯乙烯单体和添加剂的毒性问题。氯乙烯单体

对人具有致癌性和致畸性。

② 还有热产物的毒性。

③ 这种塑料不能用来直接接触食品，适合做雨衣、床单、凉鞋、提包等。

（4）聚碳酸脂塑料

具有无毒、耐油脂特点，广泛用于食品包装、制造食品模具及奶瓶等，FDA 允许接触多种食品。

（5）复合塑料薄膜：克服某些塑料的不足

复合塑料薄膜的主要卫生问题是粘合剂的毒性问题。

2. 塑料添加剂

添加剂种类很多，对于保证塑料制品的质量非常重要，但有些添加剂对人体可能有毒害作用，选用时必须加以注意。

（1）增塑剂

增加塑料制品的可塑性，使其能在较低温度下加工的物质，一般多采用化学性质稳定、在常温下为液态并易与树脂混合的有机化合物。如邻苯二甲酸酯类是应用最广泛的一种，其毒性较低。其中二丁酯、二辛酯在许多国家都允许使用。

（2）稳定剂

防止塑料制品在空气中长期受光的作用，或长期在较高温度下降解的一类物质。大多数为金属盐类，如三盐基硫酸铝、二盐基硫酸铝或硬脂酸铅盐、钡盐、锌盐及镉盐，其中铅盐耐热性强。但铅盐、钡盐和镉盐对人体危害较大，一般不用这类稳定剂于食品加工、用具和容器的塑料中。锌盐稳定剂在许多国家均允许使用，其用量规定为1%到3%。有机锡稳定剂工艺性能较好、毒性较低（除二丁基锡外），一般二烷基锡碳链越长，毒性越小，二辛基锡可以认为经口无毒。

（3）其他抗氧化剂

如 BHA、BHT。抗静电剂一般为表面活性剂，有阴离子型如烷基苯磺酸盐、α-烯烃磺酸盐，毒性均较低；阳离子型如月桂醇 EO（4）、月桂醇 EO（9）、非离子型有醚类和酯类，醚类毒性大于酯类。润滑剂主要是一些高级脂肪酸、高级醇类和脂肪酸酯类。着色剂主要是染料及颜料。

3. 卫生要求和标准

各种塑料由于原料、加工成型变化及添加剂种类和用量不同，对不同塑料应有不同的要求，但总的要求是对人体无害。根据我国有关规定，对塑料制品提出了树脂和成型品的卫生标准。我国规定酚醛树脂不得用于制作食具、容器、生产管道、输送管道等直接接触食品的包装材料。

（二）橡胶制品的食品卫生

橡胶也是高分子化合物，有天然和合成两种。天然橡胶系以异戊二烯为主要成分的不饱和态的直链高分子化合物，在体内不被酶分解，也不被吸收，因此可被认为是无毒的。但因工艺需要，常加入各种添加剂。合成橡胶系高分子聚合物，因此可能存在着未聚合的单体及添加剂的卫生问题。

橡胶中的毒性物质主要来源有两个方面：

1. 橡胶胶乳及其单体

合成橡胶单体因橡胶种类不同而异，大多是由二烯类单体聚合而成的。丁橡胶和丁二橡胶的单体为异丁二烯、异戊二烯，有麻醉作用，但尚未发现有慢性毒性作用。苯乙烯丁二橡胶，蒸汽有刺激性，但小剂量也未发现有慢性毒性作用。丁腈（丁二烯丙烯腈）耐热性和耐油性较好，但其单体丙烯腈有较强毒性，也可引起流血并有致畸作用。美国已将其溶出限量由 0.3mg/kg 降至 0.05mg/kg。氯丁二烯橡胶的单体 1、3-二氯丁二烯，有报告可致肺癌和皮肤癌，但有争论。硅橡胶的毒性较小，可用于食品工业，也可作为人体内脏器使用。

2. 主要的添加剂

（1）硫化促进剂

促进橡胶硫化作用，以提高其硬度、耐热度和耐浸泡性。无机促进剂有氧化锌、氧化镁、氧化钙等均较安全。氧化铅由于对人体的毒性作用，应禁止用于食具。有机促进剂多属于醛胺类，如六甲四胺（乌洛托品，又名促进剂 H）能分解出甲醛。硫脲类中乙撑丁硫脲有致癌作用，已被禁用。秋兰姆类的烷基秋兰姆硫化物中，烷基分子愈大，安全性愈高，如双五烯秋兰姆较为安全。二硫化四甲基秋兰姆与锌结合对人体有害。架桥剂中过氧化二苯甲酰的分解产物二氯苯甲酸毒性较大，不宜用作食品工业橡胶。

（2）防老化剂

为使橡胶对热稳定，提高耐热性、耐酸性、耐臭氧性以及耐曲折龟裂性等而使用。防老化剂不宜采用芳胺类而亦用酚类，因前者衍生物及其化合物具有明显的毒性。如 β-萘胺可致膀胱癌已被禁用，N-N'-二苯基对苯二胺在人体内可转变成 β-萘胺，酚类化合物应限制制品中游离酚含量。

（3）充填剂

主要有两种，即碳黑和氧化锌。碳黑提取物在 Ames 试验中被证实有明显的致突变作用，故要求其纯度应高，并限制其苯并（a）芘含量，或降其提取至最低限度。

由于某些添加剂具有毒性，或对试验动物有致癌作用，故除上述以外，我国规定 α-巯基咪唑啉、α-硫醇基苯并噻唑（促进剂 M）、二硫化二甲并噻唑（促进剂 DM）、乙苯-β-萘胺（防老剂 J），对苯二胺类、苯乙烯代苯酚、防老剂 124 等不得在食品用橡胶制品中使用。

（三）涂料的食品卫生

根据涂料的成分,其食品卫生问题主要有以下几个方面:

1. 溶剂挥干成膜涂料

此类如过氧乙烯漆、虫胶漆等,是将固体涂料树脂(成膜物质)溶于溶剂中,涂覆后,溶剂挥干,树脂析出成膜。由于此种树脂涂料要求其聚合度不能太高,分子量也需较小,才能溶于溶剂中。因此与食品接触,常可溶出造成食品污染。而且在溶化时,需加入增塑剂以防龟裂,后者也可污染食品。必须严禁采用多氯联苯和磷酸三甲酚等有毒增塑剂。溶剂也应选用无毒者。

2. 加固化剂交联成膜树脂

主要代表为环氧树脂和聚酯树脂。常用固化剂为胺类化合物。此类成膜后分子非常大,除未完全聚合的单体及添加剂外,涂料本身不宜向食品移行。其毒性主要在于树脂中存在的单体环氧丙烷,与未参与反应的固化剂,如乙二胺、二乙烯三胺、三乙烯四胺及四乙烯五胺等。至于涂覆时尚需加入的增塑剂的卫生要求与塑料增塑剂要求相同。

3. 环氧成膜树脂

干性油为主的油漆属于这一类。干性油在加入的催干剂(多为金属盐类)作用下形成漆膜。此类漆膜不耐浸泡,不宜盛装液态食品。

4. 高分子乳液涂料

聚四氟乙烯树脂为代表,可耐热280℃高温,属于防粘的高分子颗粒型,多涂于煎锅或烘干盘表面,以防止烹调食品粘附于容器上。其卫生问题主要是聚合不充分,可能会有含氟低聚物溶于油脂中。在使用时,加热不能超过其耐受温度280℃,否则会使其分解产生挥发性很强的有毒害的氟化物。

(四)陶瓷、搪瓷及其他包装材料的卫生问题

1. 陶瓷或搪瓷

二者都是以釉药涂于素烧胎(陶瓷)或金属坯(搪瓷)上经800℃~900℃高温炉搪结而成。其卫生问题主要是由釉彩而引起,釉的彩色大多数为无机金属颜料,如硫镉、氧化铬、硝酸锰。上釉彩工艺有三种,其中釉上彩及彩粉中的有害金属易于移入食品中,而釉下彩则不宜移入。其卫生标准以4%乙酸液浸泡后,溶于浸泡液中的Pb与Cd量,应分别低于7.0mg/L、0.5mg/L。

搪瓷食具容器的卫生问题同样是釉料中重金属移入食品中带来的危害,常见的也为铅、镉、锑的溶出量(4%乙酸浸泡)分别应低于1.0mg/L、0.5mg/L与0.7mg/L。

但由于不同彩料中所含有的重金属不同,所以溶出的金属也不一定相同,应加以考虑。

2. 铝制品

主要的卫生问题在于回收铝的制品。由于其中含有的杂质种类较多,必须限制其

溶出物的杂质金属量，常见为锌、镉和砷。因此我国1990年规定，凡是回收铝，不得用来制作食具，如必须使用时，应仅供制作铲、瓢、勺，同时，必须复合GB11333（铝制食具容器卫生标准）。

3. 不锈钢

以控制铅、铬、镍、镉和砷为主要，在4%乙酸浸泡液中分别不得高于1.0mg/L、0.5mg/L、3.0mg/L及0.02mg/L、0.04mg/L。

4. 玻璃制品

玻璃制品原料为二氧化硅，毒性小，但应注意原料的纯度，至于在4%乙酸中溶出的金属主要为铅。而高档玻璃器皿（如高脚酒杯）制作时，常加入铅化合物，其数量可达玻璃重量的30%，是较突出的卫生问题。

5. 包装纸

卫生问题有四个：

(1) 荧光增白剂

(2) 废品纸的化学污染和微生物污染

(3) 浸蜡包装纸中多环芳烃

(4) 彩色或印刷图案中油墨的污染等，都必须加以严格控制管理

我国规定：

(1) 食品包装用原纸不得采用社会回收废纸用做原料，禁止添加荧光增白剂等有害助剂。

(2) 食品包装用原纸的印刷油墨、颜料应符合食品卫生要求，油墨、颜料不得印刷在接触食品面。

(3) 食品包装用石蜡应采用食品级石蜡，不得使用工业级石蜡。

(五) 复合包装材料的卫生问题

主要卫生问题是粘合剂，粘合剂除可采用改聚丙烯直接粘合外，有的多采用聚氨酯型粘合剂，它常含有甲苯、二异氰酸酯（TDI）、蒸煮食物时，可以使TDI移入食品，TDI水解可以产生具有致癌作用的2、4-二氨基甲苯（TDA）。所以，应控制TDI在粘合剂中的含量，按美国FAO认可TDI在食物中含量应小于0.024mg/kg。我国规定由纸、塑料薄膜或铝箔粘合（粘合剂多采用聚氨酯和改性聚丙烯）复合而成的复合包装袋（蒸煮袋或普通复合袋）其4%乙醇浸泡液中甲苯二胺应≤0.004mg/L。

(六) 食品包装材料设备的卫生管理

1. 包装材料必须符合GB有关卫生标准，并经检验合格方可出厂。

2. 利用新原料生产接触食品包装材料新产品，在投产之前必须提供产品卫生评价所需的资料（包括配方、检验方法、毒理学安全评价、卫生标准等）和样品，按照规定的食品卫生标准审批程序报请审批，经审查同意后，方可投产。

3. 生产过程中必须严格执行生产工艺、建立健全产品卫生质量检验制度。产品必须有清晰完整的生产厂名、厂址、批号、生产日期的标识和产品卫生质量合格证。

4. 销售单位在采购时，要索取检验合格证或检验证书，凡不符合卫生标准的产品不得销售。食品生产经营者不得使用不符合标准的食品容器包装材料设备。

5. 食品容器包装材料设备在生产、运输、储存过程中，应防止有毒有害化学品的污染。

6. 食品卫生监督机构对生产经营与使用单位应加强经常性卫生监督，根据需要采取样品进行检验。对于违反管理办法者，应根据《中华人民共和国食品卫生法》的有关规定追究法律责任。

生活链接

水俣病

水俣湾位于日本九州岛西侧不知火海东岸。水俣市是以新日本氮肥厂为中心建立起来的市镇，人口大约10万。

1956年4月，一名5岁11个月的女孩被送到水俣工厂附属医院就诊，其主要症状为脑障碍：步态不稳、语言不清、谵语等。在以后的五周内，病儿的妹妹和近邻中的四人也出现了同样的症状。1956年5月1日，该院院长向水俣市卫生当局作了报告，说"发生了一种不能确诊的中枢神经系统疾病的流行"。因这些人的症状和当地猫发生的"舞蹈病"症状相似，又因病因不明，故当地人称这为"猫舞蹈病"或"奇病"。

经过工厂附属医院、市卫生当局、市医院及当地医师会的调查，发现儿童及成年人中都有病例发生，初步调查共发现了30例患者，其中一部分自1953年就已发病并多数住在渔村。过去对这些患者的诊断不一，有的被诊断为乙型脑炎，有的被诊断为酒精中毒、梅毒、先天性运动失调及其他。因患者发病时期正赶上各种传染病流行期，且呈地方性和聚集性，故判定为一种传染病并采取了相应的措施。

1956年8月熊本大学医学部成立水俣病研究组，对流行原因进行了调查。他们发现早在1950年，在这一水域就曾发现异常现象：鱼类漂浮海面，贝类经常腐烂，一些海藻枯萎。1952年发现乌鸦和某些海鸟在飞翔中突然坠入海中。有时章鱼和乌贼漂浮于海面，呈半死状态，以至于儿童可直接用手捕捞。到1953年，发现猫、猪、狗等家畜中出现发狂致死的现象。特别引人注目的是当地居民称为"舞蹈病"的猫。即猫的步态犹如酒醉，大量流涎，突然痉挛发作或疯狂兜圈，或东窜西跳，有时又昏倒不起。1957~1958年间，因这样病死的猫很多，致使水俣湾附近地区的猫到了绝迹的程度。但是，水俣湾中的鱼类，大部分仍能继续生存，渔民照样捕鱼，居民仍然以鱼为主要食品。

流行病学调查后，专家们认为该地区的疾病不是传染性疾病，而是因长期食用水俣湾中鱼贝类后引起的一种重金属中毒，毒物可能来自化工厂排出的废水。1958年9月，熊本大学武内教授发现水俣病患者的临床表现和病理表现与职业性甲基汞中毒的症状非常吻合。因此，研究组开始用甲基汞进行实验，结果投给甲基汞的猫出现了与吃水俣湾的鱼贝类后发病的猫完全相同的症状。与此同时，研究组进行了第一次环境汞的调查。结果表明，水俣湾的汞污染特别严重，在工厂废水排出口附近底质中含汞量达2.010ppm。

截止到1974年12月，已正式承认的患者为798名，其中死亡107人。

任务四　物理性污染及其防治熟知

问题导入

1. 物理性污染有哪些？
2. 怎么预防物理性污染？

一、金属物、玻璃物和其他异物污染及其防治

（一）金属物

1. 来源

金属物造成食品的危害是物理性安全危害中比较常见的一种，食品中的金属物一般来源于各种机械、电线等，它的产生可归因于多种原因，如食品加工制造工作中由于疏忽引起的，在食品运输过程中造成的，也可能是人为的故意破坏而引起的。

2. 危害

消费者最终食入这些食物中的金属物，可能会对人体造成不同程度的损伤，如口腔的割伤、咽部的划伤等，一些进入体内的金属物如不能及时排出，只能通过外科手术取出，这些都将给消费者造成巨大的身心痛苦和折磨，严重的还会危及消费者的生命。

3. 预防和控制

对于这类物理危害应该通过适当的工艺来消除这些危害，避免通过运输和储存环节使生产好的食品受到污染和影响，来自员工的有意破坏更可怕，而且难以监测，对于这一点，只能靠良好的管理和提高员工的素质来保证。应要求员工严格按照GMP的要求进行操作。

(二) 玻璃物

1. 来源

玻璃物造成食品的危害也是物理危害中比较常见的一种，它的产生原因和金属物危害产生的原因相似，玻璃危害物的来源主要是瓶、罐等多种玻璃器皿以及玻璃类包装物。

2. 危害

玻璃物也会对人体造成不同程度的损伤，如划伤、割伤，一些进入人体的玻璃物也需要通过外科手术取出。

3. 预防和控制

和金属物相似，另外需要加强对玻璃材料包装物的检查。

(三) 食品的掺杂掺假污染物

食品的掺杂掺假是一种人为故意向食品中加入杂物的过程。

掺杂掺假所涉及的食品种类繁杂，掺杂污染物众多，如粮食中掺入砂石，肉中注入的水，奶粉中掺入的糖、三聚氰胺，面粉中掺入的滑石粉，食用油中掺入的矿物油、桐油、亚麻仁油、蓖麻油、大麻籽油等。

(四) 其他异物

如石头、骨头、塑料、鸟粪、小昆虫等，如果不加以控制，都会对人体造成一定程度的伤害。

二、食品的放射性污染及预防

(一) 电离辐射的单位和天然放射性本底

电离辐射包括 α 射线、β 射线、γ 射线和 χ 射线等。电离辐射的单位原常用厘米-克-秒 (cgs) 制，70 年代以后国际辐射单位测量委员会 (ICRU) 推荐使用国际制单位(SI)。另外，表示电离辐射的单位又有吸收剂量、剂量当量、放射性活度和照射量 (暴露剂量) 之分。

表 4.1 电离辐射单位

	SI 单位	Cgs 单位
吸收剂量	Gy (gray, 戈瑞)	Rad (拉德)
剂量当量	Sv (sievert, 希沃特)	Rem (雷姆)
放射性活度	Bq (becquerel, 贝可勒尔)	Ci (cueie, 居里)
照射量	C (coulomb, 库仑)	R (reentgen, 伦琴)

各单位之间的换算关系：(SI 单位和 cgs 单位)

1Gy=1J/kg=100rad=2.94×10−2C/kg　　1rad=0.01J/kg=1.14R

1Sv=1J/kg=100rem　　　　　　　　　1rem=0.01J/kg

1Bq=1 衰变/秒=2.7×10−11Ci　　　　　1Ci=3.7×1010Bq

1R=2.58×10−4C/kg=0.877rad　　　　 1C/kg=3877R=3400rad

天然放射性本底是指自然界本身固有的，未受人类活动影响的电离辐射水平。它主要来源于宇宙线和环境中的放射性核素。

（二）食品中的天然放射性核素

由于生物体和其所处的外环境之间固有的物质交换过程，在绝大多数动植物性食品中都不同程度的含有天然放射性物质，亦即食品的放射性本底。

（三）环境中人为的放射性核素污染及其向食品中的转移

1. 环境中人为的放射性核素污染

环境中人为的放射性核素污染主要来源于以下几个方面：核爆炸、核废物的排放、意外事故。

2. 放射性核素向食品转移途径

环境中的放射性核素可通过食物链向食品中转移，其主要的转移途径有：

（1）向水生生物体内转移

（2）向植物转移

（3）向动物转移

3. 人为污染食品的放射性核素

人为污染的放射性核素主要有以下几种：^{131}I、^{90}Sr、^{89}Sr、^{137}Cs。

（四）食品放射性污染对人体的危害

食品放射性污染对人体的危害主要是由于摄入污染食品后放射性物质对人体内各种组织、器官和细胞产生的低剂量长期内照射效应。主要表现为对免疫系统、生殖系统的损伤和致癌、致畸、致突变作用。

（五）控制食品放射性污染的措施

预防食品放射性污染及其对人体危害的主要措施是加强对污染源的卫生防护和经常性的卫生监督。定期进行食品卫生监测，严格执行国家卫生标准，使食品中放射性物质的含量控制在允许的范围之内。

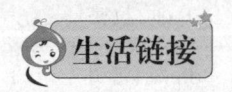

生活链接

放射性污染

食品中的放射性物质有来自地壳中的放射性物质，称为天然本底；也有来自核武器试验或和平利用放射能所产生的放射性物质，即人为的放射性污染。某些鱼类能富集金属同位素，如137铯和90锶等。后者半衰期较长，多富集于骨组织中，而且不易排出，对机体的造血器官有一定的影响。某些海产动物，如软体动物能富集90锶，牡蛎能富集大量65锌，某些鱼类能富集55铁。放射性对生物的危害是十分严重的。放射性损伤有急性损伤和慢性损伤。如果人在短时间内受到大剂量的X射线、γ射线和中子的全身照射，就会产生急性损伤。轻者有脱毛、感染等症状。当剂量更大时，出现腹泻、呕吐等肠胃损伤。在极高的剂量照射下，发生中枢神经损伤至直死亡。放射能引起淋巴细胞染色体的变化。在染色体异常中，用双着丝粒体和着丝立体环估计放射剂量。放射照射后的慢性损伤会导致人群白血病和各种癌症的发病率增加。放射性元素的原子核在衰变过程放出α、β、γ射线的现象，俗称放射性。由放射性物质所造成的污染，叫放射性污染。放射性污染的来源有：原子能工业排放的放射性废物，核武器试验的沉降物以及医疗、科研排出的含有放射性物质的废水、废气、废渣等，在这些研究工作中都有可能造成放射性污染。

项目情景链接

食品污染的预防措施

随着工农业生产的发展和食品生产经营业的不断扩大，食品污染的因素和机会不断在增加，各种有害因素不仅损害人体健康，甚至危及生命及子孙后代，影响民族的兴旺发达。为了保证食品的质量，防止食品污染，预防食物中毒和其他食源性疾病，以及对人体的慢性危害，确保人民身体健康，必须采取有效措施进行管理和预防。

1. 要加强食品卫生监督的管理，提高监督人员的业务水平，配备必要的仪器设备。加强从原料的采购、加工、包装、储存、销售等各个环节的监督、检测与管理。

2. 要加强企业内部管理，改善卫生条件，加强卫生监督。

3. 搞好卫生法制教育和食品卫生知识的普及工作。

4. 认真做好对企业选址、厂房建设、生产流程、生产设备、上下水与污染物处理等工作，严格进行卫生审查和验收。

5. 在保证农业增产增收的同时，研制一些分解周期短、残留物无毒无害的新型农药，积极推广生物防治等无毒无害的灭虫方法。

6. 积极治理"三废"，不用有毒有害的废水灌溉农田，防止有毒农药和"三废"污染农作物。

7. 严惩食品掺杂及伪造假冒者。

项目五　食物中毒及其预防和管理

项目学习目标

1. 掌握食物中毒的概念。
2. 掌握食物中毒原因及分类。
3. 了解常见的各种食物中毒的现象，了解其一般机理。
4. 能够对常见的食物中毒原因进行判定及采取相应的预防措施。

项目学习关键词

食物中毒及其分类　食物中毒调查处理

项目情景导读

近年来，食物中毒的发生率居高不下，绝大多数为细菌性食物中毒。有星级宾馆、集体食堂，也有餐饮业的婚丧喜庆招待，小的饮食业可发生，家庭也时有发生。发生的原因多为食品加工过程中操作不规范、环节交叉污染等。时间分布以夏秋季高发以及重大节假日聚餐高峰期（国庆、春节等）高发。

什么是食物中毒，有哪些因素会引起食物中毒，主要的类别有哪几种，各有什么特点？如何对食物中毒进行调查和处理？

请认真学习本项目，找到答案。

任务一　食物中毒的概念熟知

问题导入

1. 什么是食物中毒？
2. 食物中毒的产生原因及特征是什么？
3. 食物中毒有哪些分类？

一、食物中毒的概念

食物中毒是指健康人食用正常数量的食品所引发的急性疾病。1994年卫生部新颁发的《食物中毒诊断标准及技术处理总则》标准中首次从技术上和法律上明确了食物中毒的定义：是指摄入了含有生物性、化学性有毒有害物质，或者把有毒有害物质当作食品摄入后出现的非传染性（不属于传染病）的急性、亚急性疾病。

二、食物中毒的原因

（一）不正确的食品加工或保存方式

导致食物被蜡样芽孢杆菌、副溶血性弧菌等致病性微生物污染，包括食品未加热到一定的温度和时间，某些食物中的致病因素未被彻底灭活等是细菌性食物中毒的常见原因。

（二）消费者较弱的自我保护意识

一些消费者缺乏预防食物中毒的基本知识和鉴别有毒动植物的能力，自我保护意识较弱，因误食或食用毒蕈、河豚鱼、蟾蜍等有毒动植物，引起的中毒增长幅度明显，特别是毒蕈引起的中毒。

（三）投毒或误食化学性有毒物质

（四）学校食品卫生监督管理能力薄弱

三、食物中毒的特征

（一）发病呈爆发性

病情来势急剧，潜伏期短，短时间内可能有大量病人同时发病。

（二）类似的临床表现

所有病人都有类似的临床表现，并有急性胃肠炎的症状，如恶心、呕吐、腹痛、腹泻。

（三）发病与食物有关

病人在一段时间内都食用过同样的食物，发病范围局限在该种有毒食物的人群，一旦停止食用这种食物发病立即停止。

（四）发病曲线呈突然上升又迅速下降趋势

一般无传染病的流行余波，人与人之间不直接传染。

四、食物中毒的分类

按病原分类，一般分四大类：

（一）细菌性食物中毒

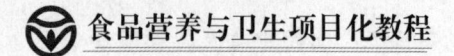

最常见的有：沙门氏菌属食物中毒、变形杆菌食物中毒、葡萄球菌肠毒素、肉毒梭菌素毒等。

(二) 有毒动植物食物中毒

常见的有：有毒动物中毒，有毒植物中毒。

(三) 有毒化学物质食物中毒

(四) 真菌毒素和霉变食物中毒

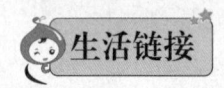

生活链接

中毒后自救四步走

一、催吐：对中毒后不呕吐的人，可用手指或其他代用品触及咽喉部，直至中毒者吐出清水为止，或者饮大量稀盐水。

二、导泻：可用温盐水灌肠导泻。

三、洗胃：最方便的可用肥皂或浓茶水洗胃，也可用1%的盐水，此法能同时除去已到肠内的毒物，起到洗肠的作用。

四、解毒：在进行上述急救处理后，还应当对症治疗，服用解毒剂。最简便的可吃生鸡蛋清、生牛奶或用大蒜捣汁冲服。还可以用茶（丹宁酸）和木炭混合成一种有效的常用消毒液，有助于吸收毒液，或者只用木炭，目的是用木炭吸取毒质，让其同木炭一同排出体外。

特别提醒

一、有不良生理反应，应立即停止食用可疑食品，就地收集封存，以备检验。

二、为防止呕吐物堵塞气道而引起窒息，应让患者侧卧，便于吐出。

三、在呕吐中，不要让患者喝水或吃食物，但在呕吐停止后马上给患者补充水分。

四、留取呕吐物和大便样本，给医生检查。

五、如腹痛剧烈，可取仰睡姿势并将双膝弯曲，有助于缓解腹肌紧张。

六、患者腹部盖毯子保暖，有助于血液循环。

七、当患者出现脸色发青、冒冷汗、脉搏虚弱时，要马上送医院，谨防休克症状。

八、在等待救护车期间，为防止反复呕吐发生的脱水，最好让患者饮用加入少量的食盐和食用糖的糖盐水，补充丢失的体液，防止发生休克。

九、对于已发生昏迷的患者不要强行向其口内灌水，防止窒息。

任务二　细菌性食物中毒熟知

问题导入

1. 什么是细菌性食物中毒？
2. 常见的细菌性食物中毒有哪些？

一、细菌性食物中毒概述

（一）概念

细菌性食物中毒是指人食用被大量活的中毒性细菌或细菌毒素污染的食品所引起的食物中毒。

（二）发生的条件

1. 细菌污染食物。
2. 细菌有繁殖的机会。

适宜的温度、水分、PH及营养条件等。

3. 进食前食物未加热或加热不充分。

（三）流行病学特征

1. 夏秋季发生率高。
2. 动物性食品是主要中毒食品。
3. 病程短，恢复快，愈后良好。

发病率高，病死率低。

（四）预防原则

1. 防止污染。
2. 控制繁殖。
3. 杀灭病原菌。

二、细菌性食物中毒分类

细菌性食物中毒可按致病菌分类，分为沙门氏菌食物中毒、副溶血性弧菌食物中毒、肉毒梭状芽孢杆菌食物中毒等。

（一）沙门氏菌食物中毒

沙门氏菌食物中毒是常见、多发、危害较大的细菌性食物中毒，在食品卫生学上占有非常重要的地位，受到普遍的重视。据其抗原结构和生化试验，目前已有2000余种血清型，其中以鼠伤寒沙门氏菌、肠炎沙门氏菌和猪霍乱沙门氏菌较为多见。

沙门氏菌广泛存在于各种动物的肠道中，当机体免疫力下降时，会进入血液、内脏和肌肉组织，造成肉品的内源性污染，沙门氏菌对外界的抵抗力较强，在水和土壤中能活数月，在冰冻土壤中能越冬，粪便中能活1~2个月，会随着畜禽粪便污染食品加工场所、环境和加工用具。沙门氏菌食物中毒主要是由于摄入大量致病活菌造成的，菌体内毒素也起到一定的协同作用。沙门氏菌不耐热，55℃、1h或60℃、10~20min死亡，5%石炭酸或1:500L汞5min内即可将其杀灭。

但许多沙门氏菌可产生毒素，尤其是肠炎沙门氏菌、鼠伤寒沙门氏菌和猪霍乱沙门氏菌所产生的毒素具有耐热性，在75℃下经1h仍有毒力，因此如果感染沙门氏菌的食品在食用前热处理不充分，或虽经充分热处理，但放置过程中又受到污染，食用后就有可能发生食物中毒。引起沙门氏菌食物中毒的食品主要是熟肉类制品、蛋类、乳制品及鱼、虾等。

沙门氏菌食物中毒一年四季均有发生，但以夏秋季节多见，潜伏期一般为6~48h，主要症状为恶心、呕吐、腹泻、腹痛、发热等。急性腹泻以黄色或黄绿色水样便为主，有恶臭。重者可引起痉挛、脱水、休克甚至死亡，多见于老人、婴儿和体弱者。病程一般为3~7天，预后良好。儿童、慢性疾病及免疫力低下者，症状严重，有高热、寒战、惊厥、抽搐和昏迷等。可导致多种器官的炎症，如脑膜炎、骨髓炎、胆囊炎、心内膜炎等，死亡率一般为1%。

（二）致病性大肠埃希氏菌食物中毒

大肠埃希氏菌，俗称大肠杆菌，分类于肠杆菌科，归属于埃希氏菌属，它是一种普通的原核生物，是人类和大多数温血动物肠道中的正常菌群，主要存在于人和动物的肠道内，随粪便排出体外，分布非常广泛。一些特殊血清型的大肠杆菌对人和动物有病原性，食物中毒性菌株主要有致病性大肠埃希氏菌、侵袭性大肠埃希氏菌、产肠毒素大肠埃希氏菌和肠出血性大肠埃希氏菌，可以通过耐热肠毒素（ST）和不耐热肠毒素（LT）引起食物中毒，尤其对婴儿和幼畜（禽），常引起严重腹泻和败血症。

食物中毒的临床症状以急性胃肠炎为主，也有表现为急性菌痢的。一般在进食后12~24h出现腹泻、呕吐，严重者呈水样便，伴发头痛、发热、腹痛，病程1~3天。

如果食入了被该菌污染严重且没有充分加热的食品，如熟肉、乳类、凉拌食物等会引起大肠埃希氏菌食物中毒，中毒多发生于温热季节。

（三）蜡样芽胞杆菌食物中毒

蜡样芽胞杆菌在自然界分布广泛，常存在于土壤、灰尘和污水中，植物和许多生熟食品中常见。已从多种食品中分离出该菌，包括肉、乳制品、蔬菜、鱼、土豆、糊、酱油、布丁、剩饭、剩菜以及各种甜点等。

该菌的肠毒素可引起食物中毒，在临床上可分为呕吐型和腹泻型两类。呕吐型的潜伏期为0.5~6h，中毒症状以恶心、呕吐为主，偶尔有腹痉挛或腹泻等症状，病程不超过24h。

腹泻型的潜伏期为6~15h，症状以水泻、腹痉挛、腹痛为主，有时会有恶心等症状，病程约24h，这种类型的症状类似于产气荚膜梭菌引起的食物中毒。

蜡样芽胞杆菌芽孢能耐高温，至少需100℃、20min以上才能杀死，在28℃~35℃适宜温度可大量繁殖。因此未经彻底加热的剩饭、剩面类食物，腐败变质的剩饭、剩菜，不符合卫生要求的凉拌菜，都易发生蜡样芽胞杆菌食物中毒。

（四）变形杆菌食物中毒

变形杆菌是人和动物的寄生菌和病原菌，广泛分布在自然界中，如土壤、水、垃圾、腐败有机物及人或动物的肠道内。变形杆菌一般不致病，夏、秋季节温度高，变形杆菌在被污染的食品中大量繁殖，如食用前未彻底加热，其产生的毒素可引起中毒。

中毒食品主要以动物性食品为主，其次为豆制品和凉拌菜，发病季节多在夏秋，中毒原因为被污染食品在食用前未彻底加热，变形杆菌食物中毒是我国常见的食物中毒之一。

变形杆菌食物中毒潜伏期一般12~16h，短者1~3h，长者60h。主要表现为恶心、呕吐、发冷、发热、头晕、头痛、乏力、脐周边阵发性剧烈绞痛。腹泻为水样便，常伴有黏液、恶臭，一日数次。体温一般为37.8℃~40℃，但多在39℃以下。发病率较高，一般为50%~80%。病程较短，一般1~3天可以恢复，很少有死亡。

（五）空肠弯曲菌食物中毒

空肠弯曲菌是多种动物如牛、羊、狗及禽类的正常寄居菌。在它们的生殖道或肠道有大量细菌，故可通过分娩或排泄物污染食物和饮水。人群普遍易感，5岁以下儿童的发病率最高，主要是受污染的畜禽肉、牛乳等动物性食品。夏秋季多见，苍蝇亦起重要的媒介作用，感染的产妇可在分娩时传染给胎儿。

空肠弯曲菌有内毒素，能侵袭小肠和大肠黏膜而引起急性肠炎，亦可引起腹泻的暴发流行或集体食物中毒。潜伏期一般为3~5天，主要症状为腹泻和腹痛，有时发热，偶有呕吐和脱水。细菌有时可通过肠黏膜入血流引起败血症和其他脏器感染，如脑膜炎、关节炎、肾盂肾炎等。孕妇感染本菌可导致流产、早产，而且可使新生儿受染。感染后能产生特异性血清抗体，可增强吞噬细胞功能。目前尚未测得肠道局部slgA抗体。空肠弯曲菌对多种抗生素敏感，常用红霉素、四环素治疗。

（六）小肠结肠炎耶尔森氏菌食物中毒

小肠结肠炎耶尔森氏菌分布很广，可存在于生的蔬菜、肉、禽及乳类食品、豆制品、牡蛎、蛤和虾。也存在于环境中，如湖泊、河流、土壤和植被。已从家畜、狗、猫、山羊、灰鼠、水貂和灵长类动物的粪便中分离出该菌。在港湾周围，许多鸟类包括水禽和海鸥可能是带菌者。

带菌动物和病人的粪、尿、眼睛和呼吸道的分泌物以及伤口的脓液是主要污染源，可直接或间接污染食品。

引起该菌食物中毒的原因食品主要是肉、禽及乳类食品。小肠结肠炎耶尔森氏菌能耐低温，所引起的肠炎多发生于秋末和冬季。潜伏期约摄食后3~7天，也有报导11天才发病。病程一般为1~3天，但有些病例持续5~14天或更长。主要症状表现为发热、腹痛、腹泻、呕吐、关节炎、败血症等。耶尔森氏菌病典型症状常为胃肠炎症状、发热，亦可引起阑尾炎。有的引起反应性关节炎，另一个并发症是败血症，即血液系统感染，尽管较少见，但死亡率较高。本菌对易染人群为婴幼儿，常引起发热、腹痛和带血的腹泻。

该菌为嗜冷菌，在较低温度下仍能繁殖，这就对食品冷藏的安全问题提出了新的课题，在食品卫生学上具有重要意义。

（七）副溶血性弧菌食物中毒

副溶血性弧菌又称致病性嗜盐杆或嗜盐弧菌，是一种海洋细菌，主要来源于鱼、虾、蟹、贝类和海藻等海产品，以及含盐分较高的腌制食品，如咸菜、腌肉等。

该菌的致病菌株引起的食物中毒位居沿海地区食物中毒之首，有明显的季节性，主要发生在6~10月间。

副溶血性弧菌食物中毒的潜伏期一般为8~20h，最短2h，也可长达数天。临床表现为典型的胃肠炎：腹痛、腹挥，继而出现恶心、呕吐、头痛、发热、倦怠等。发病急促，来势凶猛，必须及时抢救。一般预后良好，病人多在2~3天恢复。但也有极个别重症病人死于休克或昏迷。

（八）李斯特菌食物中毒

李斯特菌在环境中无处不在，在绝大多数食品中都能找到李斯特菌。引起李斯特菌食物中毒的主要原因食品是乳及乳制品、肉类制品、水产品、蔬菜及水果，尤以在冰箱中保存时间过长的乳制品、肉制品最为多见。李斯特菌引起食物中毒的机制主要为大量李斯特菌的活菌侵入肠道所致，此外也与李斯特菌溶血素有关。

李斯特菌食物中毒的临床表现为健康成人个体出现轻微类似流感症状，新生儿、孕妇、免疫缺陷患者表现为呼吸急促、呕吐、出血性皮疹、化脓性结膜炎、发热、抽搐、昏迷、自然流产、脑膜炎、败血症直至死亡。

（九）溶血性链球菌食物中毒

溶血性链球菌在自然界中分布较广，存在于水、空气、尘埃、粪便及健康人和动物的口腔、鼻腔、咽喉中，可通过直接接触、空气飞沫传播或通过皮肤、黏膜伤口感染，引起链球菌食物中毒的原因食品主要是人和动物的带菌排泄物直接或间接污染的各种食品，尤其是畜禽内脏、熟肉类、乳类、冷冻食品和水产品。

溶血性链球菌常可引起皮肤、皮下组织的化脓性炎症、呼吸道感染、流行性咽炎的爆发性流行以及新生儿败血症、细菌性心内膜炎、猩红热和风湿热、肾小球肾炎等变态反应。

(十) 金黄色葡萄球菌食物中毒

金黄色葡萄球菌在自然界中无处不在，空气、水、灰尘及人和动物的排泄物中都可找到，食品受其污染的机会很多。

金黄色葡萄球菌中毒是由其肠毒素引起的，发生多见于春夏季；中毒食品种类多，如奶、肉、蛋、鱼及其制品。此外，剩饭、油煎蛋、糯米糕及凉粉等引起的中毒事件也有报道。上呼吸道感染患者鼻腔带菌率83%，所以人畜化脓性感染部位常成为污染源。

金黄色葡萄球菌是无芽胞细菌中毒力最强的一种，在干燥的脓汁中可存活数月，湿热80℃ 30min 才能将其杀死，耐盐性强。肠毒素的耐热性强，食物中的肠毒素煮沸120min 方能破坏，故一般的消毒和烹调不能破坏。

金黄色葡萄球菌食物中毒的特征是发病突然，来势凶猛。潜伏期一般为1~6h，最短者为0.5h。主要症状为流涎、恶心、呕吐，胃部不适或疼痛，继之腹泻。呕吐为必发症，为喷射状呕吐，呈急性经过，但恢复迅速，很少有死亡，预后良好。

金黄色葡萄球菌是人类化脓感染中最常见的病原菌，可引起局部化脓感染，也可引起肺炎、伪膜性肠炎、心包炎等，甚至败血症、脓毒症等全身感染。

(十一) 肉毒中毒

肉毒梭菌是一种生长在常温、低酸和缺氧环境中的革兰氏阳性细菌，在不正确加工、包装、储存的罐装食品或真空包装食品里都能生长，是目前毒性最强的毒素之一。对人的致死量为9~10mg/kg体重，毒力比氰化钾还要大1万倍。人体的胃肠道很适于肉毒杆菌居住。肉毒毒素对酸的抵抗力特别强，毒素在正常胃液中经24h不被破坏，但易被碱和热破坏，加热80℃ 30min 或煮沸5~20min 可破坏其毒性。

此病潜伏期一般为几小时或几天，与食入的有毒物质量成正比。发病一般由后躯向前躯进行性发展，出现对称性麻痹，反射机能降低，肌肉紧张度降低，后肢软散无力，但神智清楚、体温不高。发展到前躯后可见流涎、吞咽困难、瞳孔放大、视觉障碍。严重者呼吸困难、心率快、全身软散、倒地休克、呼吸麻痹死亡。

肉毒中毒死亡率较高，可达30%~50%，主要死于呼吸麻瘦和心肌麻搏。如早期使用特异性或多价抗血清治疗，病死率可降致10%~15%。

生活链接

细菌性食物中毒

夏季气温高，细菌容易繁殖，人们吃了被细菌或细菌病毒污染的食物容易致病，特别是老人、小孩、肥胖者和有慢性病的体弱者，以及露天的工作人员和旅游者则是发病的高危人群，要特别予以关注。

细菌性食物中毒同餐人群可集体发病。临床表现以腹痛、腹泻、呕吐为主，可伴有畏寒、发热、身体痛等全身中毒性症状，严重者可出现低血容量或者中毒休克症状、体征。出现上述症状应该立即将患者送往医院肠道门诊就诊，查明原因后给予针对性治疗。严重者及时拨打120求助，以免因严重脱水和中毒性休克而危及生命。

要特别注意引起食物中毒的食物，送给有关部门进行检疫。切忌不要自己滥用抗菌药物治疗，可能会导致病情加重，给医生以后诊治带来不必要障碍。

中暑、传染病和细菌性食物中毒时夏天的高发疾病，应该重点防范。

任务三　有毒动植物中毒熟知

问题导入

动物性食物中毒主要有哪几种，各有何特点？

一、动物性食物中毒的概念及主要类型

食入动物性中毒食品引起的食物中毒即为动物性食物中毒。

动物性中毒食品主要有两种：一种是将天然含有有毒成分的动物或动物的某一部分当做食品；另一种是摄入在一定条件下产生了大量的有毒成分的可食的动物性食品（如鲐鱼等）。

动物性食物中毒的发病率和病死率因动物性中毒食品不同而有所差异，有一定的地区性。

动物性食物中毒，主要是河豚鱼中毒，其次是鱼胆中毒、含高组胺鱼类中毒、动物甲状腺中毒。

河豚鱼中毒、鱼胆中毒的病死率比较高。河豚鱼中毒多发生在沿海各省（市），鱼胆中毒多发生在南方各省（市）。河豚鱼中毒、鱼胆中毒多是以家庭为主的散在性发生，因而加大了其防治难度。在动物性食物中毒中，除含高组胺鱼类中毒外，尚无解毒治疗方法，仅仅是对症治疗和支持疗法。

（一）河豚鱼中毒

河豚鱼又名鲀，有上百个品种，是一种味道鲜美但含剧毒素的鱼类，是一种无鳞鱼，在海水、淡水中都能生活。中毒多发生在日本、东南亚及我国沿海、长江下游一带。

有毒物质为河豚毒素，是一种神经毒，对热稳定，需220℃以上方可分解。煮沸、盐腌、日晒均不被破坏，鱼体中含毒量在不同部位和季节有差异，卵巢和肝脏有剧毒，其次为肾脏、血液、眼睛、鳃和皮肤。多数新鲜洗净鱼肉不含有毒素，但如果鱼死后较久，毒素可从内脏渗入肌肉中。产卵期卵巢毒性最强。

河豚毒素潜伏期10min~3h，可引起中枢神经麻痹，阻断神经肌肉间传导，使随意肌出现进行性麻痹；直接阻断骨骼纤维；导致外周血管扩张及动脉压急剧降低。早期有手指、舌、唇刺痛感，然后出现恶心、呕吐、腹痛、腹泻等胃肠症状。四肢无力、发冷、口唇和肢端知觉麻痹。重症患者瞳孔与角膜反射消失，四肢肌肉麻痹，以致发展到全身麻痹、瘫痪。呼吸表浅而不规则，严重者呼吸困难、血压下降、昏迷，最后死于呼吸衰竭，病死率极高，目前对此尚无特效解毒剂，对患者应尽快排出毒物和给予对症处理。

（二）鱼胆中毒

人们常吃的鱼类品种中的青鱼、草鱼、鲤鱼、鲢鱼以及绍鱼的鱼胆都有一定的毒性。也有人因不了解这一点而用鱼胆来治病，易造成鱼胆中毒。鱼胆不论生食或熟食，都可以引起中毒，中毒量与鱼胆的胆汁多少有关。

鱼胆的毒性主要为胆汁成分对人体细胞的损害作用及所含组织胺类物质的致敏作用。鱼胆中毒发病快，病情险恶，病死率高，中毒的潜伏期很短，一般在食后30 min发病，临床表现有恶心、上腹部不适、剧烈呕吐、腹痛、腹泻、偶有黑便等胃肠道症状。中毒较重的，可出现肝大、黄疸、肝区压痛、颜面浮肿，还有少尿、蛋白尿、血尿和无尿、腰痛等泌尿系统症状。有的还有心肌损害，出现心率快、心脏扩大、心力衰竭；部分病人烦躁不安、抽搐、昏迷。

对鱼胆中毒目前尚无特效药治疗，只能进行催吐、洗胃、导泻，保护肝肾功能等对症治疗，口服或静脉注射葡萄糖、肝泰乐及大量维生素C等保肝药物。若出现休克，应让其伏卧，头稍低，并急送医院救治。

（三）含高组胺鱼类中毒

含高组胺鱼类中毒是由于食用含有一定数量组胺的某些鱼类而引起的过敏性食物中毒。海产鱼中的青皮红肉鱼是引起此种过敏性食物中毒的主要鱼类，中毒常因食用不新鲜或腐败的青皮红肉鱼而引起中毒。腌制咸鱼时，如原料不新鲜或腌的不透，含组胺较多，食用后也可引起中毒，主要原因是此类鱼含有较高量的组氨酸。当鱼体不新鲜或腐败时，污染于鱼体的细菌如组胺无色杆菌，产生脱羧酶，使组氨酸脱羧生成组胺，组胺引起人体毛细血管扩张和支气管收缩，导致一系列的临床症状，表现为脸红、头晕、头痛、心跳加快、脉快、胸闷和呼吸促迫、血压下降，个别患者出现哮喘。组胺中毒的特点是发病快、症状轻、恢复快，潜伏期一般为0.5~1h，短者只有5 min，长者4h。

中毒的主要预防措施：防止鱼类腐败变质，食用鲜、咸的青皮红肉类鱼时，烹调前应去内脏、洗净，切段后用水浸泡几小时，然后红烧或清蒸、酥焖，不宜油煎或油炸，可适量放些雪里蕻或红果，烹调时放醋，可以使组胺含量下降。治疗首先催吐、导泻以排出体内毒物；抗组胺药能使中毒症状迅速消失，可口服苯海拉明、扑尔敏，或静脉注射10%葡萄糖酸钙，同时口服维生素C。

（四）动物甲状腺中毒

未摘除甲状腺的动物血脖肉、喉头气管，混有甲状腺的修割碎肉，或误将制药用的甲状腺当肉吃会引起动物甲状腺中毒。

食入动物的甲状腺后，突然大量外来的甲状腺激素扰乱了人体正常的内分泌活动，特别是严重影响了下丘脑功能，而造成一系列神经精神症状。潜伏期最短为1h，一般多在12~24h，主要表现为头痛、心慌、气短、烦躁、全身无力、四肢酸痛（尤以脐肠肌为显）、心律失常、抽搐、食欲减退或亢进、恶心、呕吐、腹痛、腹泻、便秘、失眠、多汗、发热、视物不清、脱发、昏迷等。其中最多见的是头晕、头痛；脱发也较常见，重者可大片脱落，形成局部秃头；孕妇中毒后引起流产或早产；乳母食甲状腺中毒后，婴儿吃母乳亦能引起中毒。甲状腺中毒的剂量不同，最少的只吃入1.8g甲状腺就发生中毒，其化学物理性质比较稳定，要加热到600℃以上才能破坏。因此，一般烹调方法很难将其破坏。

治疗以催吐、洗胃、导泻为主，并应及时就医对症治疗。中毒的主要预防措施为禁止食用动物甲状腺，屠宰家畜时应严格要求摘除甲状腺并妥善处理，防止在修割的碎肉中混进甲状腺，向广大群众宣传甲状腺中毒危害，预防误食。

二、植物性食物中毒特点及中毒表现

植物性食物中毒是因误食有毒植物或有毒植物种子，因烹调加工方法不当，没有把有毒物质去掉而引起的中毒。

常见的有毒植物性食物：毒蘑菇、发芽马铃薯、豆浆、菜豆、曼陀罗、白果、桐油、苦杏仁。

（一）毒蘑菇引起的食物中毒

毒蘑菇内毒素物质极复杂，菇体内所含的毒素种类、含量，因季节、生态环境而异。毒菇在人体内的中毒程度与毒菌种类和个人的体质、饮食习惯、烹调方法等有关。中毒的类型大致可分为以下几种。

胃肠中毒型：此类菇有70多种，主要有毒红菇、毛头乳菇、虎斑蘑、臭黄菇、毒粉褶菌等；由菌体内类树脂物质、石炭酸、甲酚等引起，食用后30min至3h内出现症状，产生剧烈的恶心、呕吐、腹痛、腹泻等急性胃肠炎症状。

神经精神型：毒蝇伞、小毒蝇伞、豹斑毒伞黄丝盖伞、裂丝盖伞、星孢丝盖伞、紫丝盖伞、茶褐丝盖伞、白霜杯伞、毒杯伞、红网牛肝菌等60种；由菌体内毒蝇碱、毒蝇母、蜡子树酸等引起。中毒后除了肠道病变外，主要表现为神经兴奋、神经抑制和精神错乱或幻觉病变，也可有瞳孔散大、心跳加快、血压上升、颜面潮红等；有的种类被称为"小人国的向导"。花褶伞又称为舞菌、笑菌。食用后20min至2h内出现手舞足蹈、狂笑不止的症状。

多脏器官损害型：鹅膏属的毒鹅膏、白毒伞、鳞柄白毒伞、灰花纹鹅膏、致死鹅膏和黄盖鹅膏白色变种等，另外还有盔孢伞属和环柄菇属等毒蘑菇；这类有毒蘑菇对肝、肾、脾等内脏用中枢神经系统有严重破坏作用，由菌体内含鹅膏毒肽、鬼笔毒肽、毒伞肽、丝膜菌毒素而引起，这些毒素稳定，加热不易分解，目前尚无特效药，死亡率较高。潜伏期最长达6h以上。含鹅膏肽类毒素的蘑菇先引起肠胃症状，后出现假愈期，症状消失，近似康复，72~96h后，患者重新出现腹痛、血样腹泻、肝功能异常、黄疸，肝肿大，凝血障碍致内出血，最后可因肝、肾、心、脑、肺等器官功能衰竭死亡，病死率极高。含奥来毒素的蘑菇引起的中毒特征之一是有很长的潜伏期(36h~17天)，首先厌食、恶心、呕吐、腹疼、便秘、腹泻、突然发冷、寒战、嗜睡、痉挛等，然后出现多尿症状，有的出现蛋白尿、血尿、白细胞尿，随后发展为急性肾功能衰竭，康复很慢，一般需几个星期或几个月。

溶血型：这一类数量较少，主要为鹿花菌、马鞭菌属及毒伞属等约8种。鹿花菌胃肠炎型：恶心、剧烈呕吐、腹泻、阵发性腹痛、不发热。由菌体内所含的鹿花菌碱（单甲基肼）引起的，一两天内由于红细胞被大量破坏，引起溶血性贫血，因大量的溶血可于短时间内出现黄疸、血红蛋白尿，严重者昏迷或抽风，继发性尿毒症。

日光性皮炎型：引起光过敏性皮炎的毒蘑菇主要有胶陀螺菌。菌体含有光过敏物质卟啉类物质毒素，食之，人体受日光照射出现皮炎，红肿，针刺痛感，中毒潜伏期为1~2天。

（二）发芽马铃薯、生豆浆、菜豆、鲜黄花菜引起的食物中毒

1. 未成熟（青紫皮）、发芽马铃薯

含有龙葵素，食用后过量的龙葵素会引起中毒，潜伏期数十分钟至数小时，中毒表现为咽喉烧灼感，胃肠炎症状，有溶血性黄疸，重者有头晕、头痛、烦躁不安、瞳孔散大、视力模糊、多汗、抽搐等，可因心脏和呼吸麻痹而死亡。

2. 生豆浆

生豆浆中脲酶含量大于60mg/kg会引起食物中毒，潜伏期0.5~1h，表现为胃肠炎症状，伴头晕、乏力等。

3. 菜豆（又叫扁豆、四季豆、芸豆、刀豆等）

含有红细胞凝聚素和皂甙，这些物质具有化学毒性，需加热到一定温度并持续一段时间才能全部破坏。表现为潜伏期0.5~5h，上腹部不适，恶心、呕吐、腹痛，部

分病人头痛、出汗、畏寒、四肢麻木、胃部烧灼感、腹泻。病程数小时至 2 天。

症状轻者在几个小时或一两天后自行好转，病情严重的需要到医院对症治疗。预防豆角中毒的方法非常简单：做豆角一定要煮熟焖透，使豆角完全失去生鲜时的绿色，完全没有豆腥味才可以食用。不要为了颜色的鲜绿、口感的爽脆和节省时间而造成豆角中毒。

4. 鲜黄花菜

夏季人们普遍喜食凉拌鲜黄花菜，但常因烹调不当而致急性中毒。吃鲜黄花菜中毒大多数发生在六七月份黄花菜成熟季节。

鲜黄花菜中含有一种"秋水仙碱"的物质，有毒，经过肠胃道的吸收，在体内氧化为"二秋水仙碱"，具有较大的毒性。这是一种剧毒物质。成年人如果一次食入 0.1~0.2mg 秋水仙碱（相当于鲜黄花 50~100g），即可引起中毒；一次摄入 3~20mg 秋水仙碱，可以导致死亡。鲜黄花菜引起的中毒，一般在食后 4h 内出现症状，主要表现是嗓子发干、心慌胸闷、头昏头前、恶心呕吐、大量出汗及腹痛腹泻，重者还会出现血尿、血便、尿闭与昏迷等。

所以在食用鲜品时，每次不要多吃。由于鲜黄花菜的有毒成份在高温 60℃ 时可减弱或消失，因此食用时，应先将鲜黄花菜用开水焯过，再用清水浸泡 2h 以上，捞出用水洗净后再进行炒食，这样秋水仙碱就能破坏掉，食用鲜黄花菜就安全了。食用干品时，消费者最好在食用前用清水或温水进行多次浸泡后再食用，这样可以去掉残留的有害物，如二氧化硫等。

发生鲜黄花菜中毒时，可让中毒者喝一些冷的盐开水或葡萄糖溶液、绿豆汤，以稀释毒素并加速排泄；食用鲜黄花菜较多，中毒症状较重者，需马上送医院救治。

（三）苦杏仁、白果等食物中毒

1. 苦杏仁、桃仁、李子仁、枇杷仁等

含氰苷类植物有毒成分为氰甙，在酶或酸的作用下释放出氢氰酸。苦杏仁甙属剧毒，1~3 颗苦杏仁即可中毒，甚至死亡。含氰甙类植物中毒以散发为主。

中毒潜伏期为半小时至数小时，一般 1~2h。主要症状为口内苦涩、流涎、头晕、头痛、恶心、呕吐、心慌、四肢无力，继而出现不同程度的呼吸困难、胸闷。严重者意识不清、呼吸急促、四肢冰冷、昏迷，常发出尖叫，继之意识丧失，瞳孔散大，对光反射消失，牙关紧闭，全身阵发性痉挛，最后因呼吸麻痹或心跳停止而死亡，也可引起周围神经症状。儿童病死率高。

2. 白果

又名银杏。味带香甜，可以煮或炒食，有祛痰、止咳、润肺、定喘等功效，但大量进食后可引起中毒。白果内含有氢氰酸毒素，毒性很强，遇热后毒性减小，故生食更易中毒。一般中毒剂量为 10~50 颗，中毒症状发生在进食白果后 1~12h。为预防白果中毒，不宜多吃，更不宜生吃白果。本病多见于儿童。为防止白果中毒，医生提醒：切忌过量食用或生食，婴儿勿食。白果的有毒成分易溶于水，加热后毒性减轻，所以食用前可用清水浸泡1h以上，再加热煮熟，均可大大提高食用白果的安全。如发现中毒症状，要及时到医院就诊。

生活链接

食物中毒生活常识

近几年常见的集体、家庭个人有毒动植物中毒有毒草中毒、河豚鱼中毒、四季豆中毒、生豆浆中毒、发芽马铃薯中毒等。其中毒草中毒引起的发病率和死亡率均较高，要给予充分重视。

注意挑选和鉴别食物，不要购买和食用有毒的食物，如：河豚鱼、毒蘑菇、发芽土豆等，不随意采捕食用不熟悉、不认识的动物、植物（野蘑菇、野果、野菜等）。对动植物食品要注意采取合适的加工、烹调方法，去除有毒有害成分。

任务四　化学性食物中毒熟知

问题导入

1. 化学性食物中毒的特点是什么？
2. 化学性食物中毒常见类型有哪些，各有何特点？

一、化学性食物中毒概念、特点和中毒主要类型

食物被某些金属或类金属及其化合物、亚硝酸盐、农药等污染，或因误食化学有毒物质引起食物中毒称为化学性食物中毒。

化学性食物中毒发病常有群体性，有共同进食每种食品的病史和相同的临床表现，无地域性、季节性和传染性。发病与进食时间、食用量有关，剩余食物、呕吐物、血尿等样品中可检出相应的化学毒物。

化学性食物中毒一旦发生，死亡率高，后果严重，故应加强宣传教育，提高群众对毒物的认识能力和预防能力，减少中毒事件的发生。一旦发生，必须及时、快速处理，采取正确的清除毒物措施，对症治疗和特效治疗。

常见的化学性食物中毒：亚硝酸盐中毒、有机磷中毒、鼠药中毒（毒鼠强、氟乙酰胺、敌鼠钠盐等）、砷化物中毒、甲醇、氟化钠、钡盐、铊，等等。

235

二、常见化学食物引起的中毒类型

(一) 亚硝酸盐引起的食物中毒

亚硝酸盐是广泛存在于自然环境中的化学物质，特别是在食物中，如粮食、蔬菜、肉类和鱼类都含有一定量的亚硝酸盐。比如蔬菜中约有 4mg/kg，肉类约有 3mg/kg，蛋类约有 5mg/kg，豆粉中的平均含量可以达到 10mg/kg。腐烂、存放或腌制过久的蔬菜、腊肠、腊肉、火腿等。

亚硝酸盐中毒有两个方面的原因：一是因误食亚硝酸盐而引起的中毒，如进食腐烂、存放或腌制过久的蔬菜，添加亚硝酸盐超标（20mg/kg）的腊肠、腊肉、火腿等，亚硝酸盐与食盐相似，个别餐饮单位误将亚硝酸盐当作食盐使用，会引起急性中毒，或长期饮用含亚硝酸盐的井水；二是可因胃肠功能紊乱时，胃肠道内硝酸盐还原菌大量繁殖，食入富含硝酸盐的蔬菜，则硝酸盐在体内还原成亚硝酸盐，引起亚硝酸盐中毒。

大剂量的亚硝酸盐能够引起亚硝酸盐急性中毒，潜伏期 1~3h，出现高铁血红蛋白症，导致组织缺氧，还可使血管扩张血压降低。表现为口唇、指甲以及全身皮肤青紫，重者呼吸衰竭而死，人体摄入 0.2~0.5g 即可引起中毒，3g 可致死。

亚硝酸盐是一种允许使用的食品添加剂，只要控制在安全范围内使用不会对人体造成危害。但长期大量食用含亚硝酸盐的食物还有致癌的隐患。因为亚硝酸盐在自然界和胃肠道的酸性环境中可以转化为亚硝胺。亚硝胺具有强烈的致癌作用，主要引起食管癌、胃癌、肝癌和大肠癌等。

对亚硝酸盐中毒，要提高人们对有毒物质的防范意识，如严禁将亚硝酸盐与食盐混放在一起；包装或存放亚硝酸盐的容器应有醒目标志；禁止在肉制品加工过程中超量使用亚硝酸盐；不要在室温下长期贮存蔬菜，尤其在高温季节，禁食腐烂变质蔬菜；尽量少吃或不吃隔夜的剩饭菜，及利用亚硝酸盐作为食品添加剂的咸鱼、咸蛋、咸菜火腿、腊肉，腌菜在腌制过程中注意腌制时间、温度以及食盐的用量及食用时间等。

(二) 有机磷化合物引起的食物中毒

有机磷化合物是一类高效、广谱杀虫剂，广泛用于农林业。

有机磷农药引起中毒的原因主要是：误食农药拌过的种子；把有机磷农药当作酱油或食用油而食用；盛装过农药的容器盛装了食品；喷洒农药的果蔬未经安全间隔期采摘，如南方以油菜为代表的十字花科蔬菜，北方的韭菜、甘蓝等；误食农药毒杀的家禽等。

有机磷农药能使大量乙酰胆碱在体内蓄积，导致以乙酰胆碱为传导介质的胆碱能神经过度兴奋而出现中毒症状，潜伏期 0.5~5h，临床表现有：

1. 轻度中毒

头疼、头晕、恶心、呕吐、多汗、流涎、胸闷无力、视力模糊等，血中胆碱酯酶活力减少30%~50%。

2. 中度中毒

除上述症状外，出现肌束震颤、轻度呼吸困难、瞳孔明显缩小、血压升高、意识轻度障碍，血中胆碱酯酶活力减少50%~70%。

3. 重度中毒

瞳孔缩小如针尖大，呼吸极度困难，出现青紫、肺水肿、抽搐、昏迷、呼吸衰竭、大小便失禁等，少数病人出现脑水肿，血中胆碱酯酶活力减少70%以上。

(三) 砷及无机砷引起的食物中毒

砷及无机砷有剧毒，常见的是三氧化二砷（砒霜、白砒或信石）、砷酸钙、砷酸铅等，引起中毒的原因主要有：

1. 误将砒霜当面碱、食盐食用或误食砒霜拌过的种子粮
2. 滥用含砷农药造成果蔬污染
3. 装过含砷化合物的容器、用具未经彻底清洗而盛装或运送食物
4. 砷在食品原料或添加剂中严重超标

(1) 砷的毒性和中毒机制

三价砷毒性大于五价砷，如砒霜，成人5~50mg即可出现中毒现象，60~300mg可致死，无机砷毒性大于有机砷。砷中毒的潜伏期10min至数小时，主要作用机制为：

① 在机体内与细胞内酶的巯基结合而使其失去活性，影响组织细胞代谢，致其死亡。

② 直接腐蚀消化道产生急性炎症、溃疡、糜烂、出血甚至坏死。

③ 麻痹血管运动中枢并直接作用于毛细血管，使之扩张、充血、血压下降。

④ 中毒严重者，可出现肝脏、心脏及脑器官缺氧性损害。

(2) 预防措施

① 对含砷化合物及农药要健全管理制度，严格管理。

② 盛装含砷农药的器具不得用于盛装食品。

③ 砷中毒的家禽，应深埋销毁，严禁食用。

④ 果蔬喷撒含砷农药15天后才能采摘，使用含砷农药后，工作人员必须洗净手和脸后才能吸烟、进食。

⑤ 食品加工中所用的原料、添加剂等，其砷含量不得超过国家允许标准。

甲醇中毒常见于误服甲醇或含甲醇的工业酒精勾兑的酒类或饮料或吸入大量甲醇蒸气所致。甲醇对人体的毒性作用是由甲醇及其代谢产物甲醛和甲酸引起，以中枢神经系统损害、眼部损害及代谢性酸中毒为主要特征。中毒早期呈酒醉状态，出现头

昏、头痛、乏力、视力模糊和失眠。严重时谵妄、意识模糊、昏迷等，甚至死亡。双眼可有疼痛、复视，甚至失明。眼底检查视网膜充血、出血、视神经乳头苍白及视神经萎缩等，个别有肝肾损害。

（四）汞引起的食物中毒

汞广泛存在于自然界，各种自然现象可使汞从地表经大气、雨雪等环节不断循环，并可为动植物所吸收。汞及其化合物都是有毒物质，有机汞的毒性比无机汞大得多，人类的生产活动如汞矿及其他与矿产的开采、冶炼和工农业生产的广泛应用，可明显加重汞对环境的污染，此种人为污染比重虽不很大，但排放集中，故危害远较自然污染严重。

含汞污水对江河湖海的污染即可引起公害病，如水俣病。汞污染已被列为世界八大公害之一。

汞中毒临床表现与进入体内汞的形态、途径、剂量、时间密切相关。被污染的鱼、贝类体内的汞是引起人类汞中毒的主要原因，无机汞通过水中及鱼体表微生物甲基化作用转化为有机汞，其中主要是甲基汞。甲基汞进入人体后不易降解，排泄很慢，在人体中的生物半衰期为70天，主要蓄积于肝脏和肾脏，并通过血脑屏障进入脑组织，主要损害神经系统，急性中毒时可迅速昏迷、抽搐、死亡；慢性中毒可使四肢麻木、步态不稳、语言不清，进而发展为瘫痪麻痹、耳聋眼瞎、智力丧失、精神失常。此外，甲基汞还可通过胎盘进入胎儿体内，导致畸胎。

（五）镉引起的食物中毒

镉在工业上应用十分广泛，采矿、冶炼、合金制造、电镀、印刷、油漆、颜料、电池、陶瓷、汽车运输等工业生产排放的含镉"三废"，以及含镉的农药化肥是造成镉污染的重要因素。

生物体可以受到各种来源包括空气、食物和水中的镉的影响。能吸收镉的部位包括呼吸道、消化道、皮肤和胎盘循环系统等。对人类和其他哺乳动物来讲，最主要的摄入渠道还是膳食。工业污染区，肺部对镉的吸收要明显高于呼吸道的吸收（25%~50%和4%~6%）。在非工业污染区，吸烟估计要占一定的比例，烟草易富集镉，抽烟是引起镉负荷提高的一个因素。

人摄入被镉元素污染的食物后，其侵入的镉主要蓄积在肾脏，其次在肝脏中蓄积，镉中毒主要表现为肾脏严重受损，发生肾炎和肾功能不全，出现蛋白尿、糖尿及氨基酸尿、骨质软化、疏松或变形，全身刺痛，易发生骨折，如骨痛病，患病后关节和骨疼痛，有的上牙齿出现黄色镉环，由于长期卧床而发生废用性萎缩，常因并发症而死亡。此外，镉还引起高血压、动脉粥样硬化、贫血及睾丸损伤等。

要防制镉中毒，保证人类健康，首先应控制工业镉对环境水、空气和土壤的污染，防止镉在动植物体内的蓄积，截断其进入人体内的食物链。

(六）铅引起的食物中毒

铅在采矿、冶炼、蓄电池、汽油、印刷、涂料、焊接、陶瓷、塑料、橡胶和农药工业中广泛使用，可通过工业"三废"污染环境，进而造成对食品的污染。

铅及其化合物对人体都有一定的毒性，有机铅比无机铅毒性更大，污染食品后可引起食物中毒。铅在机体内的生物半衰期为14~60天，主要对神经系统、造血系统和消化系统有性作用。中毒性脑病是铅中毒的重要病症，表现为增生性脑膜炎或局部脑损伤，表现为食欲不振、胃肠炎、口腔金属味、失眠、头晕、头痛、关节肌肉酸痛、腰痛、便秘、腹泻和贫血等。中毒者外貌出现"铅容"，牙齿出现"铅缘"。此外，还可导致肝硬化、动脉硬化，对心脏、肺脏、肾脏、生殖系统及内分泌系统均有损伤作用。

(七）苯并芘

苯并芘又称苯并（a）芘，英文缩写B(a)P，是一种常见的高活性间接致癌物，主要来自于堆积物的自然燃烧、火山活动释放及森林和草原火灾。工矿企业、交通运输及日常生活使用燃料燃烧不完全，产生大量苯并芘，尤其是石油化工、焦化厂排出的废气和废水中苯并（a）芘的含量较高，污染环境后可进一步污染食品。另外吸烟烟雾和经过多次使用的高温植物油、煮焦的食物、油炸过火的食品都会产生苯并芘。

苯并芘可引起人的神经系统、免疫系统和肾上腺、肝脏、肾脏损害。从已获得的大量流行病学资料和动物试验证实，苯并芘是强致癌物质。最初发现苯并芘可引起皮肤癌，后来证明苯并芘可诱发肺脏、肝脏、食道、胃肠等多种组织器官发生肿瘤，还具有致畸和致突变作用。苯并芘可导致生育能力降低或不育，并可危害子代，引起子代肿瘤、胚胎死亡或免疫功能降低。人群流行病学资料调查证明，苯并芘与人的皮肤癌、胃癌和肺癌有一定关系。

(八）二噁英

二噁英（Dioxin），又称二氧杂芑，是一种无色无味、毒性严重的脂溶性物质。二噁英实际上是二噁英类（Dioxins）一个简称，它指的并不是一种单一物质，而是结构和性质都很相似的包含众多同类物或异构体的两大类有机化合物。二噁英包括210种化合物，这类物质非常稳定，熔点较高，极难溶于水，可以溶于大部分有机溶剂，是无色无味的脂溶性物质，所以非常容易在生物体内积累，一旦进入机体被吸收后，很难排出体外，对人体危害严重，具有"世纪之毒"之称。

生产工业区、农药厂、造纸厂，杀虫剂、除草剂，焚烧厂等生产和使用过程中会无意识地产生二噁英，并扩散到周围环境中进行传播，进而食物链进入脂肪，因此，日常生活中通过食用鱼、各种动物肉等途径摄入或传播，人体内90%以上的二噁英来自食物。另外，由于二噁英在水下积聚，所以深层水不能喝。

二噁英可诱发多种组织器官的肿瘤，可引起慢性皮肤病，损害生殖功能，降低免疫能力、干扰内分泌功能、引起代谢紊乱、糖尿病、胸腺萎缩、肝脏肿大和坏死、消化功能紊乱。二噁英中毒症状主要有神经衰弱、头痛、厌食、失眠、心力衰竭、行为异常、记忆力降低、色素沉着、体重减轻等。

生活链接

化学性食物中毒的控制

化学性食物中毒发生率高，在所有类型的食物中毒中所占比重较大，2014年卫生部全年重大食物中毒报告中，化学性食物中毒75起，占总中毒数量的46.8%。因而积极做好化学性食物中毒的防治工作，最大限度地减少化学性食物中毒的发生十分重要。

预防化学性食物中毒的关键是控制毒源，首先主要注意严格农药的保管、使用。无论是集体或农户，都要有专人保管、专库（专橱）存放、专车运输、专用容器盛装，防止与食品交叉污染。严格控制农药使用量，选用高效、低毒、低残留的品种，减少对人畜及周围环境的污染。施用农药后一定在安全间隔期满后，方能收获农作物以供应市场，尤其是蔬菜和水果。禁止用加工粮食的磨、碾子磨压农药制剂。粮仓灭虫时，严禁药剂与一般粮食接触。

经农药处理过的粮食种子应有专仓专人保管，严防因误食而中毒。从市场上购回的蔬菜要用清水短时间浸泡并反复冲洗，水果宜洗净后削皮食用。

其次由于导致化学性食物中毒的原因涉及环境治理、市场监管、消费者意识等许多环节，其中有些环节不属卫生监督部门的职责范围。所以，要控制毒源，则必须依靠多部门联合协作。另外发生重大化学性食物中毒后，在封锁可能的有毒食品、控制毒源扩散等方面，也必须依靠多个部门的配合才能完成。

任务五 真菌毒素和霉变食物中毒熟知

问题导入

1. 引起真菌毒素食物中毒的主要真菌有哪些？
2. 真菌性食物中毒的特点是什么？

一、产毒真菌的主要种类

真菌广泛分布于自然界，数目庞大，估计有十万种之多，目前为止，全世界已经发现了300多种结构不同的真菌毒素，其中已经被分离鉴定的有20多种。真菌毒素是某些丝状真菌在适宜的温度和湿度条件下产生的具有生物毒性的次级代谢产物，对人类和动物都有害。主要有黄曲霉毒素、赭曲霉毒素、单端孢霉烯族化合物、玉米赤霉烯酮、橘青霉素、杂色曲霉素、展青霉素、伏马菌素等，被真菌毒素污染最严重的农产品是玉米、花生和小麦。

二、真菌毒素中毒特点及典型的真菌毒素

产毒真菌污染在粮食或其他食品后，产生真菌毒素，一般的烹调和加热处理不能破坏其中的真菌毒素，会使食用者中毒。有些毒素可以诱导基因突变和产生致癌性，有些能显示出对特定器官的毒性，而有些具有其他的毒性机理。真菌毒素对食品安全和人类健康构成了很大威胁。

（一）真菌毒素中毒特点

1. 真菌毒素结构简单，分子量小，对热稳定，一般的烹调和加热处理不能破坏或去除。

2. 中毒的发生主要通过被污染了的食品，通常在可疑食品中可检出真菌或其毒素。

3. 临床表现为脏器损伤症状，与细菌性食物中毒表现为急性胃肠炎症状不同，真菌性食物中毒主要损害实质器官。按毒素损害的不同病变特征，可将真菌毒素分为肝脏毒、肾脏毒、神经毒、造血组织毒、细胞毒、生殖系统毒等。一种毒素可作用于多个器官，引发多部位病变和多种症状。

4. 一种真菌可产生多种毒素，同种毒素可由多种真菌产生。而且，真菌菌株的产毒性也是不稳定的，也就是说，同一个产毒株在不同的环境和地域中，它可能有的是产毒，有的并不产毒。

5. 真菌毒素分子量小，没有传染性和免疫性，目前尚未发现特效治疗药物。但由于真菌繁殖和产毒需要一定的温度和湿度条件，有明显的季节性和地区性。

（二）食品中典型的真菌毒素

1. 黄曲霉毒素

黄曲霉毒素是黄曲霉和寄生曲霉的代谢产物。寄生曲霉的所有菌株都能产生黄曲霉毒素，但我国寄生曲霉罕见。

黄曲霉毒素污染可发生在多种食品上，如粮食、油料、水果、干果、调味品、乳和乳制品、蔬菜、肉类等。其中以玉米、花生和棉籽油最易受到污染，其次是稻谷、小麦、大麦、豆类等。

黄曲霉毒素主要种类有黄曲霉毒素 B_1、B_2、G_1、G_2，在天然污染的食品中以黄曲霉毒素 B_1 最常见，而且毒性也最强，属于剧毒毒物，毒性比氰化钾大10倍，为砒霜

的68倍，是真菌毒素中致癌力最强的一种。

黄曲霉毒素可引致动物急性及慢性中毒，其影响包括急性肝脏受损、肝硬化、引起肿瘤、形成畸胎及其他遗传影响。长期摄取黄曲霉毒素与罹患肝癌有关。黄曲霉毒素引起的急性中毒其临床表现为：有短时间、一过性的发热、呕吐、厌食、黄疸，有些症状较轻的病人可以恢复，重症病人在2~3周内出现腹水、下肢浮肿、肝脾肿大，很快死亡。症状较轻的病人可以恢复。

2. 赭曲霉毒素

赭曲霉毒素是分子结构类似的一组化合物，包括赭曲霉毒素A、B、C、D和a等，其中赭曲霉毒素A是其中毒性最强的物质。主要对肾脏产生危害，造成肾肿大，可导致肾脏癌变。当浓度超过5mg/kg时，就会对肝脏组织和肠产生破坏，引起肠炎、肝肿大等。

国际癌症研究机构（IARC）（1993）认为赭曲霉毒素A是一种与人类健康密切相关的霉菌毒素，是人类可能的致癌剂。除了潜在的遗传毒性和致癌性外，赭曲霉毒素A也是一种具有免疫抑制、神经毒性以及致畸性的物质。

3. 单端孢霉烯族化合物

单端孢霉烯族化合物是由雪腐镰刀菌、禾谷镰刀菌、梨孢镰刀菌、拟枝孢镰刀菌等多种镰刀菌属的菌种产生的一类毒素，广泛分布于自然界，这些真菌及其毒素主要侵害玉米、小麦、大米、燕麦、大麦等谷物。在我国，禾谷镰刀菌引起的赤霉病毒流行颇广，由此引起的人畜中毒事件屡有发生。

在单端孢霉烯族化合物中，我国粮食和饲料中常见的是脱氧雪腐镰刀菌烯醇（DON）。DON主要存在于麦类赤霉病的麦粒中，在玉米、稻谷、蚕豆等作物中也能感染赤霉病而含有DON。赤霉病的病原菌是赤霉菌（G.zeae），其无性阶段是禾谷镰刀霉。这种病原菌适合在阴雨连绵、湿度高、气温低的气候条件下生长繁殖。如在麦粒形成乳熟期感染，则随后成熟的麦粒皱缩、干瘪、有灰白色和粉红色霉状物；如在后期感染，麦粒尚且饱满，但胚部呈粉红色。DON又称致吐毒素（Vomitoxin），易溶于水、热稳定性高，烘焙温度210℃、油煎温度140℃或煮沸，只能破坏50%。

单端孢霉烯族化合物的主要毒性作用为细胞毒性、免疫抑制和致畸作用，甚至还有弱的致癌性。人误食含DON的赤霉病麦（含10%病麦的面粉250g）后，多在一小时内出现恶心、眩晕、腹痛、呕吐、全身乏力等症状。少数伴有腹泻、颜面潮红、头痛等症状。以病麦喂猪，猪的体重增重缓慢，宰后脂肪呈土黄色、肝脏发黄、胆囊出血。

单端孢霉烯族化合物可引起猪、狗、猫、鸭雏等动物急性中毒，中毒动物的主要症状有呕吐、衰弱、血性腹泻及运动失调等。肉眼可见肠道、淋巴结和心脏多发性出血点或出血斑，肠腔内含有大量的暗红色内容物。显微镜下可见肠道、淋巴结、心脏出血，胃肠道上皮细胞坏死，淋巴结、骨髓及肝脏细胞构成减少。

有些单端孢霉烯族化合物可影响动物的免疫系统而改变其免疫应答，导致迟发型变态反应以及抗感染能力降低。

4. 玉米赤霉烯酮

玉米赤霉烯酮的产毒菌主要是镰刀菌属的菌株，如禾谷镰刀菌、三线镰刀菌、木贼镰刀菌、粉红镰刀菌、黄色镰刀菌、半裸镰刀菌、茄病镰刀菌及串珠镰刀菌等。

玉米赤霉烯酮主要污染玉米，也可污染大麦、小麦、大米、小米、燕麦等粮食作物。饲料中含有玉米赤霉烯酮在 1~5mg/kg 时出现症状，500mg/kg 含量时出现明显症状。玉米中也可检测出玉米赤霉烯酮，赤霉病麦中有时可能同时含有 DON 和玉米赤霉烯酮。其中，玉米中的阳性检出率可达 45%，最高含毒量可达到 2909mg/kg；小麦的阳性检出率为 20%，含毒量为 0.364~11.05mg/kg。

玉米赤霉烯酮具有雌激素样作用，主要作用于生殖系统，母猪特别是小母猪对该毒素特别敏感。ZEA 可引起青春期前的小母猪的乳房、子宫和阴道肿大以及卵巢萎缩，严重情况下导致阴道和直肠脱垂。

人和妊娠期的动物食用含玉米赤霉烯酮的食物可引起阴道和乳腺肿胀、流产、畸胎和死胎。食用含赤霉病麦面制作的食品也可引起中枢神经系统的中毒症状，如恶心、发冷、头痛、精神抑郁、供济失调等。

玉米赤霉烯酮引起猪的雌性激素过多在澳大利亚、加拿大、丹麦、英国、美国、法国、德国、日本等许多国家均有报道。

生活链接

真菌中毒的控制

真菌中毒自从 1960 年英国发生了因黄曲霉毒素而引起的约 10 万头火鸡急性中毒死亡，并在第二年证实其有强烈致癌性以后，震惊了世界，才引起广泛的注意和高度重视。

自然界中粮食、食品很容易受到真菌的污染，要保证食品卫生安全，就必须将粮食、食品真菌毒素含量控制在限量标准内，因此，必须加强食品特别是粮食作物的防霉除毒措施，要减少各个环节真菌的污染和毒素的产生，如在庄稼收割、贮藏和运输的季节，尽量保持环境通风、干燥，使环境条件不易使真菌生长繁殖。此外，改变吃霉变食物，包括腌菜、酸菜等习惯，提倡多吃新鲜蔬菜，以减少真菌毒素的摄入。

任务六 食物中毒的调查与处理熟知

问题导入

1. 食物中毒调查处理的根据和要求是什么?
2. 食物中毒的分级的分级标准是什么?

一、食物中毒调查处理的法律依据、基本内容和原则

食物中毒调查处理要根据《中华人民共和国食品卫生法》、中华人民共和国卫生部《食物中毒调查报告办法》和《食物中毒诊断标准及技术处理总则》(GB 14938-94),以及有关法规、条例和地方性有关规定等实施。主要是明确情况、作出正确的诊断、处置病人、调查原因、处理食物,对肇事人员(法人)进行或协助进行卫生的、行政的和法制的善后处理。

食物中毒调查处理的原则要求:一是提高工作方法的科学性,即一切结论、结果都是翔实的,有充分的科学依据的;二是工作合法性,即一切调查处理工作都是有法律根据的,即在国家有关法律、法规、条例的规定之内,开展调查处理工作;三是工作的有效性,即切实解决必须回答的问题。

二、食物中毒案件的确定

食物中毒事件应根据临床资料、潜伏期、中毒食品、流行病学资料、实验室检测等资料综合确定。根据卫生部1999年12月24日颁布的《食物中毒事故处理办法》及GB14938-94《食物中毒诊断标准及技术处理总则》的规定:

(一)食物中毒事件由食物中毒发生地卫生行政部门进行调查和确认

(二)对管辖有争议的食物中毒案件,由其共同上级卫生行政部门直接管辖或指定管辖

(三)食物中毒案件的认定

由有管辖权的卫生行政部门根据《食物中毒诊断标准及技术处理总则》认定。

三、食物中毒的分级

食物中毒事件的发病人数达到30例及以上时,应按照突发公共卫生事件进行处理,事件分级如下:

(一)特别重大突发公共卫生事件的食物中毒事件(Ⅰ级)

经国务院批准，国务院卫生行政部门确定的影响特别重大的食品中毒事件。

(二) 重大突发公共卫生事件的食物中毒事件（Ⅱ级）

一次食物中毒人数超过100人并出现死亡病例，或出现10例以上死亡病例。

(三) 较大突发公共卫生事件的食物中毒事件（Ⅲ级）

一次食物中毒人数超100人，或出现死亡病例。

(四) 一般突发公共卫生事件的食物中毒事件（Ⅳ级）

一次食物中毒人数30~99人，未出现死亡病例；或学校、幼儿园、承办全国全省性重要活动接待单位，一次发生食物中毒人数在5人以上、30人以下的。

四、食物中毒的报告

(一) 法定报告单位

1. 发生食物中毒的单位
2. 接受食物中毒病人的各级各类医疗卫生机构
3. 各级疾病预防控制中心（CDC）
4. 各级卫生监督机构
5. 其他单位和个人

(二) 事件来源及报告内容

1. 接受报告单位

卫生行政部门。

2. 报告内容

食物中毒事故的单位、地址、时间、中毒人数、救治单位、可疑中毒食品、联络方式及联络人、交通情况、目前的状况等（卫生行政部门应主动了解）。

3. 时限

2小时内及时报告。

(三) 卫生行政部门的内部报告

1. 报告时限规定

(1) 食物中毒事件监测报告机构（疾病预防控制中心）、医疗机构、卫生监督机构和有关单位发现食物中毒事件，应当在2h内尽快向所在地县（市）人民政府卫生行政部门报告。

(2) 卫生行政部门食物中毒事件的报告时限按如下要求实施。

① 对于一般食物中毒突发事件（Ⅳ级），应在接到报告后6h内向上级卫生行政部门和同级人民政府报告。

② 对于较大食物中毒突发事件（Ⅲ级），应当在接到食物中毒事件信息2h内尽快向本级人民政府报告，同时向国务院卫生行政部门及上级人民政府卫生行政部门报告。

③ 对于特大食物中毒事件（Ⅰ级）和重大食物中毒事件（Ⅱ级），县级以上人民政府卫生行政部门在接到食物中毒事件信息的1h内报同级人民政府，并同时上报省人民政府卫生行政部门和国务院卫生行政部门，省人民政府卫生行政部门接到报告后应立即向省人民政府报告。

2. 报告内容

食物中毒事件报告分为首次报告、进程报告和结案报告。事件发生地的卫生行政部门要根据事件的严重程度、事态发展和控制情况及时向上级卫生行政部门报告事件进程。

事件发生地食物中毒事件监测报告机构（疾病预防控制中心）应当及时向卫生行政部门报告事件的流行病学调查情况，填写《食物中毒事故个案调查登记表》和《食物中毒事故调查报告表》。调查处理结束后，应及时撰写技术型总结报告。

事件发生地卫生监督机构应及时向同级卫生行政部门报告事件的现场处置工作及中毒情况。

（1）首次报告

报告内容包括：发生食物中毒的地点、单位名称、发生时间、中毒人数（死亡人数）、主要中毒症状、可疑中毒食物，同时应说明信息来源、危害范围、事件性质的初步判定和拟（已）采取的措施及报告单位、报告人员等。

（2）进程报告

应包括事件的发展和变化（波及范围、危害程度、流行病学分布、中毒人员情况等）、处置进程、事态评估、控制措施及效果等内容。

（3）结案报告

按照食物中毒突发公共卫生事件分级标准，事件结束后，由相应级别的卫生行政部门组织评估，在确认事件终止后的2周内，对事件的发生和处置情况进行总结。内容包括事件的基本情况，现场调查及样品检测结果，采取的控制措施及效果，事件处理经过、结果及原因分析和讨论，成绩与问题、建议等。

食物中毒事件调查处理过程中的电话记录、现场调查笔录、现场检查笔录、行政控制决定等执法文书、监测记录、采样送检单、检验原始记录和报告、事件的技术型总结报告及结案报告等资料应归档保存。

五、食物中毒诊断及技术处理总则

食物中毒的诊断主要以流行病学调查资料、中毒病人的潜伏期、特有的临床表现为依据，并经过必要的实验室诊断确定中毒的病因。

（一）食物中毒现场调查处理的基本任务和要求

1. 尽快查明食物中毒暴发事件发病原因

(1) 确定食物中毒病例

(2) 查明中毒食品

(3) 确定食物中毒致病因素

(4) 查明中毒原因（致病因素来源及其污染、残存或增殖的原因）

2. 提出和采取控制食物中毒的措施

3. 协助医疗机构对中毒病人进行救治

4. 收集对违法者实施处罚的证据

5. 提出预防类似事件再次发生的措施和建议

6. 积累食物中毒资料，为制定食品卫生政策措施提供依据

（二）食物中毒处理总则

1. 及时报告当地的卫生行政部门

2. 对病人采取紧急处理

(1) 停止食用可疑中毒食品

(2) 采取病人血液、尿液、吐泻物标本，以备送检

(3) 迅速排毒处理，包括催吐、洗胃和导泻

(4) 对症治疗和特殊治疗

如纠正水和电解质失衡，使用特效解毒药，防止心、脑、肝、肾损伤等。

3. 对中毒食品控制处理

(1) 保护现场，封存中毒食品或可疑中毒食品

(2) 采取剩余可疑中毒食品，以备送检

(3) 追回已售出的中毒食品或可疑中毒食品

(4) 对中毒食品进行无害化处理或销毁

4. 根据不同的中毒食品，对中毒场所采取相应的消毒处理

六、食物中毒调查处理程序与方法

发生可疑食物中毒事件时，卫生行政部门按照《食物中毒事故处理办法》、《食物中毒诊断标准及处理总则》、《食品卫生监督程序》的要求及时组织和开展对病人的紧急抢救、现场调查和对可疑食品的控制、处理等工作，同时注意收集与中毒事件有关的违反《食品卫生法》的证据，做好对肇事者追究法律责任的证据收集工作。

（一）报告登记

地方卫生行政部门接到疑似食物中毒事件的报告时，应按以下要求做好报告登记和报告处理工作。

1. 对报告食物中毒的发病情况应详细进行登记

登记内容应尽可能包括发生食物中毒的单位、地点、时间（日、时、分）、发病

人数、进食人数、可疑中毒食品、临床表现及病人就诊地点、交通情况、诊断和治疗情况等。食物中毒报告登记表有全国统一的专门表格。

2. 通知报告人采取保护现场、留存病人粪便和呕吐物及可疑中毒食物以备取样送检

3. 将食物中毒报告登记立即向主管领导汇报

（二）组织开展现场调查

1. 成立调查组

卫生行政部门或承担食物中毒调查工作的卫生机构在接到食物中毒的报告后，应立即着手在 2h 内做好人员和设备的准备工作，组成调查处理小组赶赴现场。调查处理小组应由有经验的专业人员领导，由食品卫生监督人员、检验人员或流行病学医师组成。调查人员应分头进行对病人和中毒场所的调查。

2. 开展现场卫生学和流行病学调查

现场卫生学和流行病学调查内容包括对病人、同餐进食者的调查，对可疑食品加工现场的卫生学调查，采样进行现场快速检验或动物实验、实验室检验，根据初步调查结果提出可能的发病原因及防止中毒扩散的控制措施等内容。对上述内容的调查应进行必要的分工，尽可能同时进行。

（1）对病人和进食者的调查

调查人员在协助抢救病人的同时，应向病人详细了解有关发病情况，内容包括各种临床症状与体征及诊治情况，重点观察与询问患者的主诉症状、发病经过、精神状态和呕吐、排泄物的性状；详细登记发病时间、可疑餐次（无可疑餐次应调查发病前 72h 内的进餐食谱情况）的进餐时间、食用量等。

通过对病人的调查应完成以下内容：

① 发病人数。

② 可疑餐次的同餐进食人数及范围、去向。

③ 共同进食的食品。

④ 临床表现及共同点（包括潜伏期和临床症状、体征）。

⑤ 用药情况和治疗效果。

⑥ 需要进一步采取的抢救和控制措施。

对病人的调查应注意以下环节：

① 对病人的调查应十分重视首发病例，并详细记录第一次发病的症状、发病时间和日期。尽可能调查到所发生的全部病例以及与该起事件有关人员（有毒有害物的管理人员、食品采购人员、厨师等）的发病情况，如人数较多，可先随机选择部分人员进行调查。

② 对病人的调查结果应认真登记在病例个案调查登记表中。对疑难中毒的调查

应对有关可疑食物列表分别进行询问调查，调查时注意具有相同进食史的发病者与未发病者的食物差别，以利于通过计算分析罹患率并进行统计学显著性检验。调查完毕后请被调查者在个案调查登记表上签字认可。

③ 调查时应注意了解是否存在食物之外的其它可能与发病有关的因素，以排除或确定非食源性疾病。对可疑刑事中毒案件应将情况通报给公安部门。

(2) 对可疑食品的加工过程调查

① 向加工制作场所的主管人员或企业负责人详细了解可疑食物加工、制作的流程以及加工制作人员的名单。

② 找到最了解事件情况的有关人员（包括病人）了解事件发生过程，详细了解有关食物的来源、加工方法、加工过程（包括使用的原料和配料、调料、食品容器）、存放条件和食用方法、进食人员及食用量等情况。

③ 将可疑食物各加工操作环节绘制成操作流程图，注明各环节加工操作人员的姓名，分析并在有关加工操作环节标出可能会存在或产生的某种危害及其发生危害的危险性。

④ 对可疑食品加工制作过程进行初步检查，重点检查食品原（配）料及其来源，加工方法是否杀灭或消除可能的致病因素，加工过程是否存在直接或间接的交叉污染，是否有不适当的贮存（例如：非灭菌食品在室温下存放超过 4 小时），以及剩余食品是否重新加热后食用等内容。

⑤ 了解厨师或其他食品加工人员的健康状况，请加工制作人员回忆可疑食物的加工制作方法，必要时通过观察其实际加工制作的情况或食品时间—温度的实际测定结果，对可疑食品加工制作环节进行危害分析。

⑥ 按可疑食品的原料来源加工制作环节，选择并采集食品原（配）料、食品加工设备和工（容）具等样品进行检验。

⑦ 在现场调查过程中对发现的食品污染或违反法律、法规的情况进行记录，必要时进行照相、录像。

(三) 样品的采集与检验

1. 样品采集

现场调查人员应尽一切努力完成对中毒发生现场可疑食品和病人排泄物（大便和尿的标本、呕吐物）的样本收集工作。样品采集时应注意以下环节：

(1) 采样的品种

一般按病人出现的临床症状和检验目的选择样品种类，一般应包括人的大便、呕吐物、血液、尿液、剩余的食品、食品容器和加工用具表面涂抹等，可能条件下还应采集厨师和直接接触食品人员的手、肛拭等。

其他需要注意的具体事项如下：对腹泻病人要注意采集粪便和肛拭，对发热病人注意采集血液样品，对怀疑化学性食物中毒应采集血液和尿液。

（2）采样方法

样品应按照无菌采样方法采集。各检样品应置冰箱内保存。

（3）采样数量

对一起发病规模较大的食物中毒事件一般至少应采集 10~20 名具有典型临床症状的病人的检验样品，同时应采集部分具有相同进食史但未发病者的同类样品作为对照。

（4）其他

对可疑中毒食物样品还可采用简易动物毒性试验方法进行现场毒性（力）鉴定试验。

2. 样品实验室检验

（1）样品应在最短的时间内送往实验室检验，不能及时送样的应在现场对样品进行冷藏。

（2）结合病人临床表现和流行病学特征，推断中毒原因和毒物的性质，选择检验项目。

（3）实验室在收到中毒样品后应在最短的时间内开始检验，检验结果的报告一般最迟不得超过 5 天，当估计到实验室条件不足时应果断请求上级机构或有条件的部门予以支持。

（4）为检查样品的毒（性）力，可在检验同时进行动物试验。

（四）调查资料的技术分析

1. 确定病例

通过现场核实的有关发病情况和进食情况分析，提出中毒病例的共同特征，并依此为标准，对已发现或报告的可疑病例进行鉴别。对尚未报告或就诊的符合病例确定标准的病人应进一步进行登记调查。

病例确定标准可参考以下方面：计算病人潜伏期、各种临床症状与体征频率，确定病人的突出症状与伴随症状；按临床发病情况确定病人病情轻重；按是否有临床诊断确定病例是否就诊。

2. 对病例的初步流行病学分析

（1）按病例发病时间绘制发病流行曲线，分析病例发病时间的分布特点及其联系，确定疾病可能的传播途径。

（2）绘制病例发病场所或地点分布图，分析病例发病地区分布特点及其联系，确定可能的发病场所或地点。

3. 分析事件的可能病因

根据确定的病例和病例流行病学分布的特点，应做出是否是一起食物中毒事件的意见，并就该起发病事件的性质，可能的传播类型，进食可疑中毒食品的时间、地点、中毒食品等形成病因假设，以指导抢救病人和进一步开展的病因调查及中毒控制工作。

4. 综合分析

在获取现场卫生学调查的资料和实验室检验结果后，结合临床表现、流行病学资料、可疑食品加工制作情况和实验室检验结果进行汇总分析，按各类食物中毒诊断标准确定的判定依据和原则做出综合判定。

（五）事件控制和处理

对可疑食物中毒事件应尽早采取控制和预防措施。包括：

1. 尽快采取控制或通告停止销售、食用可疑中毒食品等相应措施，防止疾病的进一步蔓延和扩大

2. 当调查发现中毒范围仍在扩展时，应立即向当地政府报告。发现中毒范围超出本辖区范围时，应通知有关辖区的卫生行政部门，并向共同的上级卫生行政部门报告

3. 根据事件控制情况的需要，建议政府组织卫生、医疗、医药、公安、工商、交通、民政、邮电、广播电视等部门采取相应的控制和预防措施

4. 按有关法律、法规规定对有关食品和单位进行处理

5. 根据中毒原因和致病因素对中毒场所及有关食品加工环境、物品提出消毒和善后处理意见

6. 调查工作结束后撰写食物中毒调查专题总结报告，留存作为档案备查按规定报告有关部门。调查报告的内容应包括：发病经过、临床和流行病学特点、治疗和病人预后情况、控制和预防措施的建议以及参加调查人员等。同时应按《食物中毒调查报告管理办法》规定及时填报食物中毒调查报名表

生活链接

食物中毒

某年8月13日上午11时，家住某市城南区的李某出现发烧、腹痛、腹泻、恶心、呕吐等症状而急诊入院。体检发现：体温39.5℃，腹部有压痛，大便为水样便，带有粘液。此后，居住其周围的一些居民因同样的症状体征入院就诊。到16日夜间12时，同辖区内共有59户、117人因相似的症状体征到医院住院或门诊观察治疗。

一、医院门诊医生接到第一例病人时，首先可能会作何诊断？当同天接到数例相同症状体征的病人时，应如何考虑？如何处理？

医院门诊医生接到第一例病人时，首先根据临床症状可能会诊断为急性或病毒性

胃肠炎待查收住入院。但当同一天接到数例相同症状体征的病人时，则应考虑食物中毒的可能。因此，对病人采取紧急处理的同时及时报告当地食品卫生监督检验所。

对病人的急救治疗主要包括：

1. 急救：催吐、洗胃、清肠。

2. 对症治疗：治疗腹痛、腹泻；纠正酸中毒和电解质紊乱；抢救呼吸衰竭。

3. 特殊治疗：一般不须应用抗菌药物。症状较重考虑为感染性食物中毒或侵袭性腹泻者，应及时选用抗菌药物，但对金黄色葡萄球菌肠毒素引起的中毒一般不用抗生素，以补液、调节饮食为主。对肉毒毒素中毒应及早使用多价抗毒素血清。

二、如果怀疑是食物中毒，应如何处理？

1. 对病人采取紧急处理的同时及时报告当地食品卫生监督检验所。包括：停止食用中毒食品；采取病人标本，以备送检；对病人的急救治疗。

2. 对中毒食品控制：保护现场，封存中毒食品或疑似中毒食品；追回已售出的中毒食品或疑似中毒食品；对中毒食品进行无害化处理或销毁。

3. 对中毒场所采取的消毒处理。

三、按食物中毒的调查处理原则，你认为食物中毒的调查必须包括哪些工作？

必须开展现场卫生学和流行病学调查，包括对病人、同餐进食者的调查和对可疑食品加工现场的卫生学调查。（了解中毒发生的时间、经过、中毒人数及严重程度，初步确定中毒的可疑餐次和食品。了解食品加工现场的工作人员健康状况、加工环节可能出现的原配料问题、加工场所卫生问题及违规操作问题。）

四、要确诊为何种类型的食物中毒，最关键的工作是什么？

要确诊为何种类型的食物中毒，最关键的工作是要有实验室诊断资料。由于采样不及时或已用药或其他技术、学术上的原因未能取得实验室诊断资料时，可判定为原因不明食物中毒，必要时可由三名副主任医师以上的食品卫生医师进行评定。

五、此事件是何种性质的食物中毒？据上述资料，能否确定是何种化学物或细菌引起的食物中毒？

此事件是细菌性食物中毒，不能确诊。

六、造成此食物中毒的原因是什么？

1. 马肉宰杀、储藏、销售过程易受细菌污染。

2. 马肉高温下存放可使治病菌大量生长繁殖或产生毒素。

3. 生熟马肉交叉污染。

七、对此类食物中毒的病人处理，关键应注意哪些方面？

1. 停止食用中毒食品。

2. 采取病人标本以备送检。

3. 对病人的急救治疗。

八、如何防止类似中毒事件的发生？（预防原则）

1. 加强食品卫生质量检查和监督管理，严格遵守牲畜屠宰前、屠宰中和屠宰后的卫生要求，防止污染。

2. 食品加工、储存和销售过程要严格遵守卫生制度，做好食具、容器和工具的消毒，避免生熟交叉污染；食品食用前充分加热以杀灭病原体和破坏毒素；在低温或通风阴凉处存放食品以控制细菌繁殖和毒素的形成。

3. 食品加工人员、医院、托幼机构人员和炊事员应认真执行就业前体检和录用后定期体检制度，应经常接受食品卫生教育，养成良好的个人卫生习惯。

项目情景链接

食物中毒的调查和预防

根据相关统计资料显示，2002~2011年，食物中毒的趋势呈曲线状，无明显规律；第三季度是食物中毒的高发时期，微生物性食物中毒人数最多，化学性食物中毒死亡率很高，集体食堂食物中毒人数最多，家庭食物中毒的死亡人数最多。

所以，食物中毒的形式依然严峻，尤其是病死率还较高。通过不断加强预防食物中毒的宣传教育工作，重视加强食物中毒事件的风险评估和预防控制工作，提高食物中毒事件的卫生应急处置能力，建立饮食行业有效的监管机制，提高救治能力和检测能力，严厉处罚发生食物中毒的单位，可以最大限度地预防和降低食物中毒的发生。

附 录

《中国居民膳食营养素参考摄入量》的历史沿革

1938年"中国民众最低限度之营养需要"	中华医学会特刊第10号（1938）
1952年"膳食营养素需要量表"	食物成分表（1952）
1955年"每日膳食中营养素供给量（RDAs）"	食物成分表·修订本（1956）
1962年"每日膳食中营养素供给量（RDAs）"	食物成分表·第三版（1962）
1981年"每日膳食中营养素供给量（RDAs）"	营养学报（1981，3：185）
1988年"推荐的每日膳食中营养供给量（RDAs）"	营养学报（1990，12：1）
2000版《中国居民膳食营养素参考摄入量（DRIs）》	中国轻工出版社（2000）
2013版《中国居民膳食营养素参考摄入量（DRIs）》	科学出版社（2014）

附录

表1 中国居民膳食能量需要量

年龄（岁）/生理阶段	能量（MJ/d） 轻体力活动水平 男	能量（MJ/d） 轻体力活动水平 女	能量（MJ/d） 中体力活动水平 男	能量（MJ/d） 中体力活动水平 女	能量（MJ/d） 重体力活动水平 男	能量（MJ/d） 重体力活动水平 女	能量（kcal/d） 轻体力活动水平 男	能量（kcal/d） 轻体力活动水平 女	能量（kcal/d） 中体力活动水平 男	能量（kcal/d） 中体力活动水平 女	能量（kcal/d） 重体力活动水平 男	能量（kcal/d） 重体力活动水平 女
0-	-	-	0.38MJ/(kg·d)	0.38MJ/(kg·d)	-	-	-	-	90kcal/(kg·d)	90kcal/(kg·d)	-	-
0.5-	-	-	0.33MJ/(kg·d)	0.33MJ/(kg·d)	-	-	-	-	80kcal/(kg·d)	80kcal/(kg·d)	-	-
1-	-	-	3.77	3.35	-	-	-	-	900	800	-	-
2-	-	-	4.60	4.18	-	-	-	-	1,100	1,000	-	-
3-	-	-	5.23	5.02	-	-	-	-	1,250	1,200	-	-
4-	-	-	5.44	5.23	-	-	-	-	1,300	1,250	-	-
5-	-	-	5.86	5.44	-	-	-	-	1,400	1,300	-	-
6-	5.86	5.23	6.69	6.07	7.53	6.90	1,400	1,250	1,600	1,450	1,800	1,650
7-	6.28	5.65	7.11	6.49	7.95	7.32	1,500	1,350	1,700	1,550	1,900	1,750
8-	6.9	6.07	7.74	7.11	8.79	7.95	1,650	1,450	1,850	1,700	2,100	1,900
9-	7.32	6.49	8.37	7.53	9.41	8.37	1,750	1,550	2,000	1,800	2,250	2,000
10-	7.53	6.90	8.58	7.95	9.62	9.00	1,800	1,650	2,050	1,900	2,300	2,150
11-	8.58	7.53	9.83	8.58	10.88	9.62	2,050	1,800	2,350	2,050	2,600	2,300
14-	10.46	8.37	11.92	9.62	13.39	10.67	2,500	2,000	2,850	2,300	3,200	2,550
18-	9.41	7.53	10.88	8.79	12.55	10.04	2,250	1,800	2,600	2,100	3,000	2,400
50-	8.79	7.32	10.25	8.58	11.72	9.83	2,100	1,750	2,450	2,050	2,800	2,350
65-	8.58	7.11	9.83	8.16	-	-	2,050	1,700	2,350	1,950	-	-
80-	7.95	6.28	9.20	7.32	-	-	1,900	1,500	2,200	1,750	-	-
孕妇（早）	-	+0	-	+0	-	+0	-	+0	-	+0	-	+0
孕妇（中）	-	+1.25	-	+1.25	-	+1.25	-	+300	-	+300	-	+300
孕妇（晚）	-	+1.90	-	+1.90	-	+1.90	-	+450	-	+450	-	+450
乳母	-	+2.10	-	+2.10	-	+2.10	-	+500	-	+500	-	+500

未制定参考值者用"-"表示；1kcal=4.184 kJ

表2 中国居民膳食蛋白质、碳水化合物、脂肪和脂肪酸的参考摄入量

年龄(岁)/生理阶段	蛋白质* EAR (g/d) 男	蛋白质* EAR (g/d) 女	蛋白质* RNI (g/d) 男	蛋白质* RNI (g/d) 女	总碳水化合物 EAR (g/d)	亚油酸 AI (%E)	α-亚麻酸 AI (%E)	EPA+DHA AI (mg)
0~	—	—	9 (AI)	9 (AI)	—	7.3 (150mg^a)	0.87	100^b
0.5~	15	15	20	20	—	6.0	0.66	100^b
1~	20	20	25	25	120	4.0	0.60	100^b
4~	25	25	30	30	120	4.0	0.60	—
7~	30	30	40	40	120	4.0	0.60	—
11~	50	45	60	55	150	4.0	0.60	—
14~	60	50	75	60	150	4.0	0.60	—
18~	60	50	65	55	120	4.0	0.60	—
50~	60	50	65	55	120	4.0	0.60	—
65~	60	50	65	55	120	4.0	0.60	—
80~	60	50	65	55	120	4.0	0.60	—
孕妇(早)	—	+0	—	+0	130	4.0	0.60	250 (200^b)
孕妇(中)	—	+10	—	+15	130	4.0	0.60	250 (200^b)
孕妇(晚)	—	+25	—	+30	130	4.0	0.60	250 (200^b)
乳母	—	+20	—	+25	160	4.0	0.60	250 (200^b)

1. 蛋白质细分的各年龄段参考摄入量见正文,2. ^{a}为花生四烯酸,^{b}为DHA,3. 未制定参考值者用"—"表示,4. E%为占能量的百分比

表3 中国居民膳食宏量营养素的可接受范围（U-AMDR）

年龄（岁）/生理阶段	总碳水化合物（%E）	糖*（%E）	总脂肪（%E）	饱和脂肪酸（%E）	n-6多不饱和脂肪酸（%E）	n-3多不饱和脂肪酸（%E）	EPA+DHA（g/d）
0~	60 (AI)	—	48 (AI)	—	—	—	—
0.5~	85 (AI)	—	40 (AI)	—	—	—	—
1~	50~65	—	35 (AI)	—	—	—	—
4~	50~65	≤10	20~30	<8	—	—	—
7~	50~65	≤10	20~30	<8	—	—	—
11~	50~65	≤10	20~30	<8	—	—	—
14~	50~65	≤10	20~30	<8	—	—	—
18~	50~65	≤10	20~30	<10	2.5~9	0.5~2.0	0.25~2.0
50~	50~65	≤10	20~30	<10	2.5~9	0.5~2.0	0.25~2.0
65~	50~65	≤10	20~30	<10	2.5~9	0.5~2.0	—
80~	50~65	≤10	20~30	<10	2.5~9	0.5~2.0	—
孕妇（早）	50~65	≤10	20~30	<10	2.5~9	0.5~2.0	—
孕妇（中）	50~65	≤10	20~30	<10	2.5~9	0.5~2.0	—
孕妇（晚）	50~65	≤10	20~30	<10	2.5~9	0.5~2.0	—
乳母	50~65	≤10	20~30	<10	2.5~9	0.5~2.0	—

1. *外加的糖；2.未制定参考值者用"—"表示；3.E%为占能量的百分比

表4 中国居民膳食维生素的推荐摄入量或适宜摄入量

年龄(岁)/生理阶段	VA μgRAE/d 男	VA μgRAE/d 女	VD μg/d	VE(AI)mg α-TE/d	VK(AI) μg/d	VB₁ mg/d 男	VB₁ mg/d 女	VB₂ mg/d 男	VB₂ mg/d 女	VB₆ mg/d	VB₁₂ mg/d	泛酸(AI) mg/d	叶酸 μgDFE/d	烟酸 mgNE/d 男	烟酸 mgNE/d 女	胆碱(AI) mg/d 男	胆碱(AI) mg/d 女	生物素(AI) mg/d	VC mg/d
0~	300(AI)	300(AI)	10(AI)	3	2	0.1(AI)	0.1(AI)	0.4(AI)	0.4(AI)	0.2(AI)	0.3(AI)	1.7	65(AI)	2(AI)	2(AI)	120	120	5	40(AI)
0.5~	350(AI)	350(AI)	10(AI)	4	10	0.3(AI)	0.3(AI)	0.5(AI)	0.5(AI)	0.4(AI)	0.6(AI)	1.9	100(AI)	3(AI)	3(AI)	150	150	9	40(AI)
1~	310	310	10	6	30	0.6	0.6	0.6	0.6	0.6	1.0	2.1	160	6	6	200	200	17	40
4~	360	360	10	7	40	0.8	0.8	0.7	0.7	0.7	1.2	2.5	190	8	8	250	250	20	50
7~	500	500	10	9	50	1.0	1.0	1.0	1.0	1.0	1.6	3.5	250	11	10	300	300	25	65
11~	670	630	10	13	70	1.3	1.1	1.3	1.1	1.3	2.1	4.5	350	14	12	400	400	35	90
14~	820	620	10	14	75	1.6	1.3	1.5	1.2	1.4	2.4	5.0	400	16	13	500	400	40	100
18~	800	700	10	14	80	1.4	1.2	1.4	1.2	1.4	2.4	5.0	400	15	12	500	400	40	100
50~	800	700	10	14	80	1.4	1.2	1.4	1.2	1.6	2.4	5.0	400	14	12	500	400	40	100
65~	800	700	15	14	80	1.4	1.2	1.4	1.2	1.6	2.4	5.0	400	14	11	500	400	40	100
80~	800	700	15	14	80	1.4	1.2	1.4	1.2	1.6	2.4	5.0	400	13	10	500	400	40	100
孕妇(早)	—	+0	+0	+0	+0	—	+0	—	+0	+0.8	+0.5	+1.0	+200	—	+0	—	+20	+0	+0
孕妇(中)	—	+70	+0	+0	+0	—	+0.2	—	+0.2	+0.8	+0.5	+1.0	+200	—	+0	—	+20	+0	+15
孕妇(晚)	—	+70	+0	+0	+0	—	+0.3	—	+0.3	+0.8	+0.5	+1.0	+200	—	+0	—	+20	+0	+15
乳母	—	+	+0	+0	+5	—	+0.3	—	+0.3	+0.3	+0.8	+2.0	+150	—	+3	—	+120	+10	+50

表 5 中国居民膳食矿物质的推荐摄入量或适宜摄入量

年龄(岁)/生理阶段	钙 mg/d	磷 mg/d	钾(AI) mg/d	镁 mg/d	钠(AI) mg/d	氯(AI) mg/d	铁 mg/d 男	铁 mg/d 女	锌 mg/d 男	锌 mg/d 女	碘 μg/d	硒 μg/d	铜 mg/d	钼 μg/d	氟(AI) mg/d	锰(AI) mg/d	铬(AI) μg/d
0-	200(AI)	100(AI)	350	20(AI)	170	260	0.3(AI)		2.0(AI)		85(AI)	15(AI)	0.3(AI)	2(AI)	0.01	0.01	0.2
0.5-	250(AI)	180(AI)	550	65(AI)	350	550	10		3.5		115(AI)	20(AI)	0.3(AI)	3(AI)	0.23	0.7	4.0
1-	600	300	900	140	700	1100	9		4.0		90	25	0.3	40	0.6	1.5	15
4-	800	350	1200	160	900	1400	10		5.5		90	30	0.4	50	0.7	2.0	20
7-	1000	470	1500	220	1200	1900	13		7.0		90	40	0.5	65	1.0	3.0	25
11-	1200	640	1900	300	1400	2200	15	18	10	9.0	110	55	0.7	90	1.3	4.0	30
14-	1000	710	2200	320	1600	2500	16	18	12	8.5	120	60	0.8	100	1.5	4.5	35
18-	800	720	2000	330	1500	2300	12	20	12.5	7.5	120	60	0.8	100	1.5	4.5	30
50-	1000	720	2000	330	1400	2200	12	12	12.5	7.5	120	60	0.8	100	1.5	4.5	30
65-	1000	700	2000	320	1400	2200	12	12	12.5	7.5	120	60	0.8	100	1.5	4.5	30
80-	1000	670	2000	310	1300	2000	12	12	12.5	7.5	120	60	0.8	100	1.5	4.5	30
孕妇(早)	+0	+0	+0	+40	+0	+0	—	+0	—	+2	+110	+5	+0.1	+10	+0	+0.4	+1.0
孕妇(中)	+200	+0	+0	+40	+0	+0	—	+4	—	+2	+110	+5	+0.1	+10	+0	+0.4	+4.0
孕妇(晚)	+200	+0	+0	+40	+0	+0	—	+9	—	+2	+110	+5	+0.1	+10	+0	+0.4	+6.0
乳母	+200	+0	+400	+0	+0	+0	—	+4	—	+4.5	+120	+18	+0.6	+3	+0	+0.3	+7.0

未制定参考值者用 "—" 表示

表6 中国居民膳食微量营养素平均需要量

年龄(岁)/生理阶段	VA μgRAE/d 男	VA μgRAE/d 女	VD μg/d	VB₁ mg/d 男	VB₁ mg/d 女	VB₂ mg/d 男	VB₂ mg/d 女	VB₆ mg/d	VB₁₂ mg/d	叶酸 μgDFE/d	烟酸 mgNE/d 男	烟酸 mgNE/d 女	VC mg/d	Ca mg/d	P mg/d	Mg mg/d	Fe mg/d 男	Fe mg/d 女	Zn mg/d 男	Zn mg/d 女	I μg/d	Se μg/d	Cu mg/d	Mo μg/d
0—	—	—	—	—	—	—	—	—	—	—	—	—	—	—	—	—	—	—	—	—	—	—	—	—
0.5—	—	—	8	—	—	—	—	—	—	—	—	—	—	—	—	—	7	7	3.0	3.0	—	—	—	—
1—	220	220	8	0.5	0.5	0.5	0.5	0.5	0.8	130	5	5	35	500	250	110	6	6	3.0	3.0	65	20	0.25	35
4—	260	260	8	0.6	0.6	0.6	0.6	0.6	1.0	150	7	6	40	650	290	130	7	7	4.5	4.5	65	25	0.3	40
7—	360	360	8	0.8	0.8	0.8	0.8	0.8	1.3	210	9	8	55	800	400	180	10	10	6.0	6.0	65	35	0.4	55
11—	480	450	8	1.1	1.0	1.1	0.9	1.1	1.8	290	11	10	75	1000	540	250	11	14	8.0	7.5	75	45	0.55	75
14—	590	440	8	1.3	1.1	1.3	1.0	1.2	2.0	320	14	11	85	800	590	270	12	14	9.5	7.0	85	50	0.6	85
18—	560	480	8	1.2	1.0	1.2	1.0	1.2	2.0	320	12	10	85	650	600	280	9	15	10.5	6.0	85	50	0.6	85
50—	560	480	8	1.2	1.0	1.2	1.0	1.3	2.0	320	12	10	85	800	600	280	9	9	10.5	6.0	85	50	0.6	85
65—	560	480	8	1.2	1.0	1.2	1.0	1.3	2.0	320	11	9	85	800	590	270	9	9	10.5	6.0	85	50	0.6	85
80—	560	480	8	1.2	1.0	1.2	1.0	1.3	2.0	320	11	8	85	800	560	260	9	9	10.5	6.0	85	50	0.6	85
孕妇(早)	—	+0	+0	—	+0	—	+0	+0.7	+0.4	+200	—	+0	+0	+0	+0	+30	—	+0	—	+1.7	+75	+4	+0.1	+7
孕妇(中)	—	+50	+0	—	+0.1	—	+0.1	+0.7	+0.4	+200	—	+0	+10	+160	+0	+30	—	+4	—	+1.7	+75	+4	+0.1	+7
孕妇(晚)	—	+50	+0	—	+0.2	—	+0.2	+0.7	+0.4	+200	—	+0	+10	+160	+0	+30	—	+7	—	+1.7	+75	+4	+0.1	+7
乳母	—	+400	+0	—	+0.2	—	+0.2	+0.2	+0.6	+130	—	+2	+40	+160	+0	+0	—	+3	—	+3.8	+85	+15	+0.5	+3

未制定参考值者用"—"表示

表7 中国居民膳食微量营养素的可耐受最高摄入量

年龄(岁)/生理阶段	VA μgRAE/d	VD μg/d	VE mg α-TE/d	VB₆ mg/d	叶酸 μg/d	烟酸 mgNE/d	烟酰胺 mg/d	胆碱 mg/d	VC mg/d	Ca mg/d	P mg/d	Fe mg/d	Zn mg/d	I μg/d	Se μg/d	Cu mg/d	Mo μg/d	F mg/d	Mn mg/d
0~	600	20	—	—	—	—	—	—	—	1000	—	—	—	—	55	—	—	—	—
0.5~	600	20	—	—	—	—	—	—	—	1500	—	—	—	—	80	—	—	—	—
1~	700	20	150	20	300	10	100	1000	400	1500	—	—	8	—	100	2	200	0.8	3.5
4~	900	30	200	25	400	15	130	1000	600	2000	—	20	12	200	150	3	300	1.1	3.5
7~	1500	45	350	35	600	20	180	1500	1000	2000	—	30	19	300	200	4	450	1.7	5.0
11~	2100	50	500	45	800	25	240	2000	1400	2000	—	35	28	400	300	6	650	2.5	8
14~	2700	50	600	55	900	30	280	2500	1800	2000	—	40	35	500	350	7	800	3.1	10
18~	3000	50	700	60	1000	35	310	3000	2000	2000	3500	40	40	600	400	8	900	3.5	11
50~	3000	50	700	60	1000	35	310	3000	2000	2000	3500	40	40	600	400	8	900	3.5	11
65~	3000	50	700	60	1000	35	300	3000	2000	2000	3000	40	40	600	400	8	900	3.5	11
80~	3000	50	700	60	1000	30	280	3000	2000	2000	3000	40	40	600	400	8	900	3.5	11
孕妇(早)	3000	50	700	60	1000	35	310	3000	2000	2000	3500	40	40	600	400	8	900	3.5	11
孕妇(中)	3000	50	700	60	1000	35	310	3000	2000	2000	3500	40	40	600	400	8	900	3.5	11
孕妇(晚)	3000	50	700	60	1000	35	310	3000	2000	2000	3500	40	40	600	400	8	900	3.5	11
乳母	3000	50	700	60	1000	35	310	3000	2000	2000	3500	40	40	600	400	8	900	3.5	11

1. 未制定参考值者用"—"表示；2. 有些营养素未制定可耐受摄入量，主要是因为研究资料不充分，并不表示过量摄入没有健康风险

参考文献

1. 王尔茂等：《食品营养与卫生》，北京：科学出版社，2010。
2. 李凤林等：《食品营养与卫生学》，北京：化学工业出版社，2014。
3. 李京东等：《食品营养与卫生》，北京：中国轻工业出版社，2014。
4. 付丽：《食品营养与卫生》，北京：中国轻工业出版社，2013。
5. 吴坤等：《营养与食品卫生学（第五版）》，北京：人民卫生出版社，2006。
6. 中国就业培训技术指导中心组织编写：《公共营养师（基础知识）》，北京：中国劳动社会保障出版社，2007。
7. 王亚伟：《食品营养》，北京：高等教育出版社，2009。
8. 王丽琼：《食品营养与卫生》，北京：化学工业出版社，2008。
9. 中国营养学会：《中国居民膳食营养素参考摄入量（2013版）》，北京：科学出版社，2013。
10. 中国营养学会：《中国居民膳食指南（2016）》，北京：人民卫生出版社，2016。